组织瓣切取手术
色图谱

Colour Atlas Of Tissue Raising

主 编 段坤昌 段维轶 李 巍

主 审 侯春林

编 委（以姓氏笔画为序）

马 黎　王 昊　王 洋　王 莹　王振宇　史宏志
朴成浩　朱小兵　刘晓湘　齐亚力　孙德日　李 巍
李庆生　佟晓杰　张宝辉　邵 博　段丽鑫　段坤昌
段维轶　高 海　梁 栋　富长海　潘 峰

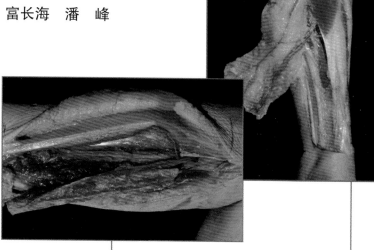

人民卫生出版社

图书在版编目（CIP）数据

组织瓣切取手术彩色图谱 / 段坤昌，段维轶，李巍主编. —北京：
人民卫生出版社，2016

ISBN 978-7-117-23722-2

Ⅰ. ①组… Ⅱ. ①段…②段…③李… Ⅲ. ①外科手术 - 图谱
Ⅳ. ①R61-64

中国版本图书馆 CIP 数据核字（2016）第 277658 号

人卫智网 www.ipmph.com 医学教育、学术、考试、健康，购书智慧智能综合服务平台
人卫官网 www.pmph.com 人卫官方资讯发布平台

组织瓣切取手术彩色图谱

主　　编：段坤昌　段维轶　李　巍
出版发行：人民卫生出版社（中继线 010-59780011）
地　　址：北京市朝阳区潘家园南里 19 号
邮　　编：100021
E - mail：pmph @ pmph.com
购书热线：010-59787592　010-59787584　010-65264830
印　　刷：北京盛通印刷股份有限公司
经　　销：新华书店
开　　本：889×1194　1/16　　印张：19
字　　数：602 千字
版　　次：2017 年 7 月第 1 版　2017 年 7 月第 1 版第 1 次印刷
标准书号：ISBN 978-7-117-23722-2/R · 23723
定　　价：188.00 元

打击盗版举报电话：010-59787491　E-mail：WQ @ pmph.com
（凡属印装质量问题请与本社市场营销中心联系退换）

皮肤是人体覆盖全身最大的器官，作为一种体表组织，容易遭受创伤而造成皮肤缺损。20 世纪 60 年代以前，主要采用传统随意性皮瓣修复创面，由于受长宽比例限制，无法一期修复巨大创面。70 年代显微外科的兴起，更新了组织移植的传统观念，极大地推动了皮瓣外科的发展。皮瓣是一种具有自身血液供应的组织瓣，由于可一次切取带有自身血供的皮瓣，通过带蒂或吻合血管的方式一期修复巨大创面，现已成为创面修复的主要手段。几十年来，皮瓣外科经历了轴型皮瓣、肌皮瓣、皮神经营养血管皮瓣、穿支皮瓣等发展阶段，皮瓣种类越来越多，皮瓣外科的应用范围已越来越广，使临床众多复杂创面得到理想的修复，极大地推动了创伤与修复重建外科的发展。随着皮瓣外科的发展，有关皮瓣外科的解剖及临床学术专著相继问世，但这些专著大多或侧重于文字描述、或侧重于手绘线条图、或限于单纯的解剖学实物图谱，不易将皮瓣实体解剖与临床手术操作步骤紧密结合及清楚地显示出来。而段坤昌教授主编的《组织瓣切取手术彩色图谱》，以临床解剖学要点及皮瓣切取过程为主，采用新鲜尸体标本，展示皮瓣切取步骤，将两者紧密结合，使读者能更直观地了解皮瓣应用解剖及切取过程中的解剖层次，不仅内容全面，而且图文并茂、通俗易懂，有很高的学术价值和实用意义。相信本书的出版必将成为广大显微工作者十分有用的参考书和工具书，对我国皮瓣外科的发展和普及起到巨大推动作用。

第二军医大学附属长征医院

2017 年 5 月

前　言

　　随着显微外科技术的不断发展，能够供人体自身器官移植和游离移植用的组织瓣如同雨后春笋般地涌现，从带蒂组织移植手术开始，发展到皮肤游离移植；从显微外科技术迅速发展，到出现了大量的、各种类型的、可供吻合血管的组织瓣及器官游离移植。历经多年的发展过程，使外科技术得到一次飞跃的发展，创建了一个完整的显微外科体系，取得了丰硕成果。在这个领域里，新的技术和科研成果不断问世，并相继总结出版了一些专著。这些专著有的侧重于文字方面的描述；有的侧重于临床外科手术的绘画图像；有的侧重于应用解剖学实物标本图像。而选用近似于生体的、柔活新鲜的标本材料，按临床外科手术术式切取组织瓣为题材的图谱，目前出版的较少。鉴于此，作者在 2003 年出版的《皮瓣手术入路彩色图谱》的基础上，汲取广大读者意见和要求，对原入路不足之处进行了修改和替换。补充一些切口和组织瓣切取的层次及游离组织瓣的图像；增加了骨瓣、骨皮瓣和临床修复重建的部分病例，同时融入了穿支皮瓣、超薄皮瓣一些新的技术，重新编著了这本《组织瓣切取手术彩色图谱》。

　　全书共分十章。介绍组织瓣切取手术入路 84 个。包括皮瓣 48 个；肌瓣、肌皮瓣 25 个；骨瓣、骨皮瓣 4 个；临床手术病例 7 个。采集应用解剖学图像 146 幅，组织瓣切取 380 幅。该图谱是以临床解剖学要点和供区组织瓣切取的过程为主，图文对照。而对受区修复用组织瓣的形态、大小的裁剪和修复的过程，因各受区创面差异较大，尚未做介绍。

　　显微外科学是一门新学科。目前医学院校尚未开设相关的应用解剖学课程，毕业生缺少对人体皮肤、肌肉和器官血管的巨微解剖学习，更难以解剖和观察到真实的组织瓣血管构筑、皮动脉的来源及组织器官的血管蒂的真实标本。甚至一些术者仅能在文献中汲取一些理性认识，缺少形态结构的感性认知，所以手术仍然存有较高的危险性和失败率。为此，我们本着"百闻不如一见"的理念；展示"一目了然"的入路层次标本；为达到抛砖引玉的目的。作者汲取了国内外学者的研究数据，遵循手术入路的步骤，由外科医师指导和操作，在新鲜标本材料上，模拟组织瓣切取手术过程。编著这本易普及、易推广，适用于各级各类医院外科医生的工具书。手术医生在术前略加温习，会有身临其境之感，将会使术者大受裨益。

　　图谱编著过程中，尽管编者查阅了大量文献资料，但由于临床经验不足，水平有限，错误、不当之处在所难免，敬请读者提出宝贵意见。

段坤昌

2017 年 3 月

目　录

第一章

人体浅部血管和神经

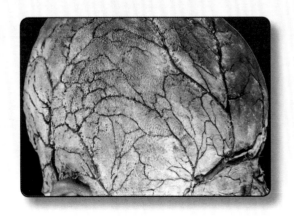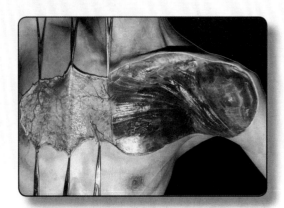

一、人体皮动脉和皮静脉（前面观）

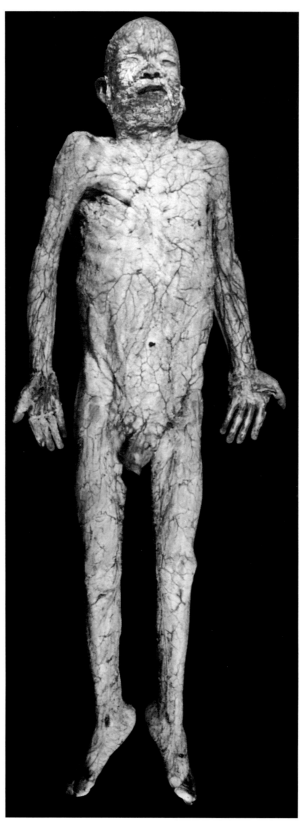

▲ 图 1-1   人体皮动脉和皮静脉（前面观）

二、人体躯干部皮动脉和皮静脉（后面观）

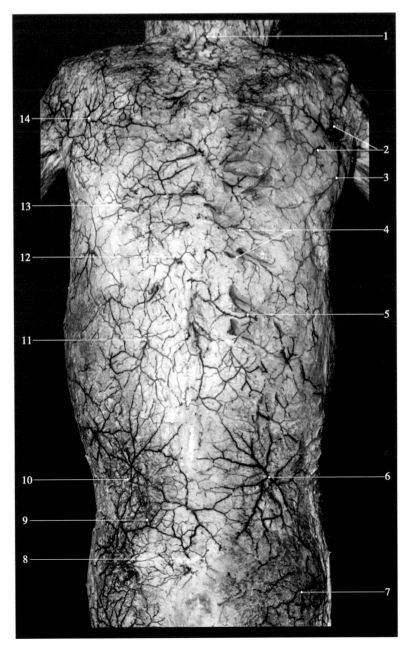

▲ 图 1-2　人体躯干部皮动脉和皮静脉（后面观）

1. 项部动脉网 arterial rete of nuckal region
2. 旋肩胛动脉浅支 superficial branch of circumflex scapular a.
3. 旋肩胛动脉浅支的降支 descending branch of superficial branch of circumflex scapular a.
4. 肋间后动脉背支外侧皮支 lateral cutaneous branch of dorsal branch of posterior intercostal a.
5. 背区静脉网 venous rete of back region
6. 腰区静脉网 venous rete of lumbarl region

7. 臀区动脉网 arterial rete of gluteal region
8. 骶区动脉网 arterial rete of sacral region
9. 臀上区动脉网 arterial rete of superior gluteal region
10. 腰区动脉网 arterial rete of lumbar region
11. 背区动脉网 arterial rete of back region
12. 脊柱区动脉网 arterial rete of vertebral region
13. 肩胛下区动脉网 arterial rete of infrascapular region
14. 肩胛区静脉网 venous rete of scapular region

三、人体躯干部皮动脉、皮静脉和皮神经（前面观）

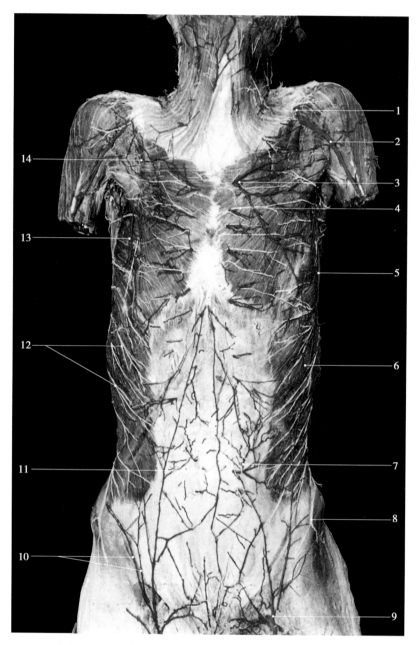

▲ 图 1-3　人体躯干部皮动脉、皮静脉和皮神经（前面观）

1. 胸肩峰动脉皮支 cutaneous branch of thoracoacromial a.
2. 头静脉 cephalic v.
3. 第二穿支（女性乳腺内侧支）the 2nd perforating branch
4. 肋间神经前皮支 anterior cutaneous branch of intercostal n.
5. 胸腹壁静脉 thoracoepigastric v.
6. 腹外斜肌 obliquus externus abdominis
7. 脐旁动脉 paraumbilical a.
8. 髂腹下神经外侧支 lateral cutaneous branch of iliohypogastric n.
9. 腹壁浅静脉 superficial epigastric v.
10. 旋髂浅动、静脉 superficial iliac circumflex a. and v.
11. 脐 umbilicus
12. 肋间神经外侧皮支 lateral cutaneous branch of intercostal n.
13. 肱胸皮动脉 brachiothoracic cutaneous a.
14. 胸大肌 pectoralis major

四、人体躯干部皮动脉、皮静脉和皮神经（后面观）

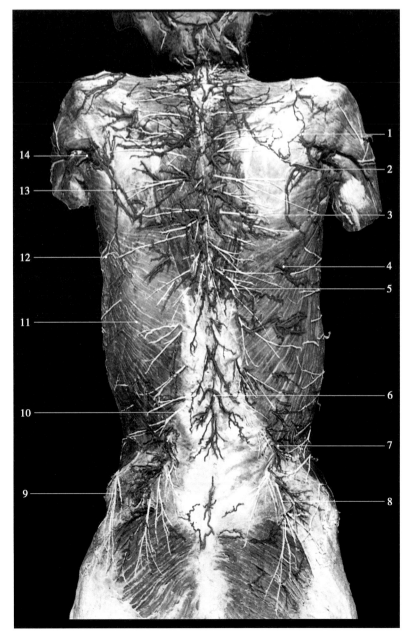

▲ 图 1-4　人体躯干部皮动脉、皮静脉和皮神经（后面观）

1. 旋肩胛动脉浅支升支 ascending branch of superficial branch of circumflex scapular a.
2. 旋肩胛动脉浅支横支 transverse branch of superficial branch of circumflex scapular a.
3. 胸神经后支的外侧支 lateral branch of posterior branches of thoracic n.
4. 肋间后动脉背支的外侧皮支 lateral cutaneous branch of dorsal branch of posterior intercostal a.
5. 肋间后动脉背支的内侧皮支 interal cutaneous branch of dorsal branch of posterior intercostal a.
6. 肋间后静脉背支 dorsal branch of posterior intercostals v.
7. 腰动脉背支的外侧皮支 lateral cutaneous branch of dorsal branch of lumbar a.
8. 臀上皮神经 superior clunial n.
9. 髂腹下神经外侧皮支 lateral cutaneous branch of iliohypogastric n.
10. 腰神经后支的外侧支 lateral branch of posterior branches of lumbar n.
11. 背阔肌 latissimus dorsi
12. 肋间神经外侧皮支 lateral cutaneous branch of intercostal n.
13. 旋肩胛动脉浅支降支 descending branch of superficial branch of circumflex scapular a.
14. 旋肩胛动脉浅支 superficial branch of circumflex scapular a.

五、头颈部皮动脉（前面观）

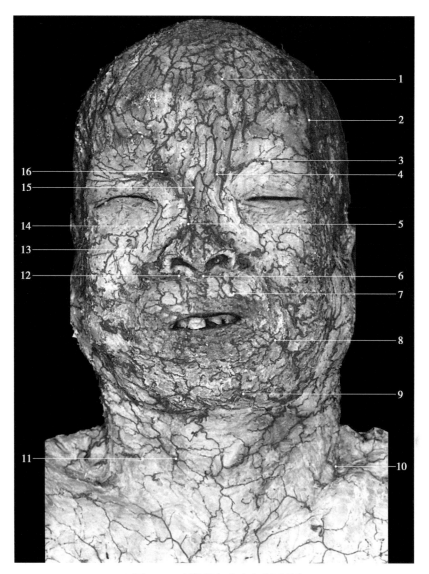

▲ 图 1-5　头颈部皮动脉（前面观）

1. 额区动脉网 arterial rete of frontal region
2. 颞浅动脉额支 frontal branch of superficial temporal a.
3. 上睑动脉弓 arterial arch of superior palpebral
4. 滑车上动脉 supratrochlear a.
5. 鼻部动脉网 arterial rete of nasal region
6. 鼻中隔支 nasal septal branch
7. 上唇动脉 superior labial a.
8. 下唇动脉 inferior labial a.
9. 颏下动脉皮支 cutaneous branch of submental a.
10. 颈横动脉皮支 cutaneous branch of transverse cervical a.
11. 甲状腺上动脉皮支 cutaneous branch of superior thyroid a.
12. 鼻翼基底动脉 nasal alar basal a.
13. 眶下动脉 infraorbital a.
14. 下睑动脉弓 arterial arch of inferior palpebral
15. 鼻背动脉 dorsal nasal a.
16. 眶上动脉 supraorbital a.

六、头颈部皮动脉（后面观）

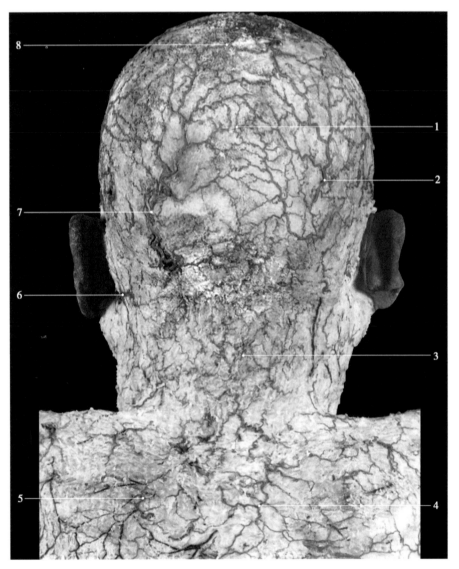

▲ 图 1-6　头颈部皮动脉（后面观）

1. 枕区动脉网 arterial rete of occipital region
2. 枕动脉 occipital a.
3. 项区动脉网 arterial rete of nuchal region
4. 脊柱区动脉网 arterial rete of vertebral column region
5. 肋间后动脉背支的外侧皮支 lateral cutaneous branch of dossal branches of posterior intercostal a.
6. 耳后动脉 posterior auricular a.
7. 枕神经 occipital n.
8. 顶区动脉网 arterial rete of skull parietal region

七、头颈部皮动脉（侧面观）

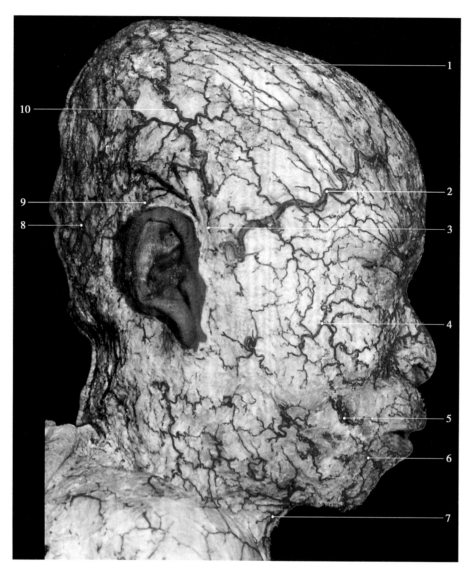

▲ 图 1-7　头颈部皮动脉（侧面观）

1. 顶区动脉网 arterial rete of skull parietal region
2. 颞浅动脉额支 frontal branch of superficial temporal a.
3. 颞浅静脉 superficial temporal v.
4. 面横动脉皮支 cutaneous branch of transverse facial a.
5. 上唇动脉 superior labial a.
6. 下唇动脉 inferior labial a.
7. 甲状腺上动脉皮支 cutaneous branch of superior thyroid a.
8. 枕区动脉网 arterial rete of occipital region
9. 耳后动脉 posterior auricular a.
10. 颞浅动脉顶支 parietal branch of superficial temporal a.

八、顶区皮动脉（上面观）

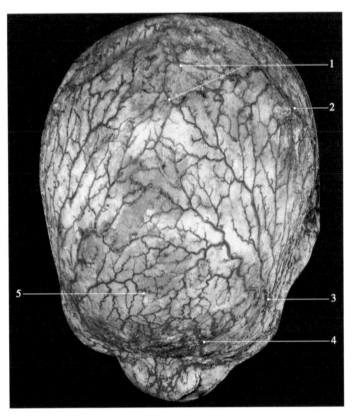

◀ 图 1-8　顶区皮动脉（上面观）

1. 顶区动脉网 arterial rete of skull parietal region
2. 顶支 parietal branch
3. 额支 frontal branch
4. 滑车上动脉 supratrochlear a.
5. 额区动脉网 arterial rete of frontal region

九、眶区皮动脉

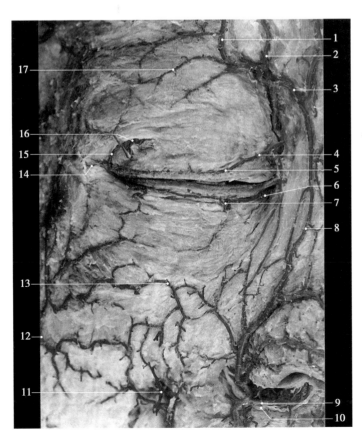

◀ 图 1-9　眶区皮动脉

1. 眶上动脉 supraorbital a.
2. 滑车上动脉 supratrochlear a.
3. 鼻背动脉 dorsal nasal a.
4. 睑内侧上动脉 supramedial palpebral a.
5. 上睑睑缘动脉弓 arterial arch of suprapalpebral margin
6. 睑内侧下动脉 inframedial palpebral a.
7. 下睑睑缘动脉弓 arterial arch of infrapalpebral margin
8. 内眦动脉 angular a.
9. 鼻翼基底动脉 nasal alar basal a.
10. 鼻翼基底神经 nasal alar basal n.
11. 眶下动脉 infraorbital a.
12. 面横动脉 transverse facial a.
13. 下睑动脉弓 arterial arch of inferior palpebra
14. 睑外侧下动脉 infralateral palpebral a.
15. 睑外侧上动脉 supralateral palpebral a.
16. 泪腺动脉 lacrimal a.
17. 上睑动脉弓 arterial arch of superior palpebra

十、上下唇动脉

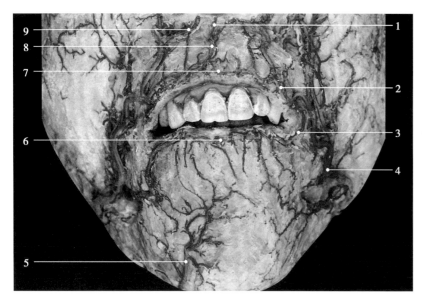

◀ 图 1-10　上下唇动脉

1. 鼻中隔浅支 superficial branch of nasal septum
2. 上唇动脉 superior labial a.
3. 下唇动脉 inferior labial a.
4. 面动脉 facial a.
5. 颏下动脉皮支 cutaneous branch of submental a.
6. 下唇动脉弓 arterial arch of inferior labium
7. 上唇动脉弓 arterial arch of superior labium
8. 鼻中隔深支 deep branch of nasal septum
9. 鼻翼基底动脉 nasal alar basal a.

十一、眶区浅静脉

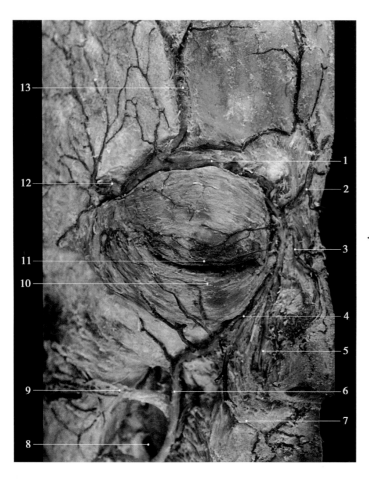

◀ 图 1-11　眶区浅静脉

1. 上睑静脉弓 venous arch of superior palpebra
2. 滑车上静脉 supratrochlear v.
3. 鼻背静脉 dorsal nasal v.
4. 内眦静脉 angular v.
5. 鼻外侧静脉 external nasal v.
6. 面静脉 facial v.
7. 上唇静脉 superior labial v.
8. 面深静脉 deep facial v.
9. 腮腺管 parotid duct
10. 下睑缘静脉弓 venous arch of inferior palpebral margin
11. 上睑缘静脉弓 venous arch of superior palpebral margin
12. 颞中静脉 middle temporal v.
13. 眶上静脉 supraorbita a.

十二、头颈部浅静脉

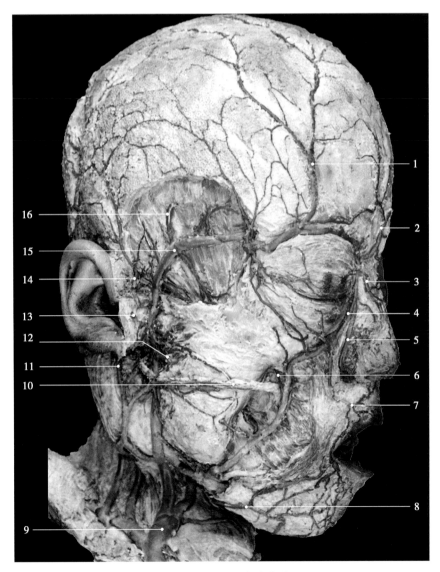

▲ 图 1-12　头颈部浅静脉

1. 眶上静脉 supraorbital v.
2. 滑车上静脉 supratrochlear v.
3. 鼻背静脉 dorsal nasal v.
4. 内眦静脉 angular v.
5. 鼻外侧静脉 external nasal v.
6. 面深静脉 deep facial v.
7. 上唇静脉 superior labial v.
8. 下唇静脉 inferior labial v.
9. 颈外静脉 external jugular v.
10. 腮腺管 parotid duct
11. 耳后静脉 posterior auricular v.
12. 上颌静脉 maxillary v.
13. 耳前静脉 anterior auricular v.
14. 颞浅静脉 superficial temporal v.
15. 颞中静脉 middle temporal v.
16. 颞肌静脉 vein of temporalis

十三、面神经分支

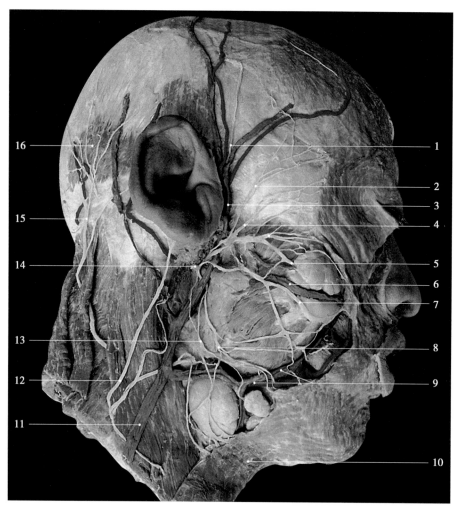

▲ 图 1-13　面神经分支

1. 耳颞神经 auriculotemporal n.
2. 颞支 temporal branch
3. 颞浅静脉 superficial temporal v.
4. 颧支 zygomatic branches
5. 上颊支 superior buccal branches
6. 腮腺管 parotid duct
7. 下颊支 inferior buccal branches
8. 下颌缘支 marginal mandibular branch
9. 面动、静脉 facial a. and v.
10. 颈阔肌 platysma
11. 颈外静脉 external jugular v.
12. 耳大神经 great auricular n.
13. 颈支 cervical branch
14. 面神经 facial n.
15. 枕小神经 lesser occipital n.
16. 枕额肌枕腹 occipital belly of occipitofontalis

十四、上肢皮动脉（前面观）

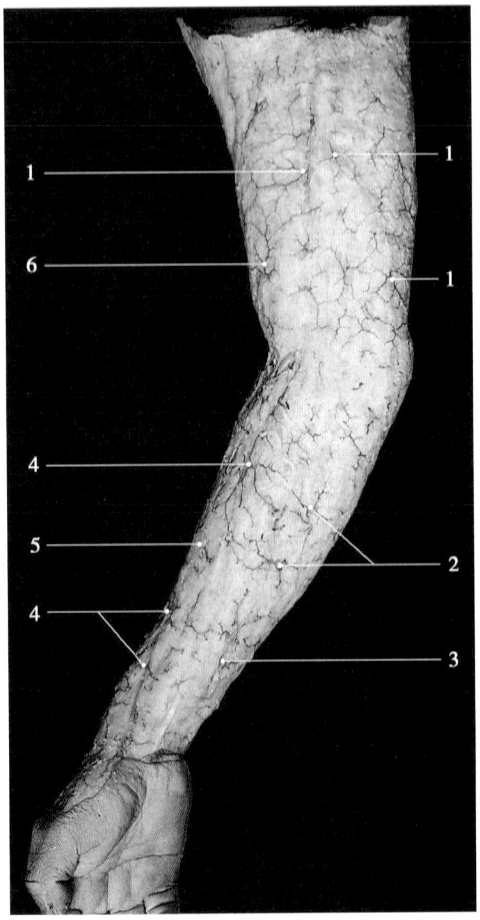

十五、上肢皮动脉（后面观）

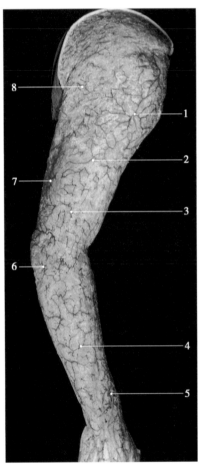

▲ 图 1-14　上肢皮动脉（前面观）

1. 臂内侧区动脉网 arterial rete of medial brachial region
2. 前臂尺侧动脉网 arterial rete of ulna antebrachial
3. 贵要静脉 basilic v.
4. 前臂桡侧动脉网 arterial rete of radial antebrachial
5. 头静脉 cephalic v.
6. 臂外侧区动脉网 arterial rete of lateral brachial region

▲ 图 1-15　上肢皮动脉（后面观）

1. 三角区动脉网 arterial rete of deltoid region
2. 臂外侧区动脉网 arterial rete of lateral brachial region
3. 臂外侧下区动脉网 arterial rete of inferolateral brachial region
4. 前臂后区动脉网 arterial rete of posterior antebrachial region
5. 头静脉 cephalic v.
6. 肘后区动脉网 arterial rete of posterior cubital region
7. 臂后区动脉网 arterial rete of posterior brachial region
8. 臂外侧上区动脉网 arterial rete of superolateral brachial region

十六、上肢浅静脉

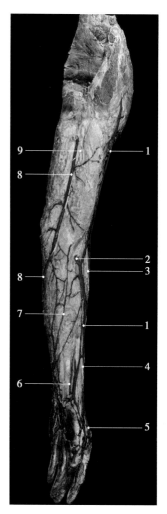

▲ 图 1-16　上肢浅静脉

1. 头静脉 cephalic v.
2. 交通支 communicating branch
3. 前臂外侧皮神经 lateral antebrachial cutaneous n.
4. 桡神经浅支 superficial branch of radial n.
5. 手背静脉网 venous rete of dorsum of hand
6. 桡静脉 radial v.
7. 前臂正中静脉 median antebrachial v.
8. 贵要静脉 basilic v.
9. 前臂内侧皮神经 medial antebrachial cutaneous n.

十七、下肢皮动脉

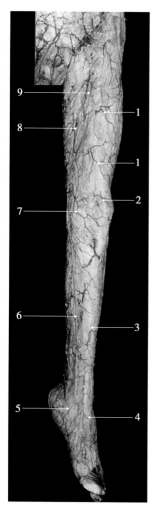

▲ 图 1-17　下肢皮动脉

1. 股前区动脉网 arterial rete of anterior region of thigh
2. 膝前区动脉网 arterial rete of anterior region of knee
3. 小腿前区动脉网 arterial rete of anterior crural region
4. 足背动脉网 arterial rete of dorsum of foot
5. 足内侧区动脉网 arterial rete of medial region of foot
6. 小腿内侧区动脉网 arterial rete of medial crural region
7. 膝内侧区动脉网 arterial rete of medial region of knee
8. 股内侧区动脉网 arterial rete of medial region of thigh
9. 大隐静脉 great saphenous v.

十八、下肢浅静脉

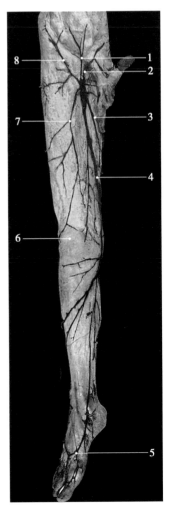

▲ 图 1-18　下肢浅静脉

1. 腹壁浅静脉 superficial epigastric v.
2. 阴部外静脉 external pudendal v.
3. 股内侧浅静脉 medil femoral superficial v.
4. 大隐静脉 great saphenous v.
5. 足背静脉网 venous rete of dorsum of foot
6. 髌骨 patella
7. 股外侧浅静脉 lateral femoral superficial v.
8. 旋髂浅静脉 superficial iliac circumflex v.

十九、小隐静脉

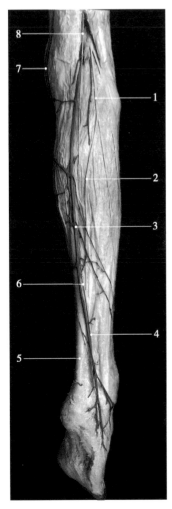

▲ 图 1-19　小隐静脉

1. 腓肠外侧皮神经 lateral sural cutaneous n.
2. 腓肠神经交通支 communicating branch of sural n.
3. 小隐静脉 small saphenous v.
4. 腓肠神经 sural n.
5. 跟腱 tendo calcaneus
6. 腓肠内侧皮神经 medial sural cutaneous n.
7. 大隐静脉 great saphenous v.
8. 股后皮神经 posterior femoral cutaneous n.

组织瓣切取手术

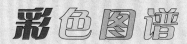

第二章

头颈部皮瓣切取手术入路

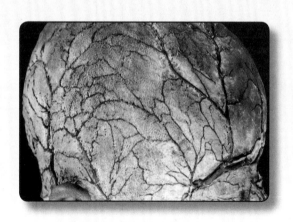

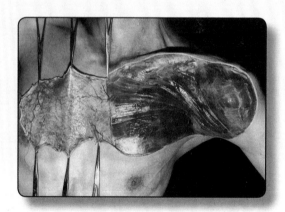

一、额部皮瓣切取

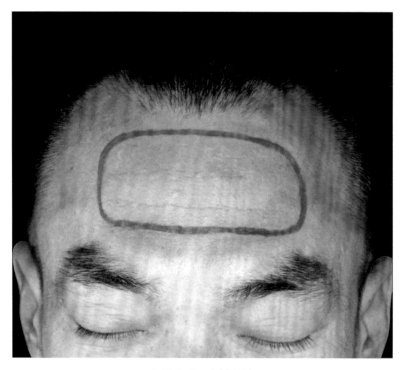

▲ 图 2-1 皮瓣设计

额部皮瓣依切取的范围，可分为全额瓣、正中额瓣和半额瓣。图为全额瓣画线，适用于修复面颊部皮肤缺损。

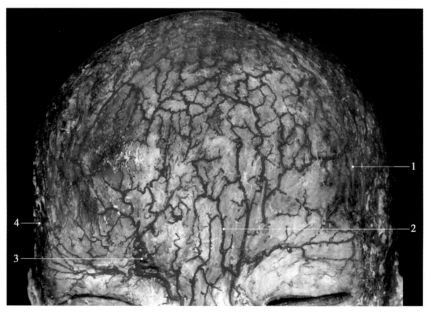

▲ 图 2-2 应用解剖 (1)

额部的血供来源主要是颈外动脉的颞浅动脉额支[1]、颈内动脉的滑车上动脉[2]、眶上动脉[3]。而颈外动脉的耳后动脉绕其耳后方上行，分支同颞浅动脉吻合[4]，并参与皮瓣血供。额瓣内的颞浅动脉额支是十分恒定的，外径平均 1.88mm。

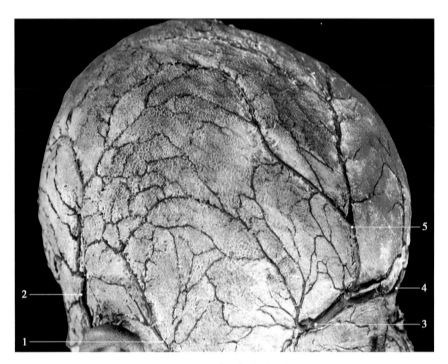

▲ 图 2-3　应用解剖（2）

额部的静脉回流主要有与动脉伴行的颞浅静脉额支、滑车上静脉、眶上静脉、耳后静脉。
本例颞浅静脉[1]较小，而耳后静脉[2]和颞中静脉[3]较粗大，后者向内与滑车上静脉[4]汇合，
其属支有较大的额支[5]。

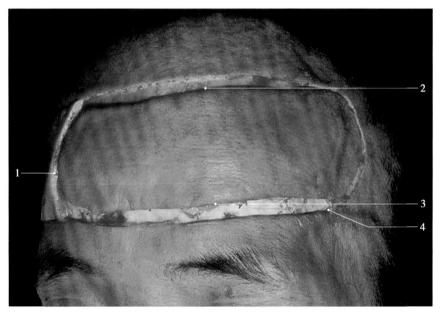

▲ 图 2-4　皮瓣切口

沿皮瓣设计的切口，切开皮瓣远端[1]和上[2]、下缘[3]，显示皮下组织，保护好额瓣内的颞浅
动、静脉的血管蒂[4]。

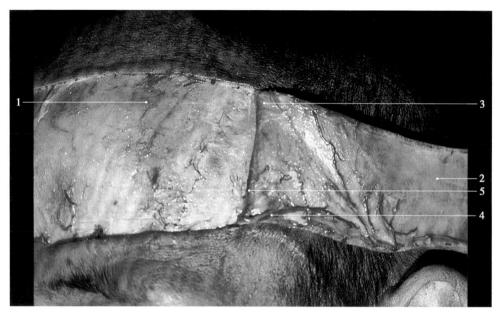

▲ 图 2-5 皮瓣切取

由皮瓣远端切开皮肤，直达骨膜上[1]。提起皮瓣远端，在额肌[2]和骨膜之间剥离至近端[3]。注意保护皮瓣血管蒂内的额支[4]和顶支[5]。

二、耳后皮瓣切取

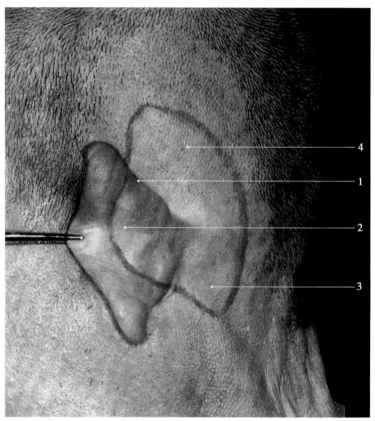

▲ 图 2-6 皮瓣设计

皮瓣切口以耳后皱襞[1]为轴线。范围包括耳廓背面[2]及乳突区[3]的皮肤。此供区特点比较隐蔽，可切取带有部分毛发的皮瓣[4]。

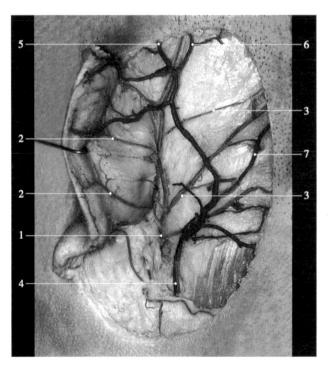

◀ 图 2-7　应用解剖（1）

耳后区的血供是由较恒定的颈外动脉耳后动脉[1]分支供给，其中 89.6% 发自枕动脉起点上方，10.6% 起于枕动脉深段，起始处外径平均为 1.2mm。该动脉紧贴乳突于耳廓软骨之间，同面神经的耳后神经伴行，分支为耳支[2]和枕支[3]，其耳后动脉和耳后神经上行走在耳后肌深面，沿途发出数条小分支达耳廓背面和耳后区。耳后区的静脉回流为耳后静脉[4]。其静脉向前与颞浅静脉吻合[5]，向上与颅顶静脉网吻合[6]，向后与枕静脉交通[7]。

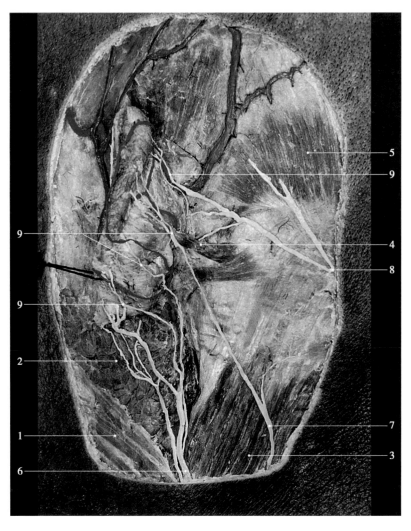

◀ 图 2-8　应用解剖（2）

切开耳后区的皮肤，在颈阔肌[1]、腮腺[2]、胸锁乳突肌[3]、耳后肌[4]和枕额肌枕腹[5]的浅部，解剖剥离出支配耳后区皮肤感觉的耳大神经[6]、枕小神经[7]和枕大神经[8]分布到耳后部的耳支[9]。

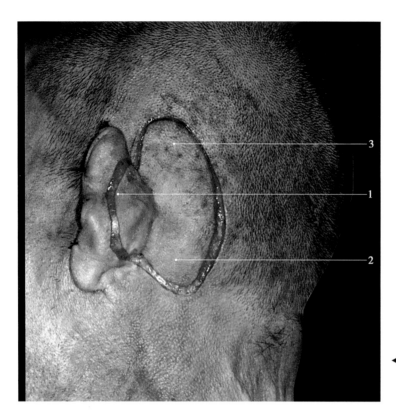

◀ 图 2-9　皮瓣切口

沿设计线切开耳廓背部[1]和乳突区[2]的皮肤。此皮瓣切取范围包括乳突上部的部分毛发区[3]。

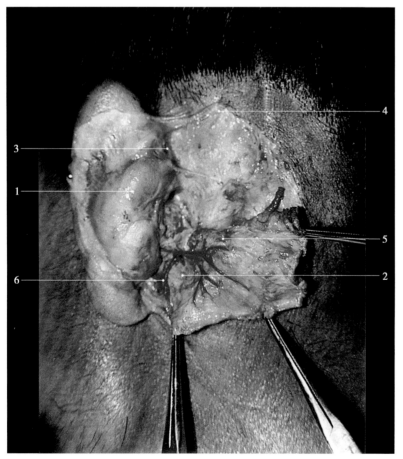

◀ 图 2-10　皮瓣切取

从皮瓣的两侧向耳后皱襞方向分离，保留耳廓背侧的软骨膜[1]和乳突区的深筋膜层[2]，待剥离近耳皱襞[3]时，再从皮瓣的上端[4]向下剥离，于耳后肌[5]深部，连耳后动、静脉[6]一同向近端分离。

三、腭瓣切取

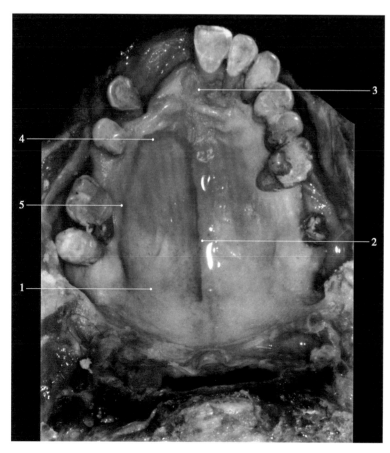

◀图 2-11 腭瓣设计

临床上常用的腭瓣为单侧腭瓣、双侧腭瓣和腭黏膜下组织瓣。图中的腭瓣是基底部[1]位于近侧的单侧腭瓣。临床上常用的切口画线多沿腭缝[2]向前至切牙孔[3]附近，然后向外弧形[4]转向牙槽突的根部[5]。腭瓣内包含腭大动、静脉和腭大神经。此瓣适合于修复口腔内腭部正中穿孔及磨牙区软组织缺损。

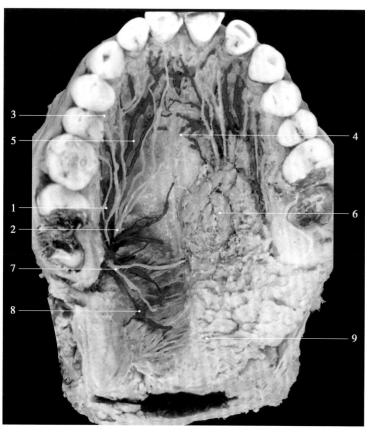

◀图 2-12 应用解剖

硬腭区的血液供给主要来自腭大动脉[1]，该动脉穿腭大孔后，与其内侧的腭大神经[2]一同行于牙槽突[3]和口腔顶[4]之间的腭沟[5]内。该神经、血管的后端被腭腺[6]覆盖。腭小神经[7]和腭小动脉[8]向后分布到软腭[9]。

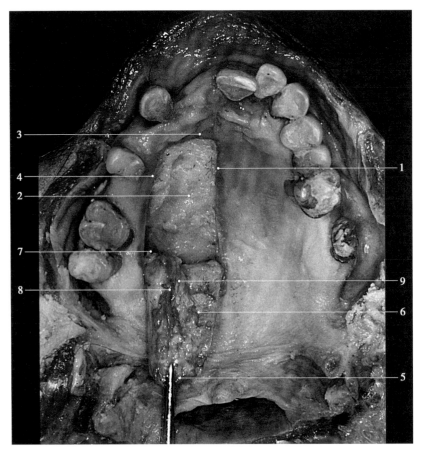

◀ 图 2-13　腭瓣切取

沿腭中线[1]向前切至硬腭脂肪区[2]，再弧形[3]转向牙槽突的根部[4]。然后在腭瓣前端[5]的骨膜下向后游离腭瓣[6]，直到腭大孔[7]。注意保护腭瓣内的腭大动脉[8]和腭大神经[9]。如切口处遇较大的分支出血可进行结扎。此瓣也可切取黏膜下组织瓣。

四、颏下皮瓣切取

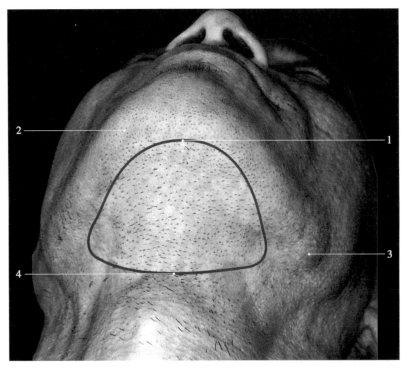

◀ 图 2-14　皮瓣设计

患者取仰卧位，头部后仰。先在下颌骨处触摸面动脉的搏动点，然后在该点的下方确定面动脉起始点，以此点为皮瓣的旋转轴。皮瓣的前缘[1]沿整个下颌骨前部弧形的下缘[2]，向两侧向后外延伸，分别达左右下颌角[3]前 10mm 处，由此两点连线，为颏下皮瓣的后缘[4]。

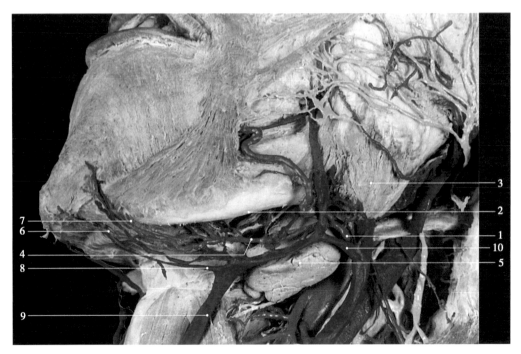

▲ 图 2-15 应用解剖（1）

颏下皮瓣的血供来源主要是面动脉[1]，该动脉行至下颌骨下缘[2]下 11mm、下颌角[3]前 26mm 处发出颏下动脉[4]。动脉起始处外径为 1.8mm。血管沿下颌下腺浅叶[5]的上缘与下颌骨下缘深处之间向前向内行，途中分出数条皮支[6]和下颌骨骨膜支[7]，并有分支与颏动脉吻合。皮瓣最大切取面积为 150mm×70mm。颏下静脉[8]全程伴行于颏动脉、最终汇入颈前静脉[9]和面静脉[10]。

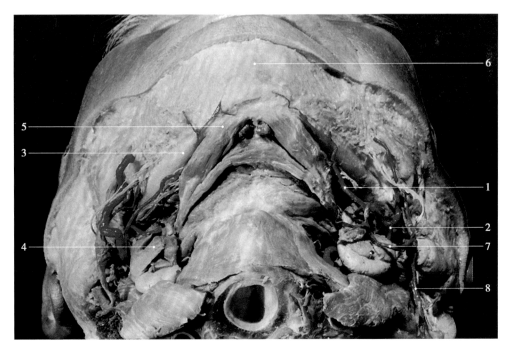

▲ 图 2-16 应用解剖（2）

颏下动脉[1]是面动脉[2]颈部最大的分支。当面动脉走在下颌骨下缘[3]与颌下腺[4]之间，于下颌角前转向面部时发出。沿下颌舌骨肌前腹[5]表面向前内侧前行至颏部[6]，分布于下唇及颏部诸肌和皮肤。并分支于舌下动脉和下颌舌骨肌动脉吻合。伴行的颏下静脉[7]汇入面静脉[8]。

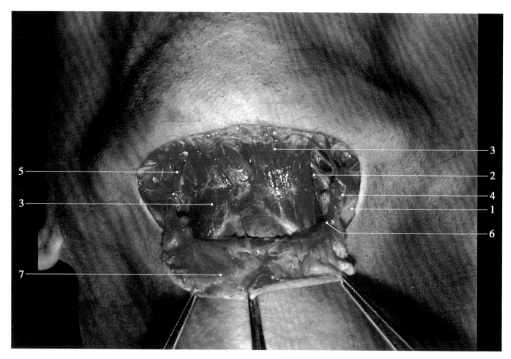

▲ 图 2-17 皮瓣切取

先做皮瓣后缘切口，切开皮肤、皮下组织、颈阔肌。在颈阔肌下，紧邻下颌下腺[1]，沿下颌舌骨肌[2]和二腹肌前腹[3]的表面向前分离，术中结扎至腺体的血管[4]和上述两肌肉上的肌支[5]。小心游离两侧的颏下动、静脉[6]，然后作皮瓣前缘切口。该图像是将皮瓣[7]拉向后，为显示出两侧的颏下动脉和静脉。

五、锁骨上皮瓣切取

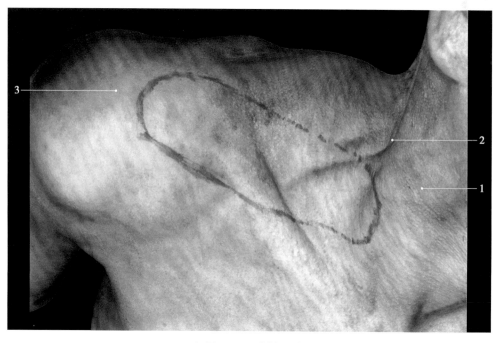

▲ 图 2-18 皮瓣设计

锁骨上皮瓣面积大小，是根据受区创面的面积而设计。皮瓣位于锁骨上区。以胸锁乳突肌[1]后缘[2]中、下1/4交界处为轴心，皮瓣可由此点向上至乳突设计皮瓣的第一条轴线，向后至第5颈椎棘突为皮瓣的第二条轴线，向外至肩峰[3]为皮瓣的第三条轴线。皮瓣可在轴线的两侧扩延15~20mm宽。

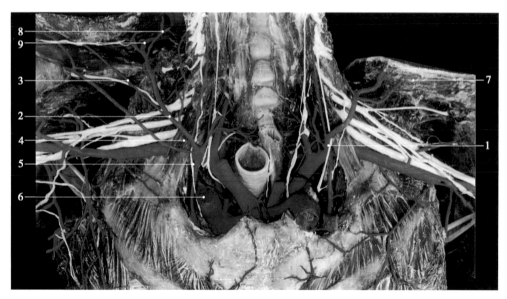

▲ 图 2-19　应用解剖（1）

锁骨上皮瓣位于颈外三角的下部，锁骨上区内。该皮瓣的血供来源是由甲状颈干[1]的颈横动脉[2]发出的肌皮动脉[3]。其动脉行于前斜角肌[4]和膈神经[5]的前方，在颈内静脉[6]和胸锁乳突肌的后方向外侧行，约在锁骨上 15~20mm 处穿过颈外三角进入斜方肌[7]深面。颈横动脉在胸锁乳突肌后缘下 1/4 区域发出穿支肌皮动脉[3]。该皮动脉向外上或内上，有时向下发出分支，构成三个不同方位的锁骨上皮瓣的供区，伴行静脉较细小。颈横动脉分为颈浅动脉[8]和肩胛背动脉[9]。

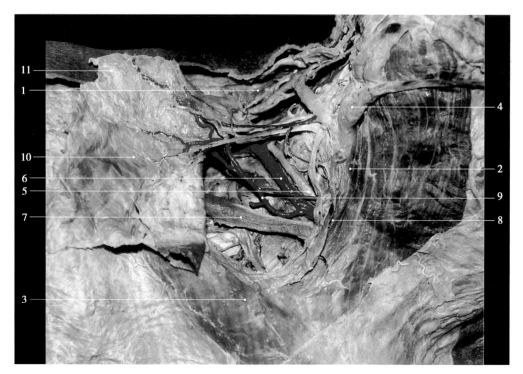

▲ 图 2-20　应用解剖（2）

游离颈阔肌肌皮瓣，解剖斜方肌前缘[1]、胸锁乳突肌后缘[2]和锁骨上缘[3]范围内的颈外静脉[4]、颈横静脉[5]、颈横动脉[6]和肩胛舌骨肌下腹[7]。颈横动脉在肩胛舌骨肌下腹的上缘与胸锁乳突肌后缘两者夹角处[8]发出一支外径约 1.5 mm 的肌皮动脉[9]，分布在锁骨上区的颈阔肌[10]及皮肤[11]。

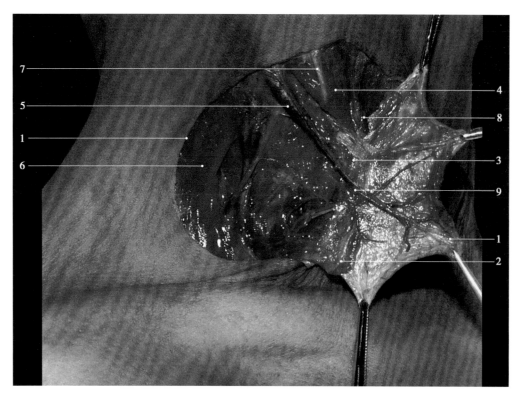

▲ 图 2-21　皮瓣切取（1）

先在皮瓣血管蒂远端[1]切开皮肤、皮下组织及颈阔肌[2]，在颈阔肌深面由远蒂端向皮瓣蒂端[3]掀起，显露胸锁乳突肌[4]、颈外静脉[5]、斜方肌[6]、耳大神经[7]、颈前静脉[8]和颈横动脉发出的肌皮动脉[9]。

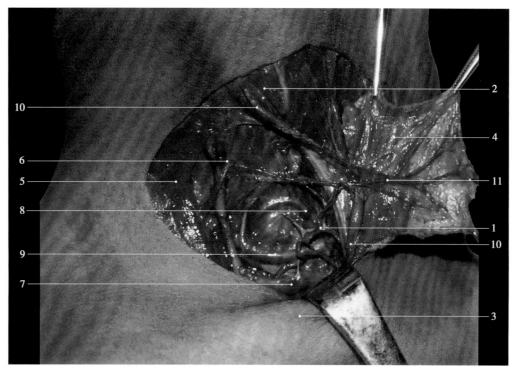

▲ 图 2-22　皮瓣切取（2）

皮瓣的肌皮动脉[1]多在胸锁乳突肌后缘[2]，锁骨[3]上 30~40mm 处进入皮瓣[4]。手术首先由远端向近端，从斜方肌[5]、肩胛提肌和斜角肌表面掀起皮瓣，保护好支配斜方肌的副神经[6]、颈横静脉[7]、颈横动脉[8]、肩胛上动脉[9]、颈外静脉[10]和皮瓣的滋养动脉[11]。

第三章

头颈部肌瓣和肌皮瓣切取手术入路

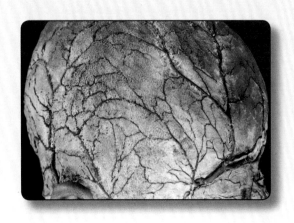

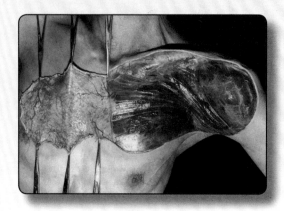

一、额肌肌皮瓣切取

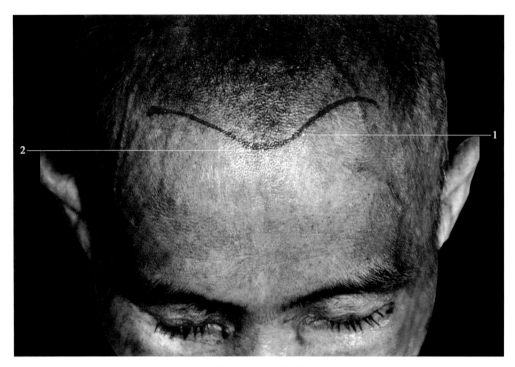

▲ 图 3-1　肌皮瓣设计

设计带皮下组织和部分额肌的复合瓣。先沿前额部发际[1]设计一切口，切口[2]长度以能暴露手术术野，便于切取额肌瓣为宜。

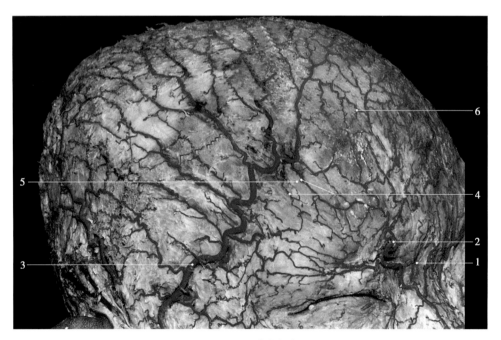

▲ 图 3-2　应用解剖

额肌肌皮瓣主要营养血管是滑车上动脉和眶上动脉及颞浅动脉额支。在额部正中线两侧依次向外解剖出滑车上动脉[1]、眶上动脉[2]和颞浅动脉额支[3]的数条肌支[4]分布到额肌[5]。各动脉分支相互吻合，形成丰富的额部皮下动脉网[6]，构成了额肌肌皮瓣的良好血供。

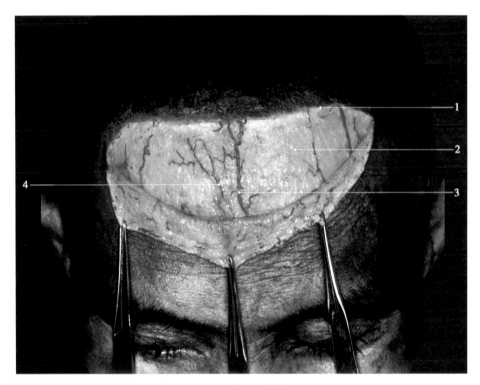

▲ 图 3-3　肌皮瓣切取（1）

沿额部发际⁽¹⁾切开皮肤，将额部皮肤向下小心地锐性剥离，充分地显露出额肌⁽²⁾和眶上动脉⁽³⁾或滑车上动脉⁽⁴⁾，按受区需要修补的皮肤和组织量缺损的大小切取额肌瓣。

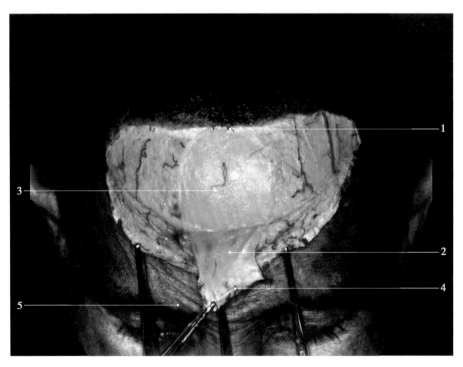

▲ 图 3-4　肌皮瓣切取（2）

结扎、切断皮瓣远端的滑车上动脉⁽¹⁾或眶上动脉，将额肌⁽²⁾与颅骨骨膜⁽³⁾之间，由肌瓣远端⁽⁴⁾向眶上缘⁽⁵⁾方向游离，待肌瓣组织分离达眶上缘后，用剪刀剪断血管蒂两侧的组织，使蒂充分游离。

二、颞肌肌瓣切取

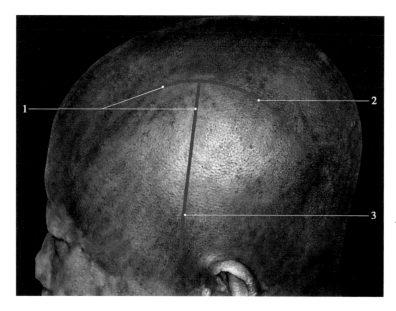

◀ 图 3-5 肌瓣设计

颞肌肌瓣为"T"形切口线[1]。"T"形的横臂[2]为切取组织瓣的最远端，一般离颅顶前后正中线 20mm 左右。"T"形的纵臂[3]为组织瓣的中轴线。

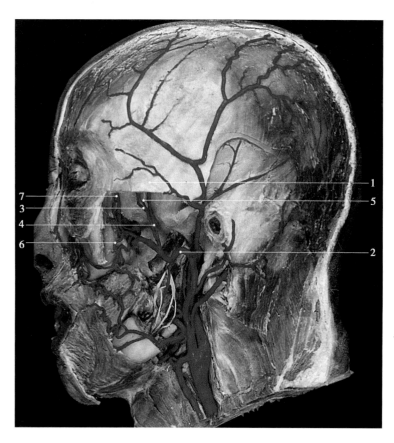

◀ 图 3-6 应用解剖

颞肌位于颞窝部皮下，颞筋膜[1]深面的扇形扁肌。该肌由上颌动脉[2]发出的颞深前动脉[3]和颞深后动脉[4]营养，分别在颞肌和颅骨[5]之间上行分布颞肌的中部和后部，颞肌的前部尚有来自颊动脉[6]分出的颞肌支[7]提供血供。

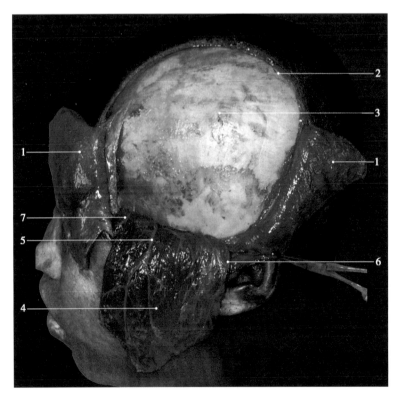

◀ 图 3-7　肌瓣游离

按 "T" 形切口线切开肌瓣的皮肤，将皮瓣分别向前后拉开[1]，沿颞肌起始的边缘[2]切断颞肌，并把紧贴颞骨骨面[3]的颞肌向下游离至颞肌抵止部，见颞肌[4]深面的颞深前动脉[5]、颞深后动脉[6]和颊动脉的颞肌支[7]。

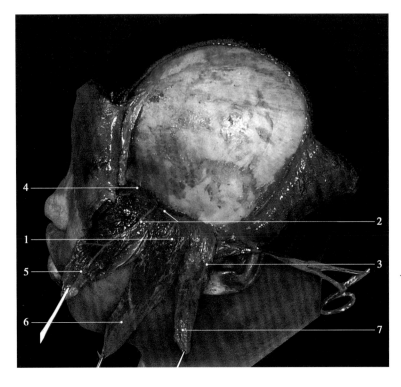

◀ 图 3-8　肌瓣切取

将切断的颞肌[1]翻向下方，根据颞深前动脉[2]、颞深后动脉[3]和颊动脉的颞肌支[4]。临床上常按此三个肌支分布的区域来切取前[5]、中[6]、后[7]三个肌束，用来治疗面瘫。也可将颞肌设计多条肌束。

三、颞肌肌皮瓣切取

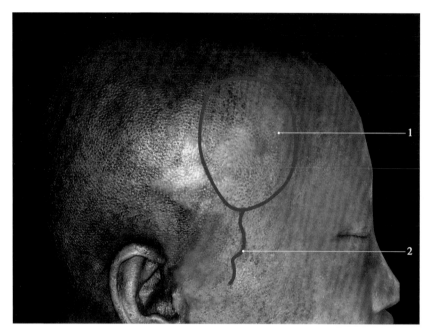

▲ 图 3-9　肌皮瓣设计

根据面部组织缺损的位置和大小，可在颞部设计颞肌肌皮瓣、颞肌瓣、颞筋膜瓣和皮瓣[1]。该组织瓣以颞浅动脉[2]和血管周围皮下组织为蒂，用来修复眶底部组织缺损的肌皮瓣。也可用来修补带毛发区的皮肤缺损。

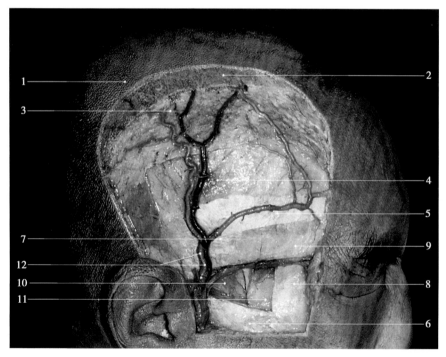

▲ 图 3-10　应用解剖

颞区软组织层次包括皮肤[1]、浅筋膜[2]、颞浅筋膜[3]、颞中筋膜[4]、颞深筋膜[5]。颞深筋膜于颧弓[6]上 37mm 处又分为颞深筋膜浅层[7]和颞深筋膜深层[8]，两层筋膜之间夹有颞浅脂肪垫[9]。在颞深筋膜深层与颞肌[10]之间又夹有颞深脂肪垫[11]。颞区的颞浅血管[12]主干行于颞中筋膜内。所以术中在颞浅筋膜和颞中筋膜深面分离皮瓣，不易损伤颞部的血管和神经。

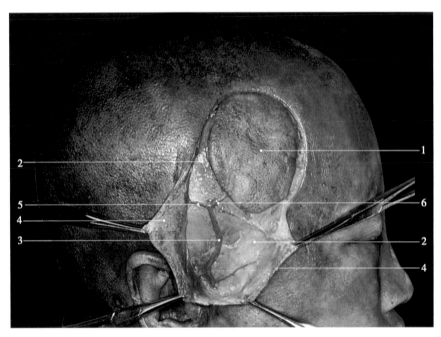

▲ 图 3-11 皮瓣切口

沿皮瓣设计的切口线，切开颞部的皮肤，暴露出皮岛[1]周边的浅筋膜[2]和颞浅动脉[3]。然后向前后拉开肌皮瓣血管蒂部的皮肤[4]，并解剖出颞浅动、静脉的顶支[5]和进入肌皮瓣的额支[6]。

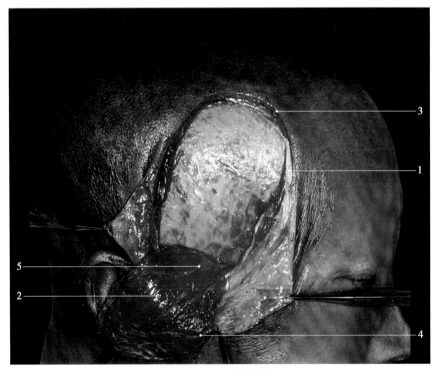

▲ 图 3-12 皮瓣切取

将颞区的浅筋膜[1]连同颞浅动脉的额支与颞肌[2]颞浅筋膜一起向下游离，并将肌皮瓣向下翻转，其肌皮瓣远端的血管分支[3]可行结扎，术中注意保护滋养颞肌的颞深前[4]、颞深后动脉[5]及颞浅动、静脉额支组成的肌皮瓣血管蒂。

四、咬肌肌瓣切取

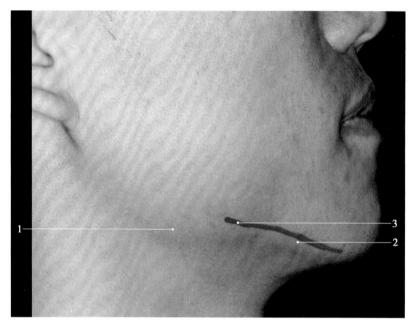

▲ 图 3-13　肌瓣设计

沿下颌角[1]向前，平下颌骨下缘[2]做颌下切口线[3]，将切口皮肤上、下翻开，可在咬肌外侧前 1/3 处设计肌瓣切口线。切口与咬肌纤维平行，分离的咬肌肌瓣大小和粗细，可根据受区需要而定，在确保功能重建和面部形象的基础上决定。

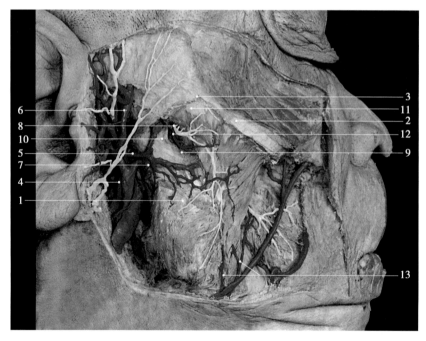

▲ 图 3-14　应用解剖

咬肌[1]位于下颌支外侧皮下的一长方形扁肌，分深部、浅部两个头。浅部纤维[2]借肌腱起自颧弓[3]前 2/3，深部纤维以肌性起始于颧弓后 1/3。两层肌纤维汇合止于下颌支外面咬肌粗隆。切掉浅层肌纤维可显露出起于颞浅动脉[4]的咬肌动脉[5]和注入颞中静脉[6]的伴行静脉[7]。支配咬肌的神经是下颌神经的咬肌肌支[8]，该支穿过下颌切迹[9]，于下颌颈[10]的前方进入咬肌深[11]浅两头之间。咬肌滋养动脉除颞浅动脉分支以外，还有来自上颌动脉的分支[12]和面动脉的分支[13]。

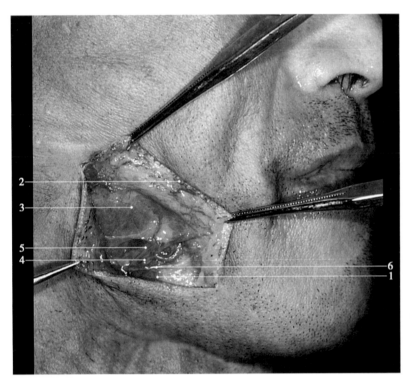

◀ 图 3-15 肌瓣切口

切开下颌骨下缘[1]处的皮肤，向上牵拉开皮肤[2]，暴露出咬肌筋膜[3]、面动脉[4]面静脉[5]和面神经的下颌缘支[6]。

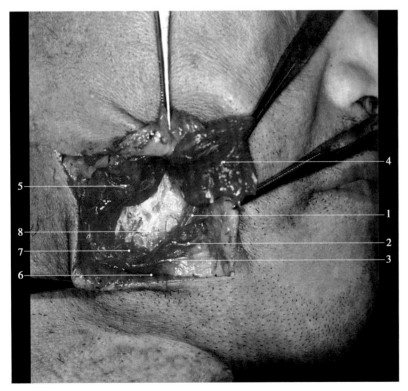

◀ 图 3-16 肌瓣切取

先将面静脉[1]、面动脉[2]和下颌缘支[3]向前下方拉开加以保护，根据受区所需组织的情况，沿肌纤维纵行切开咬肌，并分成前[4]、后[5]两部分。然后与下颌骨下缘处[6]切断前部的翼咬肌联合韧带[7]，将前部肌束从下颌支[8]骨面掀起，根据修复的位置，可切取肌瓣一至两束，分别固定于上下口角处的口轮匝肌上。

五、舌骨下肌群肌皮瓣切取

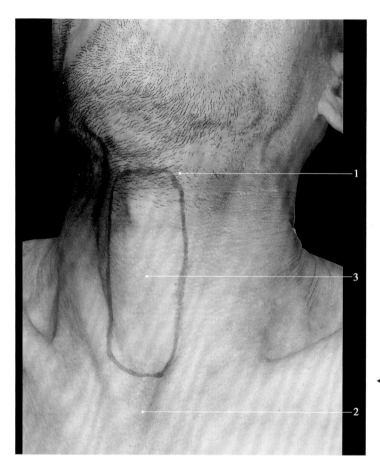

◀ 图 3-17 肌皮瓣设计

按舌骨下肌群的位置，可设计肌皮瓣切取范围在 100mm×60mm。通常上界在舌骨下缘[1]平面，下界在胸骨切迹上缘[2]，左右界分别距颈正中线[3]外40~50mm。

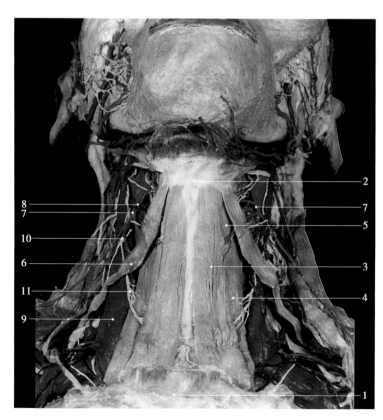

◀ 图 3-18 应用解剖

舌骨下肌群位于颈前正中线两侧，胸骨[1]和舌骨[2]之间，喉和甲状腺之前，颈阔肌之深面。肌群包括胸骨舌骨肌[3]、胸骨甲状肌[4]、甲状舌骨肌[5]和肩胛舌骨肌[6]。

此肌群的血供主要来自甲状腺上动脉[7]，该动脉的外径平均为2.4mm。静脉回流由甲状腺上静脉[8]注入颈内静脉[9]。舌骨下肌群由舌下神经襻[10]发出肌支[11]支配。

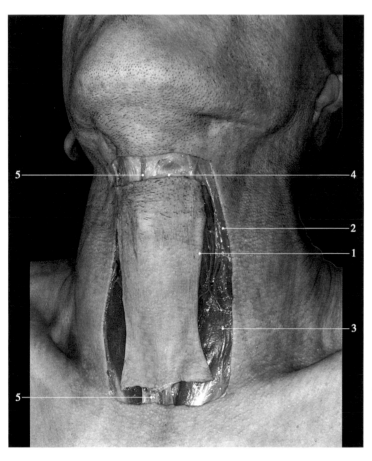

◀ 图 3-19 肌皮瓣切口
按皮瓣设计的画线，切开皮肤[1]和颈阔肌[2]达深筋膜下，显露出胸锁乳突肌[3]、舌骨体[4]和颈前静脉[5]。

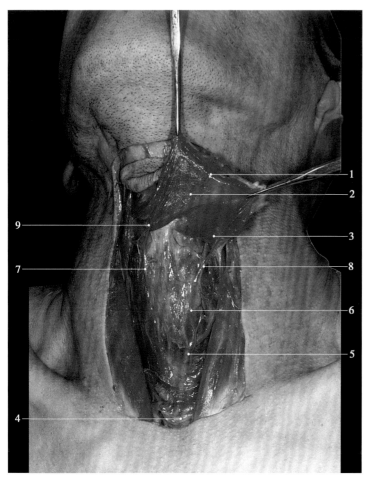

◀ 图 3-20 肌皮瓣切取
从肌皮瓣近心端[1]切断胸骨舌骨肌[2]和胸骨甲状肌[3]，沿气管前筋膜和甲状腺筋膜前面向上掀起，切断、结扎颈前静脉，然后在胸骨切迹上缘处可见到气管[4]、甲状腺下静脉[5]、甲状腺[6]、甲状腺上静脉[7]、前腺支[8]和舌骨下肌群肌支[9]。术中可切断、结扎甲状腺上动脉至甲状腺细小的腺支和甲状腺上动脉后支，保留一侧甲状腺上动脉总干及进入舌骨下肌群的分支，可获取较长的血管蒂。

六、颈阔肌肌皮瓣切取

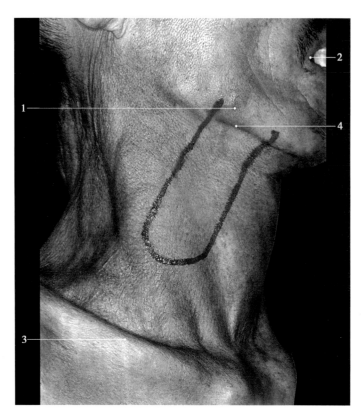

◀ 图 3-21 肌皮瓣设计

根据颈阔肌肌纤维在颈部走行方向和营养颈阔肌动脉进入肌肉的位置，选择受区同侧的颏下动脉为颈阔肌肌皮瓣的血管蒂，蒂的中心设计在咬肌前下角[1]至口角[2]之间，皮瓣长轴与颈阔肌纤维相同，稍向下后方倾斜，位于锁骨[3]和下颌骨下缘[4]之间。

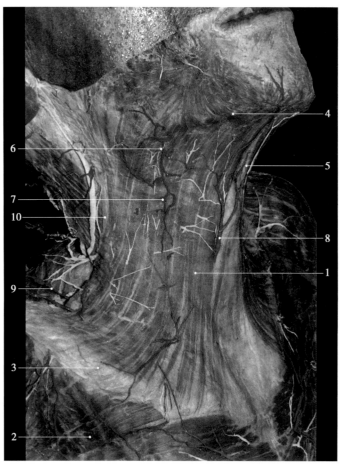

◀ 图 3-22 应用解剖（1）

颈阔肌[1]位于颈前外侧的皮下，与皮肤密切结合，属于皮肌范畴，呈一菲薄宽阔的长方形肌。起自胸大肌[2]和三角肌表面筋膜，由下外斜向上内方，越过锁骨[3]达颈部，继续斜向前上越过下颌骨下缘[4]，止于口角皮肤。两侧颈阔肌于舌骨[5]平面以下，在颈中线处颈阔肌缺如。颈阔肌血供主要由面动脉的颏下动脉发出的1~3支皮动脉[6]；甲状腺上动脉1~6支和颈横动脉的浅支1~4支皮动脉[7]供给。静脉回流由颈前静脉[8]、颈横静脉[9]和颈外静脉[10]。该肌神经由面神经颈支支配。

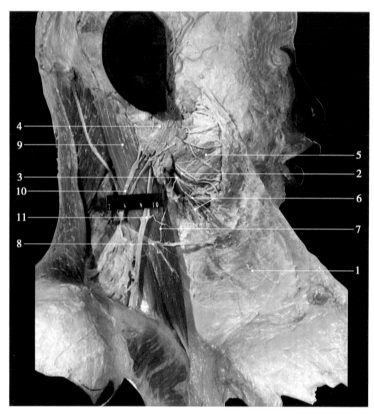

◀ 图 3-23　应用解剖（2）

　　游离解剖颈阔肌[1]皮瓣的后缘，向前掀起。图示面神经下颌缘支[2]和颈支[3]分布走行。二者于腮腺[4]下缘穿出，下颌缘支向前走在下颌角外侧咬肌[5]表面，分支支配口轮匝肌及口周围肌。颈支分布在颈阔肌深面，向下分数支[6]支配颈阔肌，并经吻合支[7]与颈横神经[8]交通。在颈阔肌与胸锁乳突肌[9]之间有耳大神经[10]、颈外静脉[11]和颈横神经。

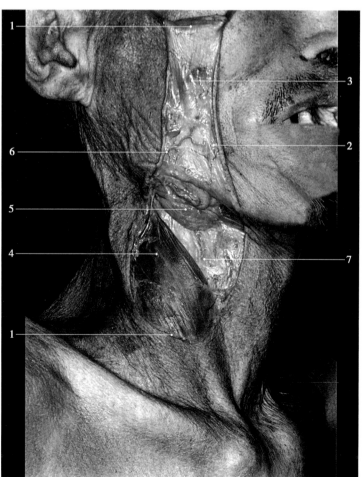

◀ 图 3-24　肌皮瓣切取

　　沿设计切口的画线，切开皮瓣近心端皮肤[1]皮下浅筋膜[2]及颈阔肌[3]，在颈阔肌的深面和胸锁乳突肌[4]及下颌下腺[5]的表面，自下而上切取肌皮瓣，注意保护蒂端进入颈阔肌的血管[6]及其深面的颈内静脉[7]和下颌下腺。如采用吻合血管方法来增加肌皮瓣长度时，应仔细解剖颌下区的面动脉与其分支和甲状腺上动脉，将面动脉切断，近端结扎，远端和甲状腺上动脉远端行端端吻合。

七、胸锁乳突肌肌皮瓣切取

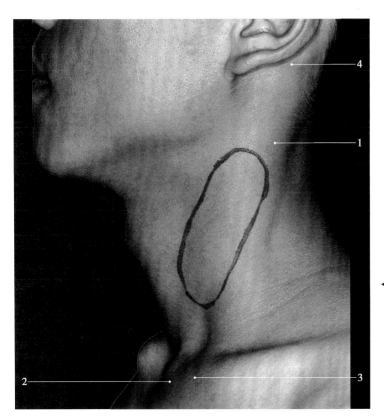

◀ 图 3-25 肌皮瓣设计

胸锁乳突肌[1]位于颈部两侧皮下、颈阔肌深部，起于胸骨柄[2]前面和锁骨[3]的胸骨端，止于乳突外侧面[4]。临床上根据创面的大小和位置，设计了胸锁乳突肌上蒂、中蒂和下蒂三型。如创面较大，也可用上部枕动脉为上蒂的单蒂肌皮瓣。本图为单蒂肌皮瓣，即胸锁乳突肌全转移肌皮瓣，皮瓣宽不超过 70mm，下界不超过锁骨。

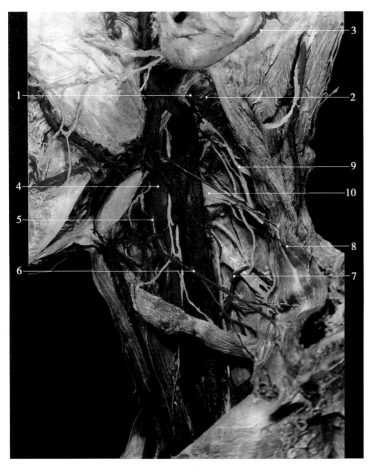

◀ 图 3-26 应用解剖

胸锁乳突肌血供为多源性，起于枕动脉[1]的肌支[2]出现率为 98%，外径 0.9mm；起于耳后动脉[3]的出现率为 36%，外径 0.7mm；起于颈外动脉[4]的为 74%，外径 1.1mm；起于甲状腺上动脉[5]的肌支[6]出现率为 82%，外径 1.1mm；以及甲状颈干颈横动脉[7]的分支为 34%，外径为 1.1mm。胸锁乳突肌[8]受副神经[9]和颈神经[10]支配。

上蒂型皮瓣，以枕动脉或耳后动脉分支营养。皮瓣可向上旋转。

中蒂型肌皮瓣，以甲状腺上动脉和颈外动脉分支营养。

下蒂型肌皮瓣，以颈横动脉分支营养，肌皮瓣可向下旋转。

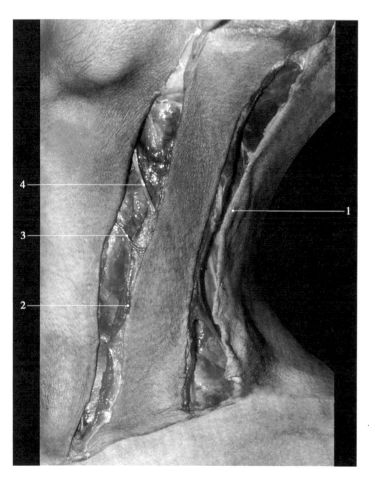

◀ 图 3-27 肌皮瓣切口

按切口的画线切开颈部皮肤[1]和颈阔肌[2]、结扎、切断切口近端的皮动脉[3]和浅静脉[4]。

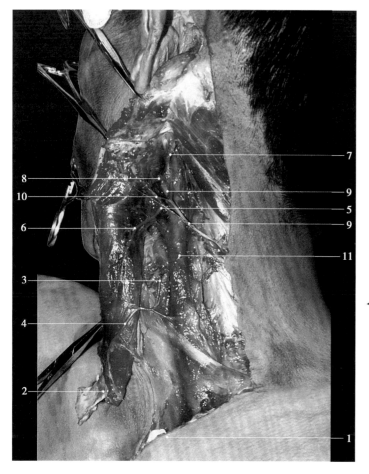

◀ 图 3-28 肌皮瓣切取

在锁骨[1]和胸骨柄上缘处切断胸锁乳突肌[2]起点，然后在胸锁乳突肌的后缘由下而上小心地解剖分离出颈横动脉[3]的胸锁乳突肌肌支[4]、甲状腺上动脉[5]发出的胸锁乳突肌肌支[6]、枕动脉[7]的胸锁乳突肌肌支[8]。神经支配主要是副神经[9]和来自颈3~颈4的脊神经[10]。在剥离胸锁乳突肌时要注意其深面的颈内动、静脉[11]及穿出胸锁乳突肌后缘支配斜方肌的副神经。该图为上蒂型胸锁乳突肌肌皮瓣，适合修复颌下区和颊部皮肤的缺损。

组织瓣切取手术

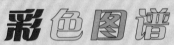

第四章

躯干部皮瓣切取手术入路

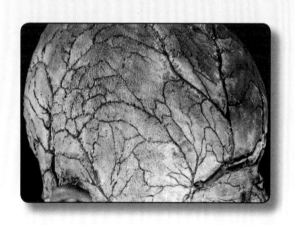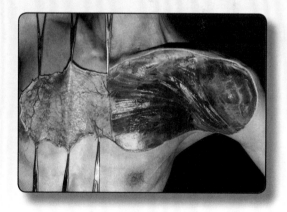

一、胸三角皮瓣切取

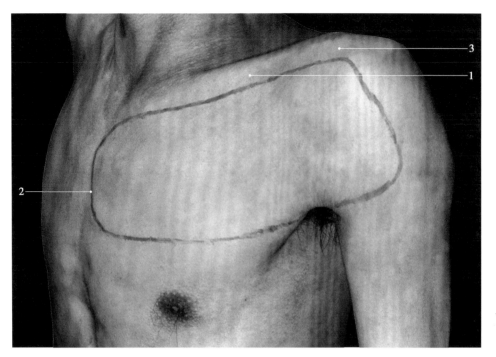

▲ 图 4-1 皮瓣设计

皮瓣切取范围，上界为锁骨下缘[1]；下界至第 5 肋；内界为胸骨旁线[2]；外界为肩峰[3]。

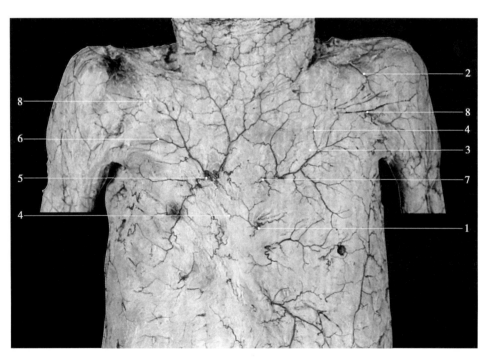

▲ 图 4-2 应用解剖（1）

胸三角皮瓣包括供应胸前皮瓣的胸廓内动脉第 1~4 穿支[1]和供应三角肌前区皮瓣的胸肩峰动脉皮支[2]。第 1~4 穿支自胸骨旁 10mm 处穿出肋间隙，经胸大肌至皮下组织，在皮下浅筋膜[3]内向外行 100~120mm，各穿支之间有广泛的吻合[4]。第 2 穿支[5]最大，外径平均为 0.9mm，分布宽度可达两个肋间隙，出现率占 78%，该动脉向外与胸肩峰动脉皮支吻合[6]，形成一接力式皮瓣血供。胸肩峰动脉皮支外径较小，约 0.8mm 以下。皮瓣的静脉回流是通过动脉的伴行静脉[7]或不伴行的浅静脉[8]分别注入胸廓内静脉、颈外静脉、颈前静脉或腋静脉。

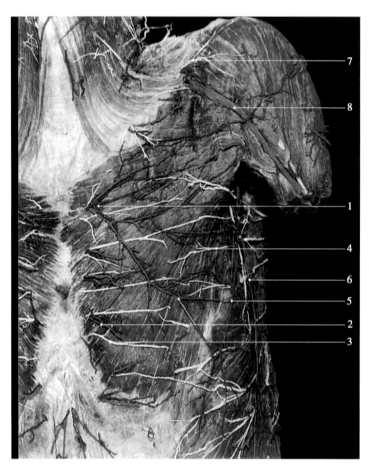

◀ 图 4-3　应用解剖（2）

解剖剥离深筋膜，显露出第 1~4 穿支动脉⁽¹⁾、穿支静脉⁽²⁾和肋间神经的前皮支⁽³⁾及肋间神经外侧皮支⁽⁴⁾。在侧胸部可见穿支动脉与肱胸皮动脉⁽⁵⁾的吻合，穿支静脉与胸腹壁静脉⁽⁶⁾吻合。皮瓣的静脉回流一是通过皮动脉的伴行静脉，二是通过颈外静脉、胸腹壁静脉或腋静脉。皮瓣的感觉由肋间神经前皮支、外侧皮支和锁骨上外侧神经⁽⁷⁾支配。头静脉⁽⁸⁾走在胸三角肌间沟内，术中游离皮瓣时应避免损伤。

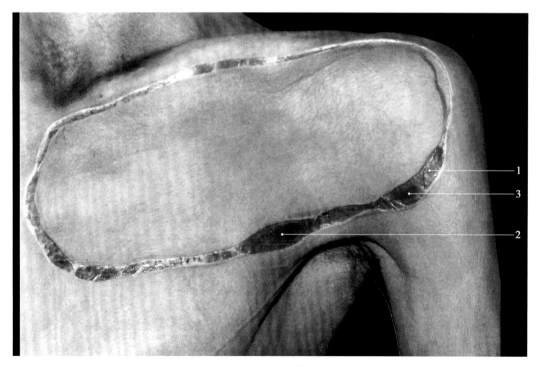

▲ 图 4-4　皮瓣切口

按皮瓣设计，先从肩峰端依次切开胸前区和三角肌前部的皮肤达深筋膜下⁽¹⁾，可见胸大肌⁽²⁾和三角肌⁽³⁾。

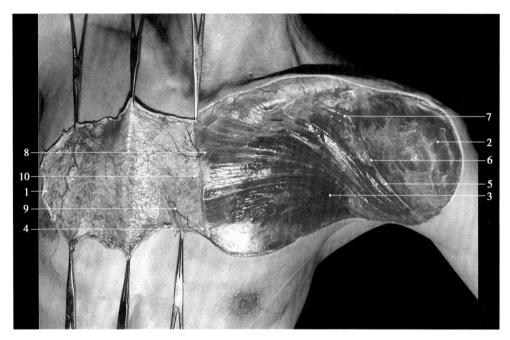

▲ 图 4-5　皮瓣切取

提起皮瓣的外侧缘[1]，在三角肌[2]表面和深筋膜之间，从外侧端向内侧分离皮瓣，经胸大肌[3]表面至胸骨外缘[4]，术中注意保护三角胸肌沟[5]内的头静脉[6]、胸肩峰动脉的三角肌肌支[7]及胸骨旁的第二穿支动、静脉[8]、第三穿支动、静脉[9]和肋间神经前皮支[10]。

二、侧胸皮瓣切取

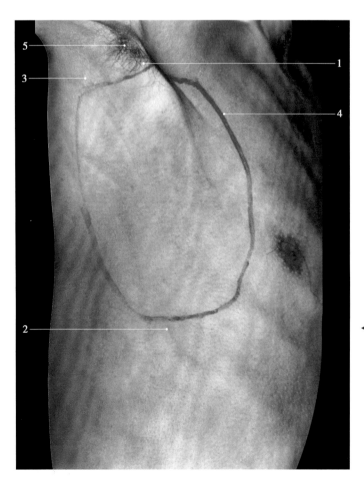

◀ 图 4-6　皮瓣设计

侧胸皮瓣位于腋下的胸廓部皮瓣。上界达腋毛边缘[1]；下界达第 7、8 肋[2]；后界达腋后线和肩胛线之间[3]；前界达腋前襞[4]。如受区需带毛发时，可上延至腋毛部皮肤[5]。皮瓣切取范围 80mm × 100mm。

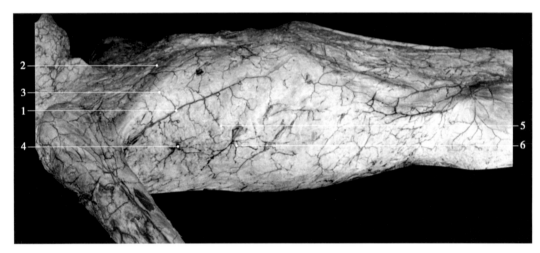

▲ 图 4-7　应用解剖（1）

皮瓣的主要血供来自腋动脉的皮动脉占 17%，外径 1.20mm；来自肱动脉的占 39.04%，外径为 1.55mm；还有多数皮动脉发自胸背动脉的占 47%，外径平均为 1.1mm；而来自胸外侧动脉的皮动脉占 77%，外径平均为 0.6mm。肱胸皮动脉[1]分布范围较大，向前与胸廓内动脉穿支[2]吻合[3]；向后与肋间后动脉外侧支[4]吻合[5]。故临床上常利用胸外侧动脉或胸背动脉作为侧胸皮瓣血管蒂。该动脉外径为 1.5~2.0mm。静脉回流为胸腹壁浅静脉和动脉的伴行静脉[6]。

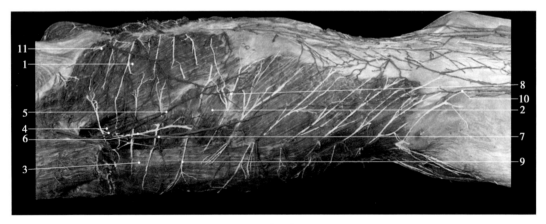

▲ 图 4-8　应用解剖（2）

解剖剥离深筋膜，显露胸大肌[1]、前锯肌[2]、背阔肌[3]、胸外侧动脉[4]、静脉[4]、肱胸皮动脉[5]、胸长神经[6]、胸腹壁静脉[7]、肋间神经外侧皮支的前支[8]和后支[9]，胸腹壁静脉向上注入腋静脉，向下与腹壁浅静脉[10]吻合，向前与胸廓内静脉穿支[11]吻合。

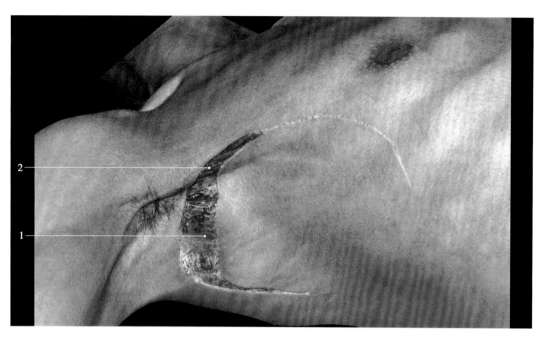

▲ 图 4-9　皮瓣切口

按画线切开皮肤，显露腋下胸廓部的深筋膜(1)，结扎皮瓣边缘的皮动脉(2)和静脉。

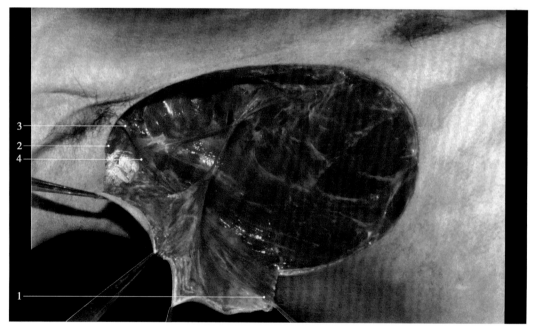

▲ 图 4-10　皮瓣切取

皮肤切口达深筋膜下，提起皮瓣下缘(1)，由皮瓣的下缘向上端(2)逆行解剖出血管蒂，直达皮瓣的旋转轴。然后小心地分离出进入皮瓣内较大的皮动脉(3)、皮静脉(4)，解剖出胸外侧动脉，切断皮瓣的上缘，延长血管蒂的长度，使皮瓣有足够的旋转角度来修复肩或肩胛区创面。也可利用胸外侧动、静脉为血管蒂，切取游离皮瓣。

三、肋间皮瓣切取

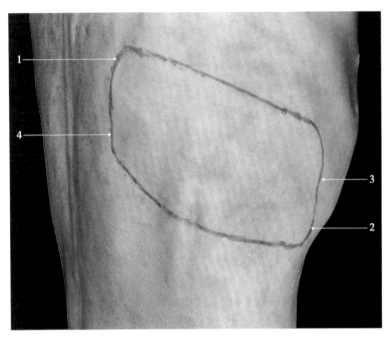

◀ 图 4-11　皮瓣设计
　　皮瓣通常以第 10 肋间血管神经蒂为该皮瓣的轴线，方向从后上[1]斜向前下[2]，使第 9、10、11 肋间及肋下神经血管的外侧皮支包含在皮瓣内。皮瓣前界[3]不超过腹直肌外侧缘，后界[4]在腋后线后 50mm 处，构成一方形的皮瓣，皮瓣的面积可达 220mm × 240mm。

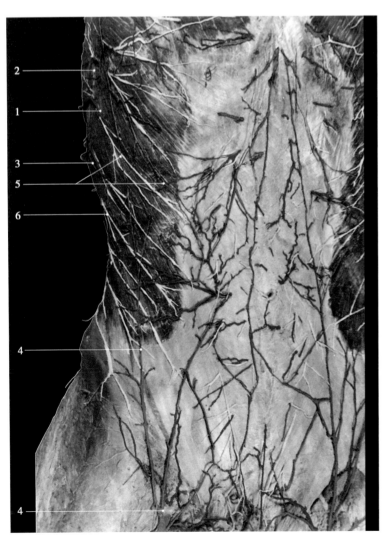

◀ 图 4-12　应用解剖（1）
　　肋间皮瓣血供是来自第 9、10、11 肋间后动脉和肋下动脉外侧皮支的前支[1]，该滋养动脉在背阔肌前缘[2]穿出肋间肌进入皮下，其穿出处外径约 0.9mm。静脉回流一是通过伴行静脉[3]，二是通过腹壁浅静脉[4]和胸腹壁静脉[5]。皮瓣的感觉是由血管伴行的肋间神经外侧皮支[6]支配。

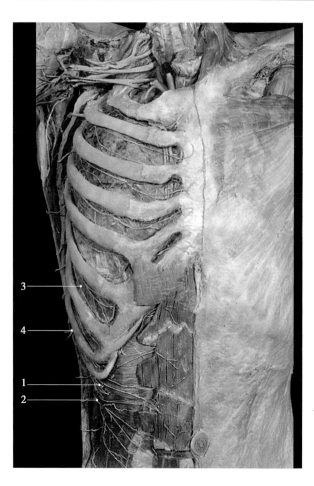

◀ 图 4–13　应用解剖（2）

切除前锯肌、肋间外肌和肋间内肌，显示出第 10 肋间后动脉[1]、第 11 肋间后动脉[2]（肋间后静脉切除）、肋间神经[3] 及其外侧皮支[4] 的走行和分布。

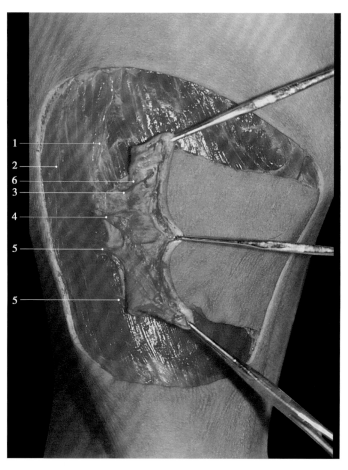

◀ 图 4–14　皮瓣切取（1）

沿皮瓣标出的切口线，先从背阔肌外缘[1]切开皮肤，经浅筋膜、深筋膜达背阔肌[2]表面，由背阔肌外缘处向前掀起皮瓣，解剖第 9 肋间后动脉[3]、第 10 肋间后动脉[4]、第 11 肋间后动脉[5]外侧皮支及肋间神经的外侧皮支[6]。

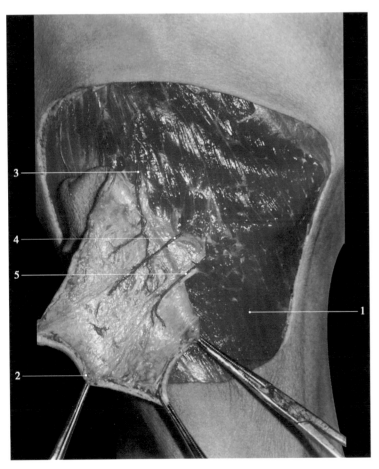

◀图 4-15　皮瓣切取（2）

当第 9、10、11 肋间神经和血管蒂从后部被解剖显露出来以后，再切开皮瓣前缘的皮肤、深筋膜达腹外斜肌[1] 表面。然后提起皮瓣前缘[2]，向后解剖至第 9 肋间后动脉[3]、第 10 肋间后动脉[4]、第 11 肋间后动脉外侧皮支[5] 穿出的部位。

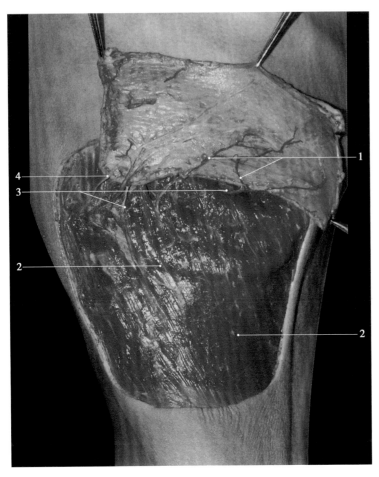

◀图 4-16　皮瓣切取（3）

选择较粗大的肋间后动脉的外侧皮支[1] 为营养皮瓣的血管蒂，沿其血管神经束向后外剥离，分开腹外斜肌[2]，追踪解剖至肋间神经和肋间后动、静脉[3]，使皮瓣的血管神经[4] 蒂延长达 70~80mm，肋间后动脉外径约为 1.2mm。

四、腹壁浅动脉皮瓣切取

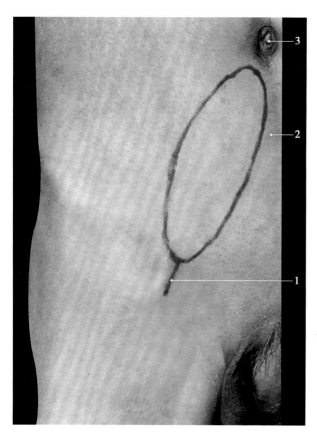

◀图 4-17　皮瓣设计

在腹股沟韧带下方触摸股动脉搏动点[1]，然后从该点至脐做一连线。此线为腹壁浅动脉的体表投影线，即为皮瓣的轴线。切取的皮瓣大小可根据受区需要的面积，一般内界不超过腹部中线[2]，上界不超过脐[3]，可切取范围在 280mm×180mm。

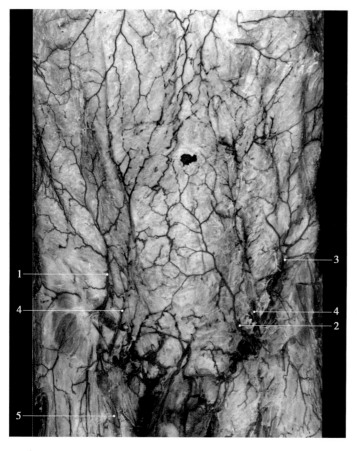

◀图 4-18　应用解剖

下腹部皮瓣血供为腹壁浅动脉[1]，出现率为 97%。一般在股动脉距腹股沟韧带下 50mm 左右发出，外径约 0.8~1.0mm。通常分为内外两支，行于腹壁浅筋膜深面。内侧支[2]出现率占 68%，外径平均为 1.0mm，分布到同侧下腹部内侧半，外侧支[3]出现率 66%，外径平均为 0.9mm，主要分布于同侧下腹部外侧半。静脉回流由腹壁浅静脉[4]注入大隐静脉[5]。

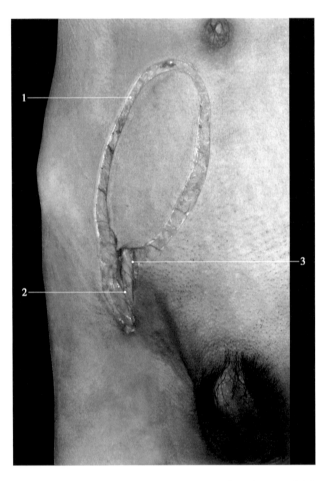

◀ 图 4-19 皮瓣切口

按设计的皮瓣画线，切开皮肤，显露出皮下浅筋膜[1]内的腹壁浅动脉[2]和腹壁浅静脉[3]。

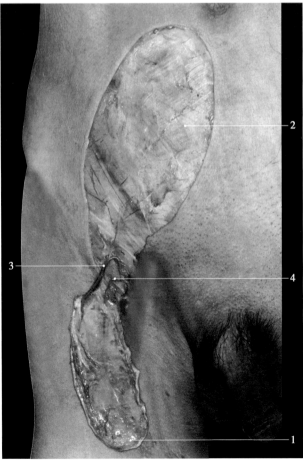

◀ 图 4-20 皮瓣切取

切开腹部浅筋膜，提起皮瓣的上端[1]，与腹外斜肌腱膜[2]表面向下游离皮瓣，并解剖暴露出腹壁浅动脉[3]和腹壁浅静脉[4]主干。术中注意保护皮瓣的血管蒂。

五、病例：腹壁浅动脉皮瓣修复颊部缺损

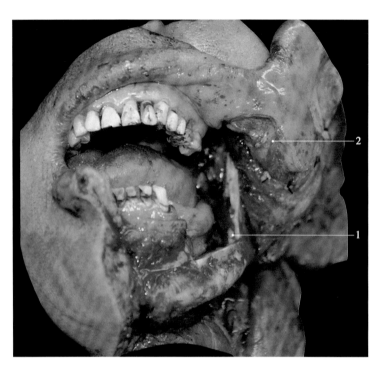

◀ 图 4-21 切除病灶

患者，男性，左侧下颌磨牙牙龈癌，手术切除左侧下颌骨部分牙槽突[1]和部分颊部软组织[2]。

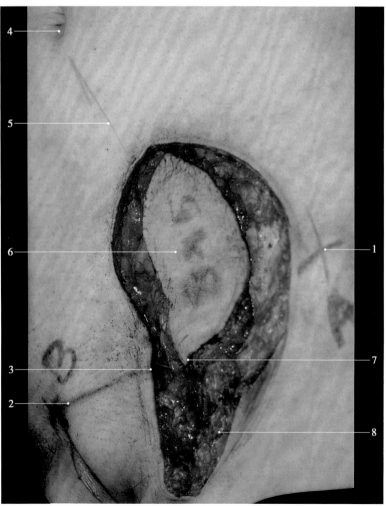

◀ 图 4-22 皮瓣切口

设计体表标志髂前上棘为 A 点[1]，耻骨结节为 B 点[2]，两点连线的中、内 1/3 交点部[3]为股动、静脉，由此点斜向内上至脐[4]连线为皮瓣的轴线[5]。按此线切一长 80mm，宽50mm 皮瓣[6]。然后在皮瓣下端[7]延切一约 20mm 的垂直切口[8]。

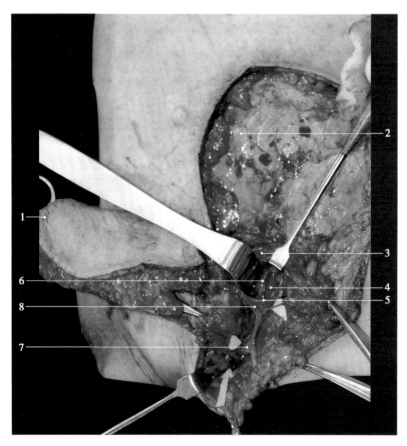

◀图 4-23　皮瓣切取

将皮瓣上端⁽¹⁾与腹直肌鞘前层⁽²⁾浅面向下游离，结扎皮缘处的腹壁下动脉的穿支，直至解剖到腹股沟韧带下缘⁽³⁾的股部纵行切口。在纵行切口处，仔细解剖出起自股动脉⁽⁴⁾的腹壁浅动脉⁽⁵⁾、股静脉⁽⁶⁾和注入大隐静脉⁽⁷⁾的腹壁浅静脉⁽⁸⁾。

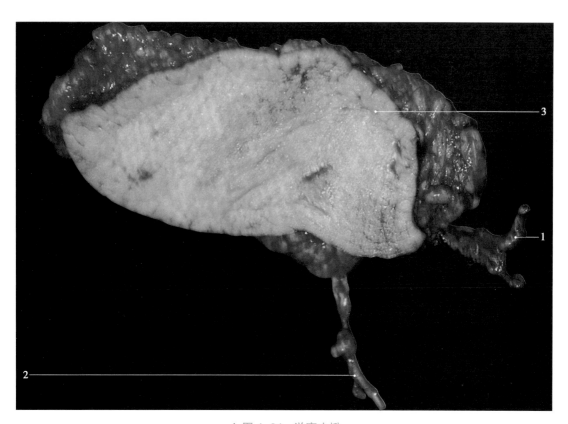

▲图 4-24　游离皮瓣

于腹壁浅动脉⁽¹⁾和腹壁浅静脉⁽²⁾的起始部结扎、切断血管蒂，获取一腹壁浅动脉游离皮瓣⁽³⁾。

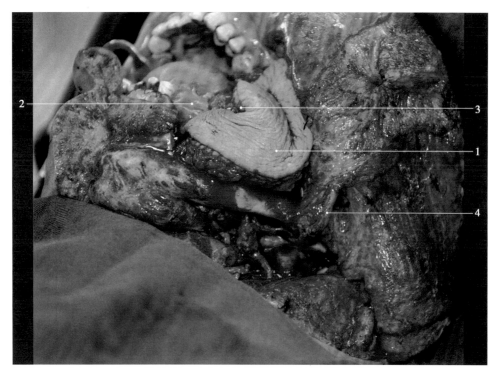

▲ 图 4-25 修复缺损

腹壁浅动脉游离皮瓣[1]修复左下颌骨牙槽突[2]和口底黏膜[3]的缺损。并将腹壁浅动脉和腹壁浅静脉与面动、静脉[4]端侧吻合。

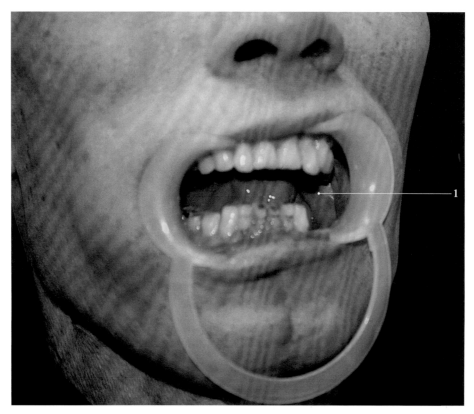

▲ 图 4-26

腹壁浅动脉游离移植皮瓣[1]修复口腔底和左下颌骨牙槽突缺损术后。

六、旋髂浅动脉皮瓣切取

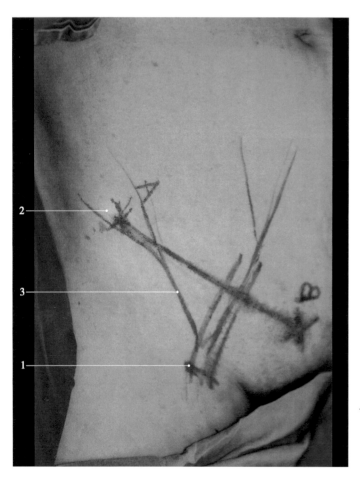

◀ 图 4-27　皮瓣设计

在腹股沟韧带下方触摸股动脉[1]搏动点，于此点做髂前上棘[2]连线，此连线为旋髂浅动脉[3]的体表投影。腹股沟皮瓣就是以该动脉为轴线切取。

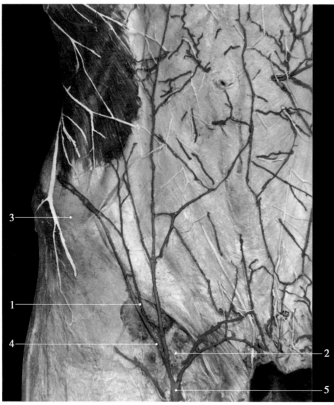

◀ 图 4-28　应用解剖

旋髂浅动脉[1]是腹股沟皮瓣的主要血供来源，也称旋髂浅动脉皮瓣。动脉外径平均为 1.3mm。该动脉穿卵圆窝[2]斜向外上方达髂前上棘[3]，途中并有分支与腹壁浅动脉分支吻合呈浅动脉网。伴行静脉[4]外径平均为 2.1mm，静脉回流注入大隐静脉[5]。

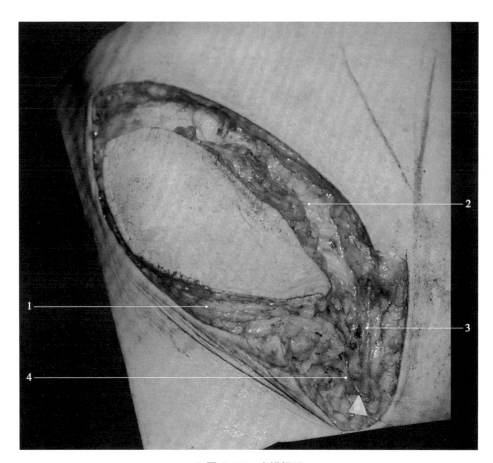

▲ 图 4-29　皮瓣切口

按皮瓣设计切开皮肤及皮下浅筋膜[1]。显露出腹外斜肌腱膜[2]、腹壁浅动脉[3]和旋髂浅动脉[4]。

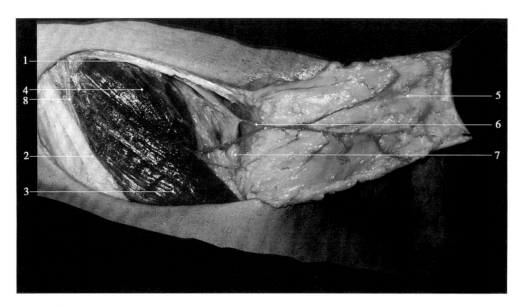

▲ 图 4-30　皮瓣切取

切开皮瓣外上方的皮下浅筋膜组织，在腹沟韧带下方沿阔筋膜张肌鞘前缘[2]、缝匠肌[3]、髂腰肌[4]表面向内下方剥离皮瓣[5]，注意保护好旋髂浅动脉[6]和静脉，直至解剖到股动脉[7]。在追踪皮瓣的血管蒂时，应注意保护股动、静脉和股外侧皮神经[8]。

七、病例：旋髂浅动脉穿支皮瓣修复右颊部及下颌牙龈软组织缺损

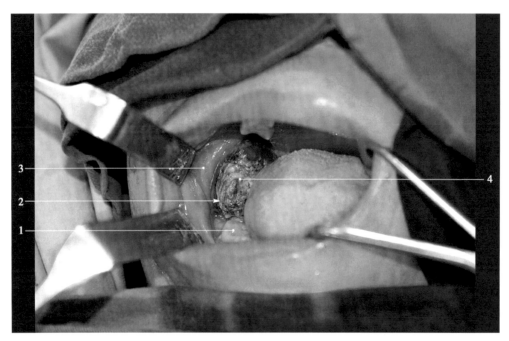

▲ 图 4-31　患者男性

患下颌磨牙[1]后区[2]及颊部[3]黏膜恶性肿瘤[4]。

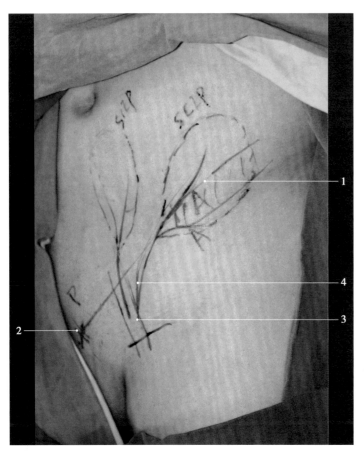

◀ 图 4-32　皮瓣设计

于髂前上棘[1]（A 点）至耻骨结节[2]（B 点）连线，在连线中点的内侧触摸股动脉[3]搏动，并勾画出股动脉外侧壁向髂前上棘方向发出的旋髂浅动脉[4]的分布投影。

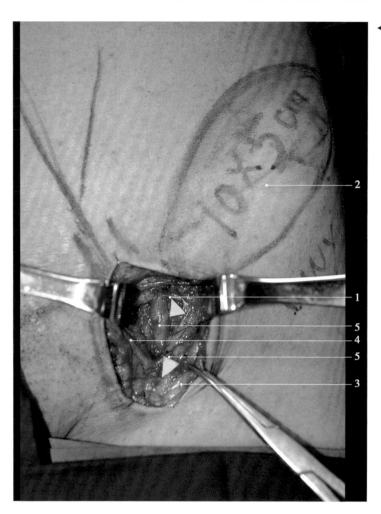

◀ 图 4-33 皮瓣切取（1）

沿旋髂浅动脉[1]走行方向，设计一 100mm×50mm 大小皮瓣[2]。于腹股沟韧带中点的内下方 50mm 处切开皮肤，在皮下浅筋膜[3]内解剖出汇入大隐静脉[4]的旋髂浅静脉[5]。在股三角内解剖出股动脉[6]、股静脉、旋髂浅动脉及伴行静脉，并沿后者继续向远心端解剖。

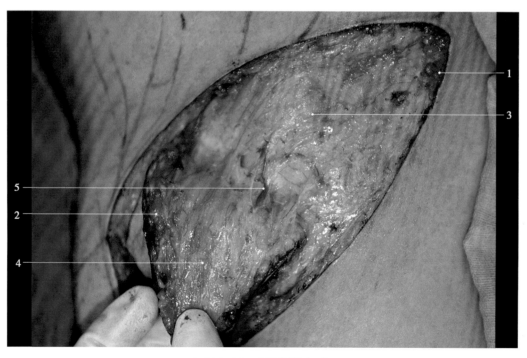

▲ 图 4-34 皮瓣切取（2）

于设计的皮瓣[1]一侧切开皮肤，在浅筋膜[2]和腹外斜肌腱膜[3]之间解剖至皮岛[4]的穿支[5]血管，并沿穿支逆行解剖至旋髂浅动脉的起始部和旋髂浅静脉汇入点。

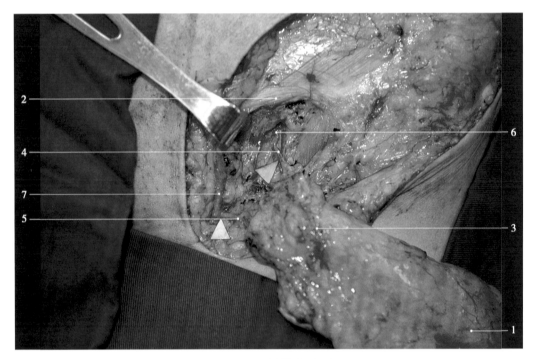

▲ 图 4-35　皮瓣切取（3）

将皮岛[1]由远端向腹股沟韧带[2]下方解剖游离，顺皮瓣的穿支[3]追踪到旋髂浅动脉[4]和旋髂浅静脉[5]主干，达股三角内的股动脉[6]和大隐静脉[7]的末端。清楚地暴露出皮岛的血管蒂。

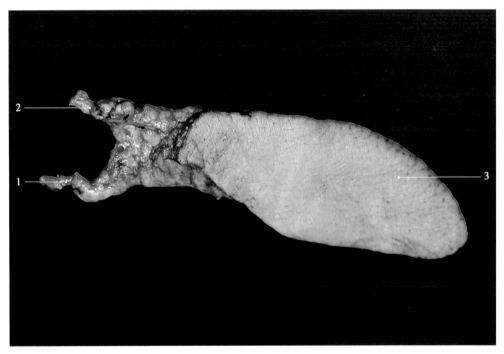

▲ 图 4-36　游离皮瓣

制备完成一带旋髂浅动脉[1]和旋髂浅静脉[2]游离的旋髂浅动脉皮瓣[3]。

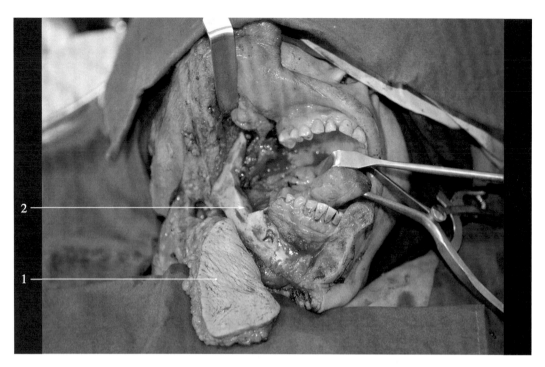

▲ 图 4-37 皮瓣修复缺损（1）

旋髂浅动脉穿支游离皮瓣[1]移植至下颌骨受区[2]及颊部缺损部。旋髂浅动脉与甲状腺上动脉吻合。旋髂浅静脉与面前静脉吻合。

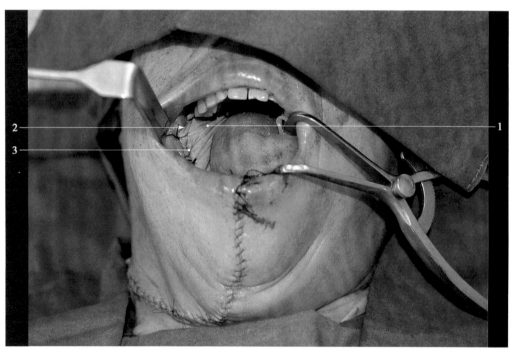

▲ 图 4-38 皮瓣修复缺损（2）

旋髂浅动脉穿支皮瓣[1]游离移植修复右颊部[2]及下颌牙龈[3]软组织缺损术后。

八、肩胛皮瓣切取

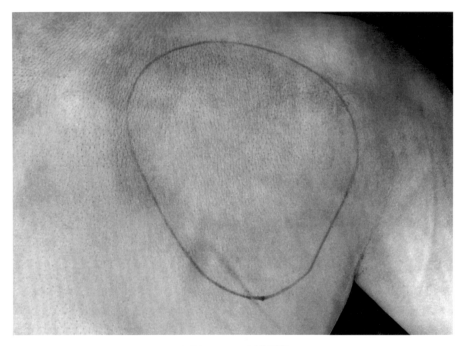

▲ 图 4-39 皮瓣设计

肩胛皮瓣的血管蒂为旋肩胛动脉的浅支。浅支包括升支、横支和降支。切取范围在 150mm×300mm。也可以按升支、横支和降支的走行方向单独设计较小的皮瓣。

（1）以横支为轴线，于肩胛骨背侧设计一横形皮瓣。

（2）以降支为轴线，设计一个以肩胛骨外侧缘为轴的纵行皮瓣。

（3）应用升支、横支和降支设计一大的联合皮瓣。

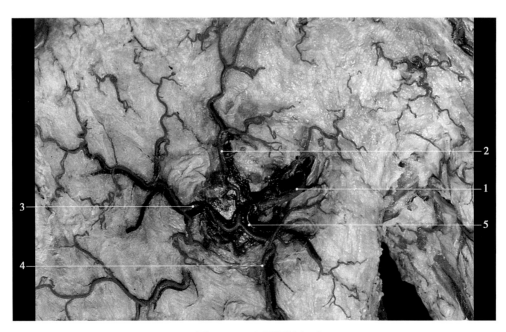

▲ 图 4-40 应用解剖（1）

旋肩胛动脉起自肩胛下动脉，穿过三边孔达背部，在肩胛骨外侧缘分为深浅两支。深支为肌支和骨膜支。浅支[1]为皮支，外径为 1.1mm。浅支发出一斜向上，外径粗 0.7mm 的为升支[2]；水平向内达肩胛骨脊柱缘，外径粗 0.6mm 的为横支[3]；沿肩胛骨外侧缘后面下行，直达肩胛骨下角，外径粗 1.0mm 的为降支[4]。各皮动脉分别伴行 1~2 支同名静脉[5]，其皮静脉外径平均为 1.6mm，静脉回流汇入旋肩胛静脉。

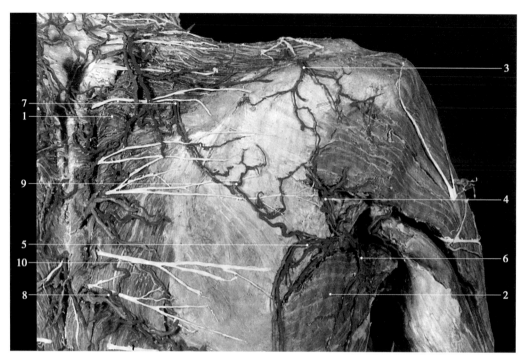

▲ 图 4-41 应用解剖（2）

将肩胛部深浅筋膜修洁干净，于斜方肌[1]和大圆肌[2]的表面解剖出肩胛上动脉皮支[3]、旋肩胛动脉浅支的升支[4]、横支[5]、降支[6]及肩胛背动脉穿支肌皮动脉[7]和肋间后动脉等皮支[8]，各皮支相互吻合形成肩胛部浅动脉网[9]。皮肤的感觉由胸神经后支[10]支配。

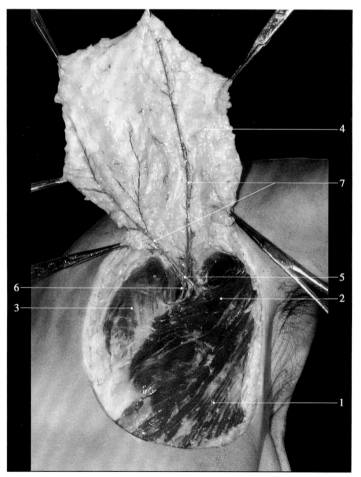

◀ 图 4-42 皮瓣切取

按皮瓣的设计画线，先切开皮肤达深筋膜。在深筋膜下的背阔肌[1]、大圆肌[2]和冈下肌[3]表面，由远而近将皮瓣[4]向上掀至旋肩胛动脉、静脉浅支的血管蒂部[5]，并追踪至三边孔[6]深部。途中注意保护好皮动脉[7]，并切断、结扎三边孔深部的一些肌支，使皮瓣的血管蒂近一步延长。

九、腰臀皮瓣切取

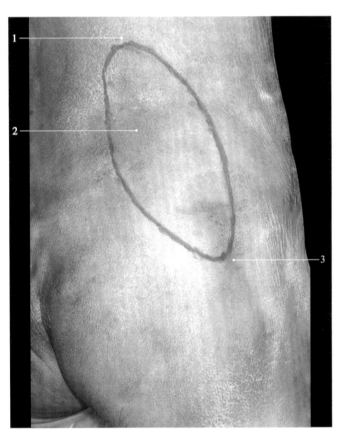

◀ 图 4-43 皮瓣设计

设骶棘肌外缘[1]与髂嵴[2]交角上 10mm 处为一点,此点至大转子[3]尖连线为皮瓣的轴线,即第 4 腰动脉后支的体表投影。皮瓣根据创面大小而设定。

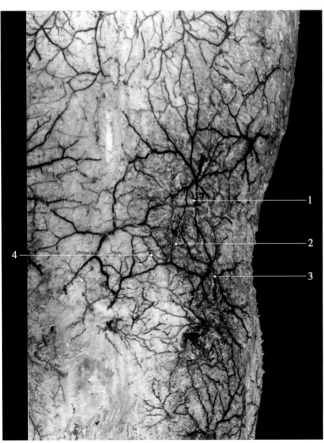

◀ 图 4-44 应用解剖(1)

腰臀部皮瓣浅筋膜较发达。由第 1~4 腰动脉后支发出的皮动脉[1]相互吻合成动脉网[2],深居在浅筋膜内。皮瓣的静脉[3]常见菊花样分布于皮下,从多方向汇聚成一主干,直接穿入深筋膜,各静脉相互吻合成皮下浅静脉网[4]。

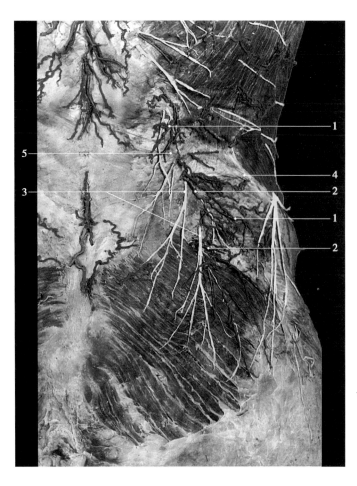

◀ 图 4-45　应用解剖（2）

皮瓣的血供主要由第 3、4 腰动脉后支[1]和伴行的同名静脉[2]供给，并同上三个腰神经后支的外侧皮支[3]于髂嵴上[4] 10mm 处穿过背阔肌腱膜[5]和深筋膜，在骶棘肌外缘处，跨过髂嵴的后部达臀部皮肤。

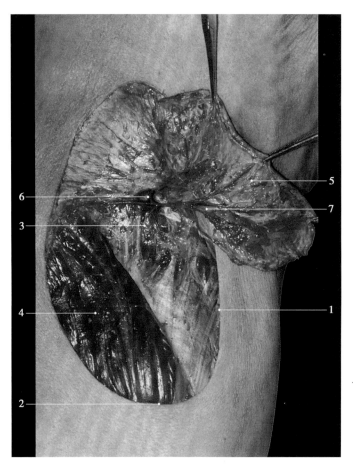

◀ 图 4-46　皮瓣切取

按设计先切开皮瓣前缘[1]和皮瓣的远端[2]的皮肤，达深筋膜下。在臀中肌[3]和臀大肌[4]浅面向后向上游离皮瓣[5]，并向上端翻转皮瓣。注意不要损伤皮瓣的血管蒂[6]和臀上皮神经[7]。

第五章

躯干部肌瓣和肌皮瓣切取手术入路

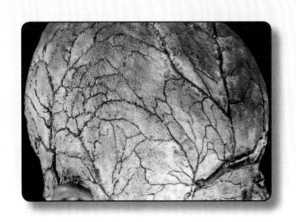
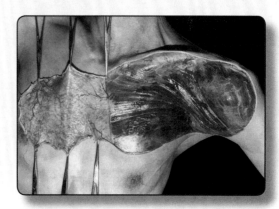

一、胸大肌肌瓣切取

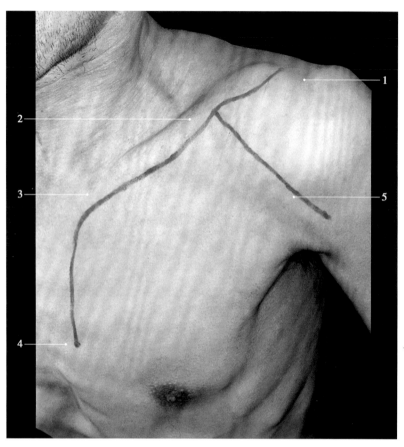

◀ 图 5-1　肌瓣设计

切口自肩峰[1]后面开始，沿锁骨[2]向内至胸锁关节[3]，再弯向下至胸骨第4肋间[4]处。沿三角肌前缘[5]做另一切口，切口上端与上述切口相连，下端至三角肌止点处，整个切口呈"T"字形。

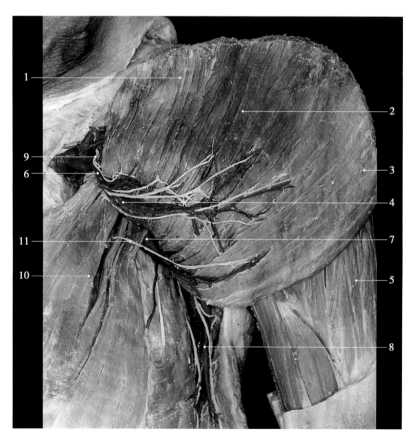

◀ 图 5-2　应用解剖

胸大肌锁骨部[1]起于锁骨前面内侧 1/2；胸大肌胸肋部[2]起于胸锁关节到第6肋软骨之间的胸骨前面和肋软骨；胸大肌腹部[3]起于腹直肌前鞘，止于肱骨大结节嵴。止点部腱膜由两层组成，前层为锁骨部和胸肋部的肌纤维，后层为腹部的肌纤维。胸大肌锁骨部主要血管是胸肩峰动脉胸肌支[4]，又称上胸肌支。该动脉支在三角肌[5]和胸大肌之间的间沟内发出一支或数支到胸大肌锁骨部和胸肋部，动脉支长 48mm，外径 1.9mm，伴行两条静脉[6]。下胸肌支[7]来自胸外侧动脉[8]，营养胸大肌腹部纤维。支配胸大肌的神经有胸外侧神经[9]和穿胸小肌[10]的胸内侧神经[11]。

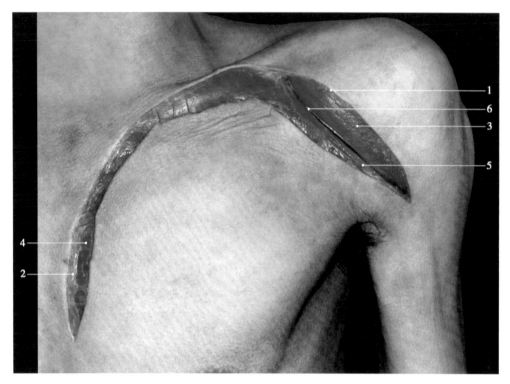

▲ 图 5-3　肌瓣切口

按设计的画线切开皮肤[1]和深浅筋膜[2]直达三角肌[3]、胸大肌[4]和肋间肌表面。在三角肌和胸大肌间沟[5]中仔细寻找出头静脉[6]。

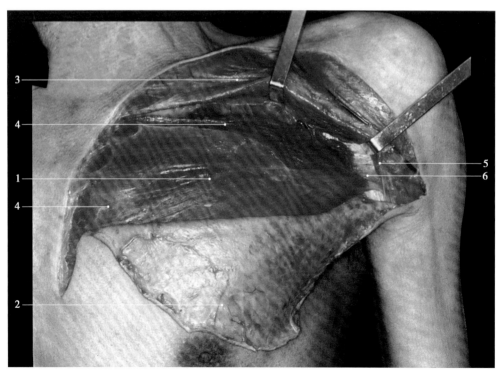

▲ 图 5-4　肌瓣切取（1）

在胸大肌浅面[1]向下分离并翻转胸大肌浅部的筋膜和皮肤[2]，暴露胸大肌锁骨部[3]、胸肋部[4]。并在胸大肌肱骨附着处，分开前层[5]和后层[6]的抵止腱板，沿两层抵止腱之间向内钝性分离胸大肌的锁骨部和胸肋部。

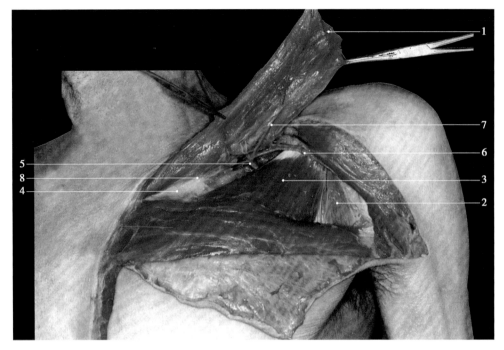

▲ 图 5-5 肌瓣切取（2）

切断胸大肌锁骨部的抵止腱[1]，向上向内翻开前层腱板，显露出深部的喙肱肌[2]、胸小肌[3]、锁骨内侧半[4]、胸肩峰动脉[5]的三角肌支[6]和上胸肌支[7]。当肌肉向上游离至锁骨附着[8]处，可带部分骨膜一起切下，此时胸大肌锁骨部已完全游离，仅剩血管、神经蒂相连。临床常用旋转此肌瓣来代替三角肌或肱二头肌的功能重建。也可以结扎、切断胸肩峰动、静脉，切取胸大肌锁骨部的游离肌瓣。

二、胸大肌肌皮瓣切取

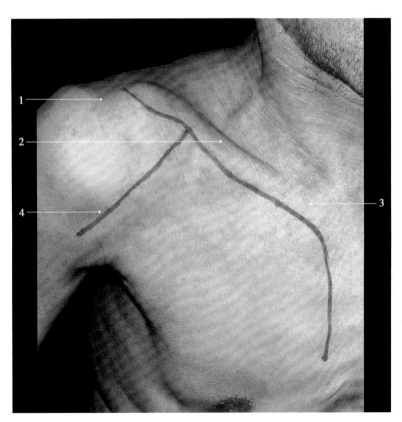

◀ 图 5-6 肌皮瓣设计

胸大肌肌皮瓣切口自肩峰[1]后面开始，沿锁骨[2]向内至胸锁关节[3]，再弯向下至胸骨第4肋间处。沿三角肌前缘[4]做另一切口，切口上端与上述切口相连，下端至三角肌止点处，整个切口呈"T"字形。

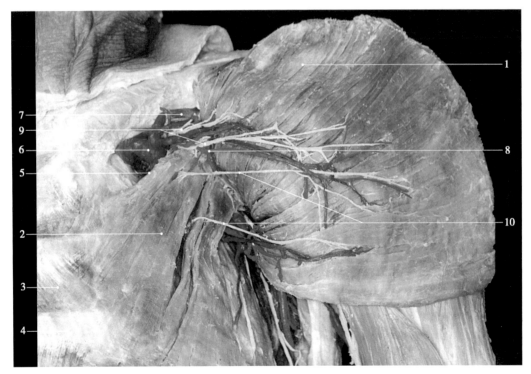

▲ 图 5-7 应用解剖

切开胸前部的皮肤，根据受区的需要，可切取胸大肌锁骨部、胸肋部和腹部三者之一的单独组织瓣；也可作三部分肌纤维联合移植。切断胸大肌[1]三部分的起始端，在胸小肌[2]、肋间肌[3]、肋软骨[4]表面向外侧掀起胸大肌。显露出胸小肌上缘[5]处的腋动脉、腋静脉[6]和头静脉[7]的注入点。并在胸大肌和胸小肌之间小心地解剖出胸大肌的上肌支[8]和支配胸大肌的胸外侧神经[9]及穿胸小肌达胸大肌的胸内侧神经[10]。

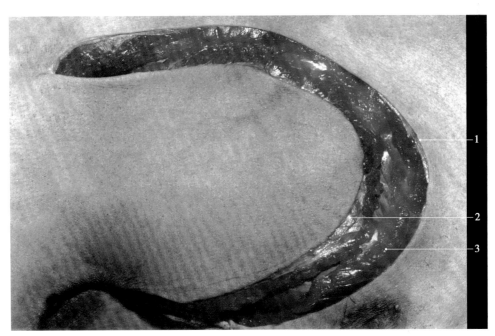

▲ 图 5-8 肌皮瓣切口

按画线切开皮肤[1]达深筋膜[2]下，显露出胸大肌[3]。

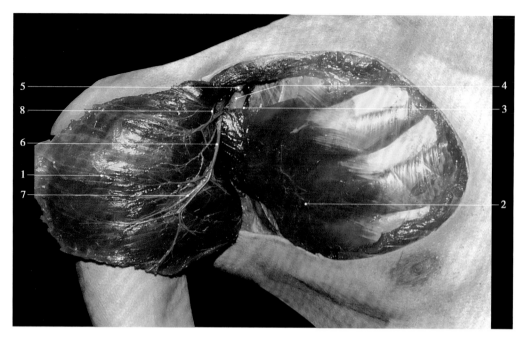

▲ 图 5-9 肌皮瓣切取

切开胸前部的皮肤，切断胸大肌的锁骨部、胸肋部和腹部的起点，将胸大肌[1]拉向外上方。暴露出胸小肌[2]、胸小肌上缘[3]处的腋静脉[4]和头静脉[5]注入点。并在胸大肌的深面解剖出滋养胸大肌的上胸肌支[6]和支配胸大肌的胸内侧神经[7]及胸外侧神经[8]。

三、背阔肌肌皮瓣切取

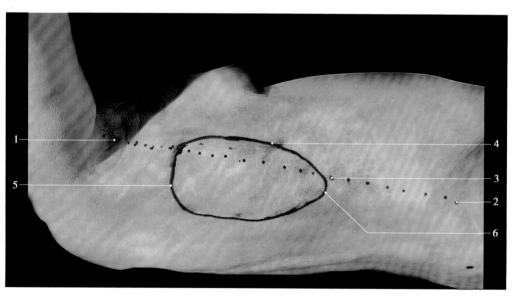

▲ 图 5-10 肌皮瓣设计

于腋窝中点[1]向下后到髂嵴最高点[2]做一连线，为背阔肌外缘[3]的投影，肌皮瓣前缘[4]设计在该线前 10mm 处；上界[5]为肩胛骨下角上 30mm；下界[6]为髂嵴上 50mm；内界为脊柱正中线外 50mm；外界为背阔肌外缘 50mm。

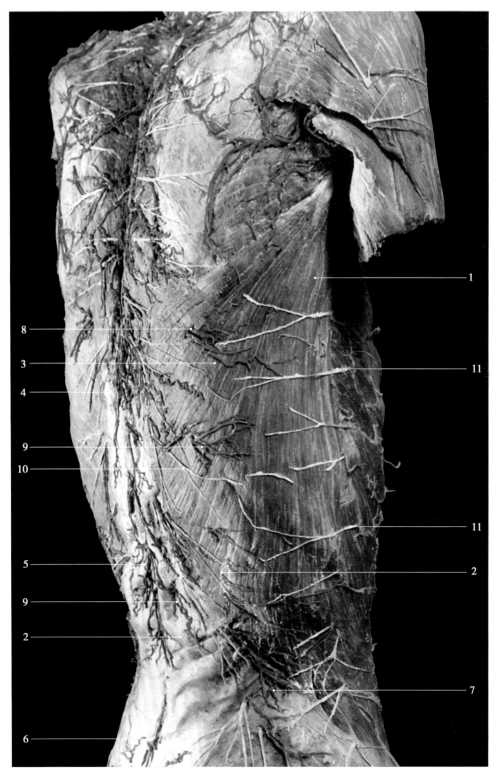

▲ 图 5-11 应用解剖（1）

背阔肌[1]位于腰背部[2]和胸部[3]后外侧的皮下，为全身最大的阔肌，呈三角形，以腱膜起自下6个胸椎棘突[4]、全部腰椎棘突[5]、骶正中嵴[6]和髂嵴后1/3的外侧唇[7]，止于肱骨小结节嵴。背阔肌肌皮瓣血供来源主要有肋间后动脉后支[8]和腰动脉后支[9]。皮瓣的皮肤感觉由肋间神经后支[10]的外侧支和肋间神经的外侧皮支[11]支配。

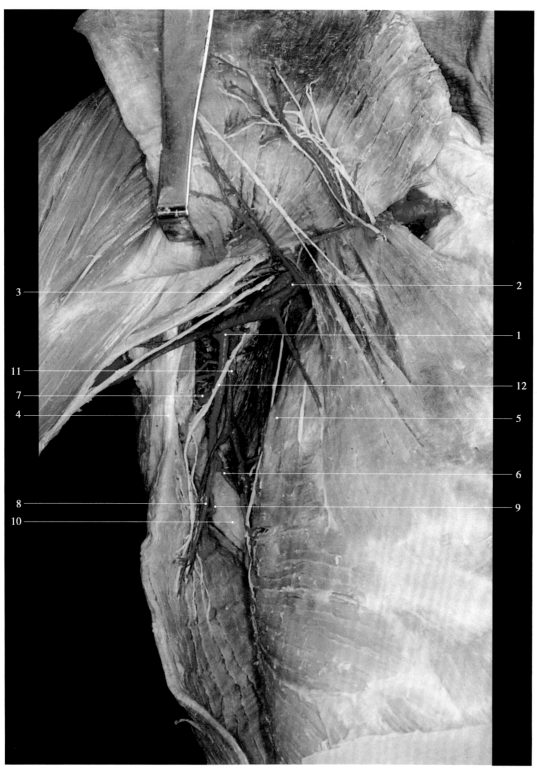

▲ 图 5-12 应用解剖（2）

背阔肌主要血供来源是起于肩胛下动脉的胸背动脉[1]，位于腋静脉[2]和臂丛神经[3]的后方，走在背阔肌[4]和前锯肌[5]之间，分出前锯肌肌支[6]、大圆肌肌支、旋肩胛动脉[7]和营养背阔肌的内侧[8]、外侧[9]两个终支，入肌点约在肩胛骨下角[10]水平。胸背动脉长 90~100mm，外径 2~3mm，伴行的胸背静脉[11]外径 3~4mm。支配背阔肌的神经是起于臂丛后束的胸背神经[12]，神经长 95mm，横径 2.5mm，下行一段后与胸背动、静脉伴行。

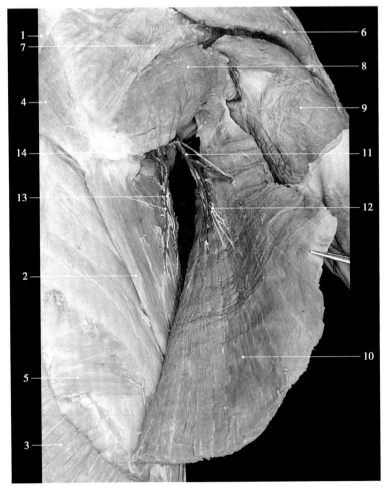

◀ 图 5-13　应用解剖（3）

　　于背上部解剖出斜方肌[1]、前锯肌[2]、背阔肌[3]、菱形肌[4]、下后锯肌[5]和肩部的三角肌[6]、冈下肌[7]、大圆肌[8]及肱三头肌长头[9]。弧形切断背阔肌起始部，掀起该肌[10]及血管[11]神经[12]束，并可见支配前锯肌的血管、神经[13]。术中肩胛骨下角[14]为血管、神经入肌点的标志。

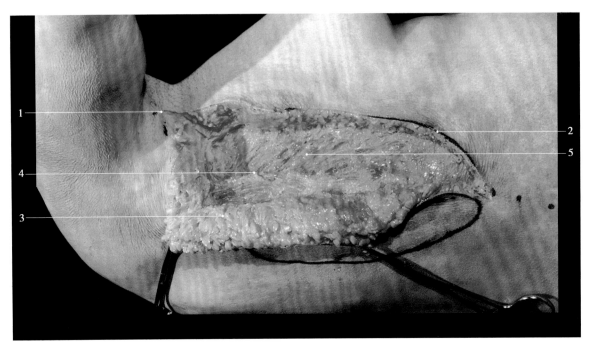

▲ 图 5-14　肌皮瓣切取（1）

皮瓣切口于腋窝中点[1]开始，沿画线向下至皮瓣前缘[2]切开皮肤、皮下脂肪[3]，清楚地显示出背阔肌前缘[4]和前锯肌[5]。

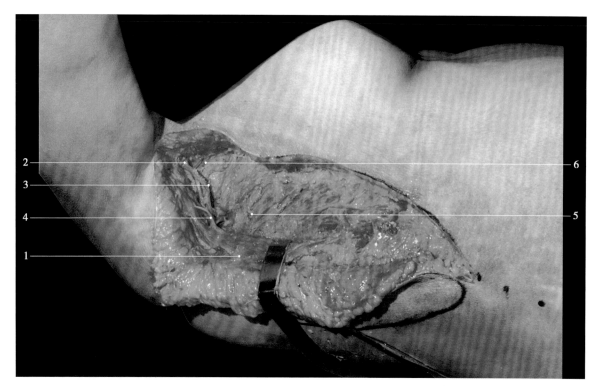

▲ 图 5-15　肌皮瓣切取（2）

向背侧牵拉背阔肌前缘[1]，在腋窝的脂肪组织中解剖剥离出胸背动脉[2]、胸背静脉[3]、胸背神经[4]和分布到前锯肌[5]的动、静脉[6]。

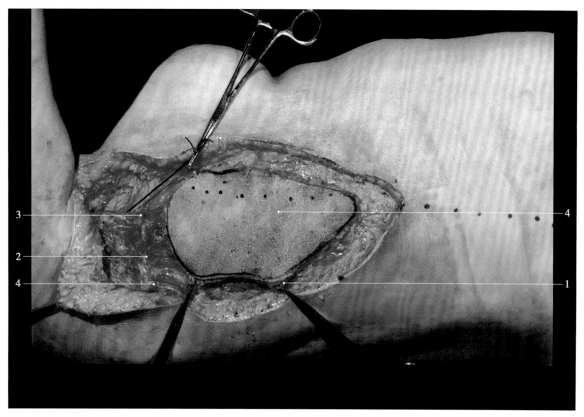

▲ 图 5-16　肌皮瓣切取（3）

切开皮岛后缘[1]皮肤达背阔肌[2]浅面，可分离出背阔肌前缘[3]、后缘[4]及贴敷在背阔肌浅面的完整皮岛[4]。术中不要大幅度滑动皮岛，避免损伤营养皮岛的穿支肌皮动、静脉。

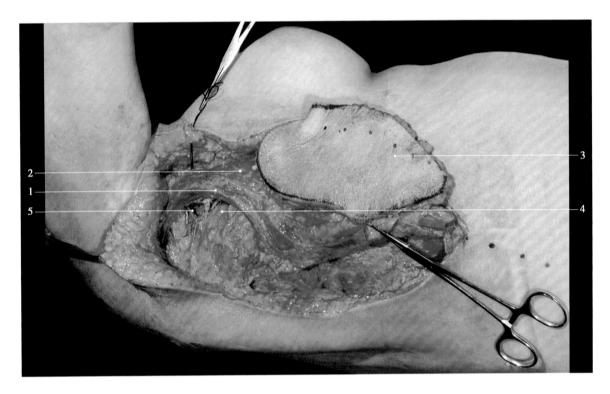

▲ 图 5-17　肌皮瓣切取（4）

切开背阔肌浅面的深筋膜，游离解剖出背阔肌后缘[1]，可获取整块的背阔肌[2]和敷在背阔肌浅面的皮岛[3]。在背阔肌深部可见前锯肌[4]的动、静脉[5]

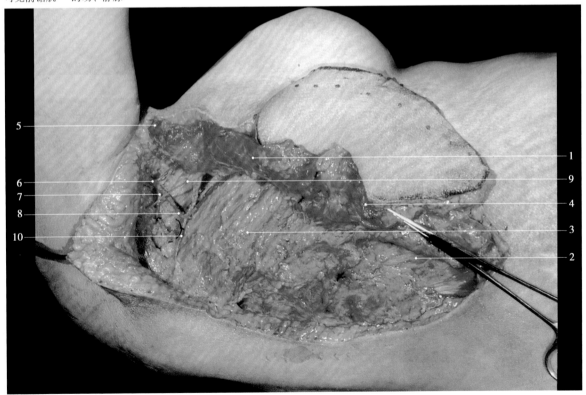

▲ 图 5-18　肌皮瓣切取（5）

通过钝性分离方法，将背阔肌[1]从胸壁、腹外斜肌[2]及前锯肌[3]表面游离开，根据受区需要的组织量大小，分别切断背阔肌起始部[4]和抵止部[5]。然后，沿胸背血管、神经蒂向腋窝解剖，注意保护好肩胛下动、静脉[6]、旋肩胛动、静脉[7]、胸背动、静脉[8]、胸背神经[9]及营养皮瓣的血管蒂。结扎、切断胸背动、静脉其他胸壁肌支[10]。在腋窝部结扎、切断胸背动、静脉，获取一带有较长血管蒂的背阔肌游离移植肌皮瓣。

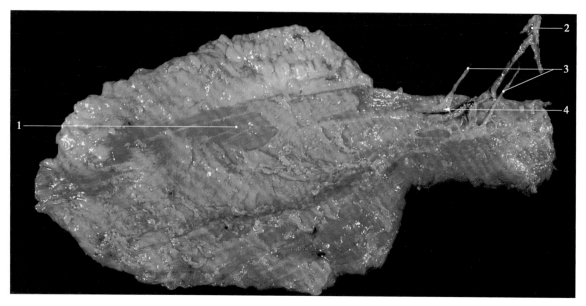

▲ 图 5-19　游离肌皮瓣（1）

　　获取的游离背阔肌[1]皮瓣，显示肌皮瓣组织面的血管、神经的分布，示胸背动、静脉[2]、胸背神经[3]血管神经蒂的入肌点[4]。

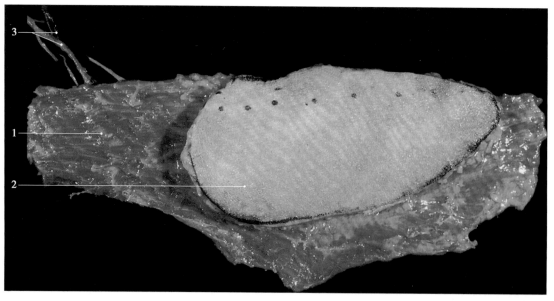

▲ 图 5-20　游离肌皮瓣（2）

　　可见较大的背阔肌肌瓣[1]、皮岛[2]和肌皮瓣的血管蒂[3]。

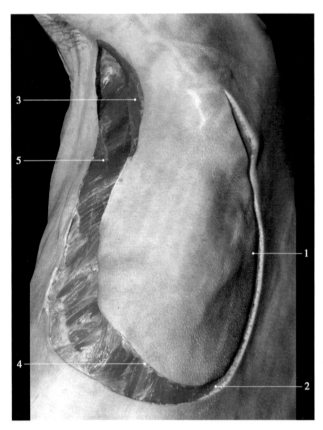

▶ 图 5-21　肌皮瓣的切口（另一例标本）

按背阔肌肌皮瓣的全程切取的设计线，切开背阔肌区域的皮肤[1]达深筋膜[2]下，显露出背阔肌的外侧缘[3]和起始部[4]及前锯肌[5]。

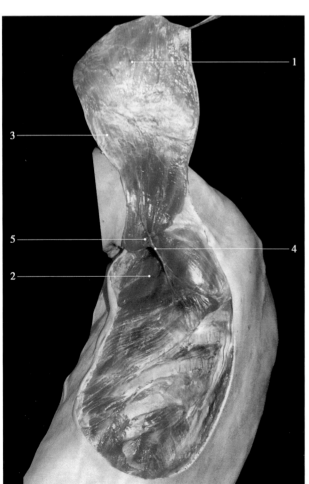

▶ 图 5-22　肌皮瓣切取

于前锯肌浅部钝性分离开背阔肌，在背阔肌[1]和前锯肌[2]之间翻起背阔肌外缘[3]，注意保护好此间隙内的胸背动、静脉[4]和胸背神经[5]。然后在肌皮瓣远侧切断背阔肌，将肌皮瓣向上掀起，尽量向上游离增加血管、神经蒂的长度，获取较大旋转蒂或较长血管蒂的肌皮瓣及游离肌皮瓣。

四、斜方肌肌皮瓣切取

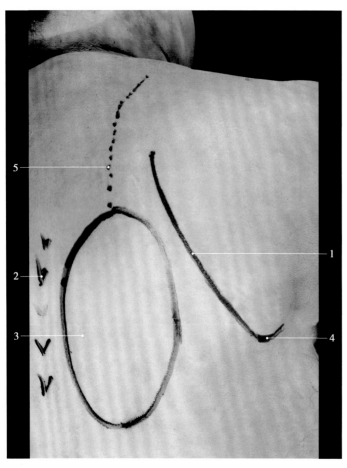

◀ 图 5-23 肌皮瓣设计

斜方肌岛状皮瓣位于肩胛骨内侧缘[1]与背后正中线[2]（棘突）之间。皮岛[3]下缘可延伸到肩胛骨下角[4]下 50mm（第 9、10 肋）。可切取长约 50~300mm，宽约 40~80mm。斜方肌肌瓣长约 30~200mm，宽约 20~80mm。为获取较长的血管蒂，可于皮岛上缘向上延伸做一纵行切口[5]。

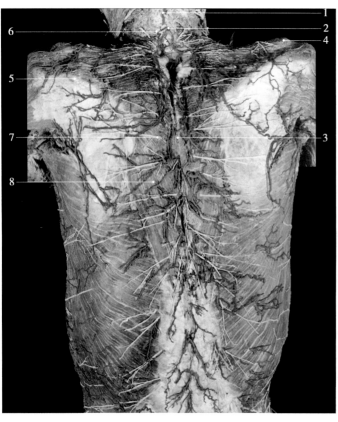

◀ 图 5-24 应用解剖（1）

斜方肌位于颈部和背上部皮下，为三角形的阔肌。起于枕外隆凸[1]、上项线、项韧带[2]及全部胸椎棘突[3]，止于锁骨外 1/3、肩峰[4]及肩胛冈[5]。由副神经和颈₃、颈₄神经支配。斜方肌区域的皮肤感觉由颈神经的后支[6]和胸神经后支的皮支[7]支配。

斜方肌[8]肌皮瓣的血供主要为锁骨下动脉发出的颈横动脉。有一条颈横动脉的出现率为 75%，两条动脉为 25%，其血管蒂长约 50mm，外径 2.3mm，伴行静脉外径平均为 3.4mm，静脉回流汇入到锁骨下静脉或颈外静脉。

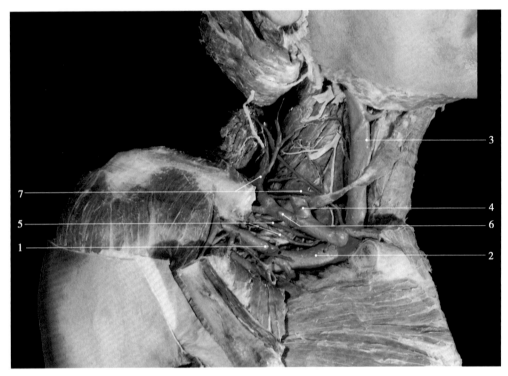

▲ 图 5-25　应用解剖（2）

解剖颈部，切断胸锁乳突肌起始端，将胸大肌锁骨头附着部的锁骨切断，向下翻开，解剖剥离出颈根部的头静脉[1]、锁骨下静脉[2]、颈内静脉[3]、颈外静脉[4]、肩胛上动、静脉[5]、颈横静脉[6]和肩胛背动、静脉[7]。

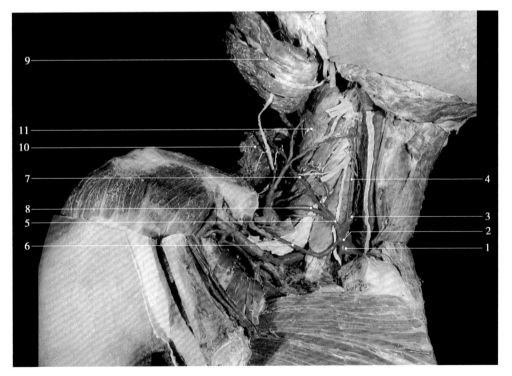

▲ 图 5-26　应用解剖（3）

切除上述静脉，解剖剥离出起自锁骨下动脉[1]第一段的甲状颈干[2]。后者分支有甲状腺下动脉[3]、颈升动脉[4]、颈横动脉[5]和肩胛上动脉[6]。颈横动脉起自甲状颈干占 63%；起自锁骨下动脉占 36%。动脉行向上外，过前斜角肌和膈神经前方，分支浅动脉[7]（浅支）和肩胛背动脉[8]（深支）。颈浅动脉经胸锁乳突肌[9]背面，横贯锁骨上窝，分布于斜方肌[10]上部。肩胛背动脉穿肩胛提肌[11]深面达背部。肩胛背动脉血管蒂长约 58.3mm，外径约 3.3mm。

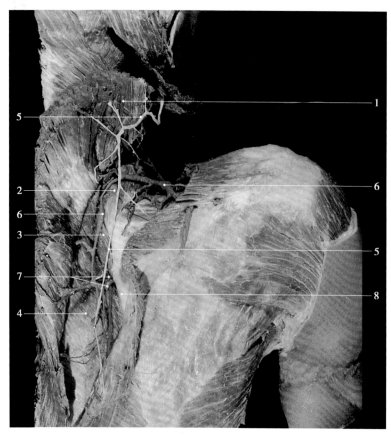

◀ 图 5-27 应用解剖（4）

纵行切开斜方肌[1]，并向内侧掀起，由上而下有肩胛提肌[2]、小菱形肌[3]和大菱形肌[4]。见斜方肌与大菱形肌、小菱形肌之间走行分布的副神经[5]、肩胛背静脉[6]及于大小菱形肌之间穿出的肩胛背动、静脉终支[7]，该终支沿肩胛骨内侧缘[8]下行，营养周围肌肉。

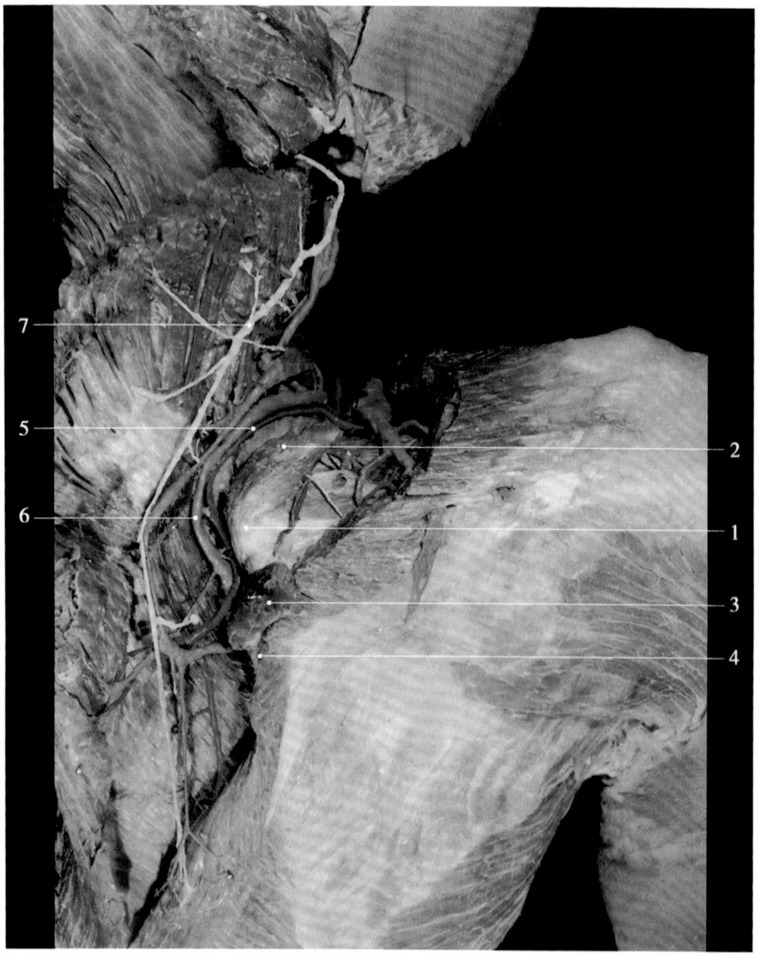

◀ 图 5-28 应用解剖（5）

切断附着于肩胛骨上角[1]的肩胛提肌[2]和小菱形肌[3]附着肩胛骨内侧缘[4]的抵止端，显示肩胛背动脉[5]、伴行静脉[6]和副神经[7]在背部走行、分支的毗邻关系。

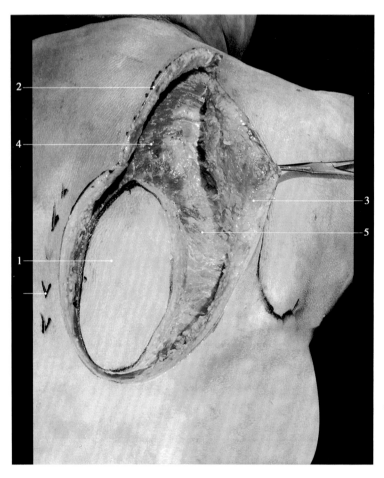

◀ 图 5-29　肌皮瓣切取（1）

按切口画线切开环形皮岛[1]和向上纵行切口[2]的皮肤，显示出皮下浅筋膜[3]和斜方肌[4]。向两侧牵拉皮肤，显露斜方肌和大菱形肌[5]。

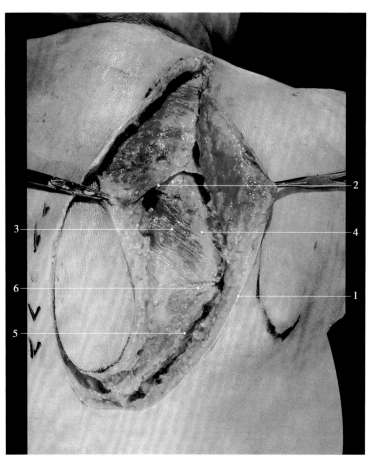

◀ 图 5-30　肌皮瓣切取（2）

将皮岛外侧的皮肤[1]向外牵拉，显露出斜方肌外侧缘[2]、大菱形肌下端[3]、肩胛骨内侧缘[4]和背阔肌[5]上缘[6]。

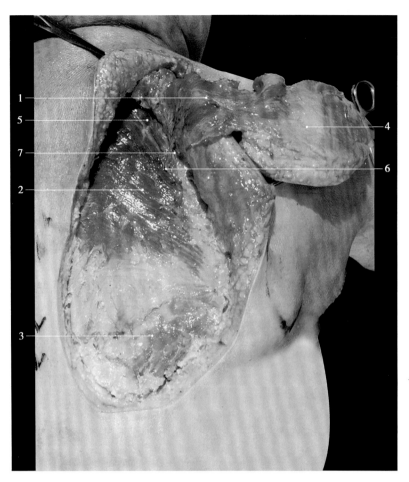

◀ 图 5-31 肌皮瓣切取（3）

切断附着胸椎棘突的斜方肌 [1]，结扎棘突旁穿出的肋间后动、静脉背侧支。在大菱形肌 [2] 和背阔肌 [3] 表面向上剥离皮岛 [4] 直达小菱形肌 [5] 表面，并于小菱形肌下缘处解剖出肩胛背动脉 [6] 和肩胛背静脉 [7]。

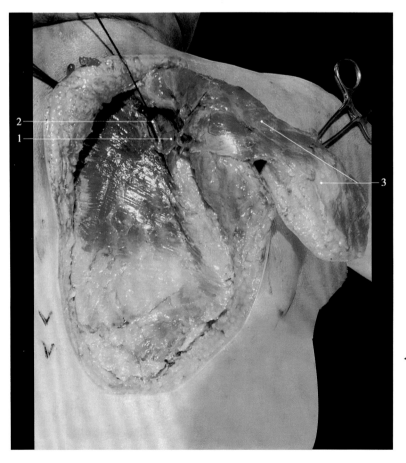

◀ 图 5-32 肌皮瓣切取（4）

切断小菱形肌 [1]，在其深面向上进一步解剖出肩胛背动、静脉主干 [2]，延长血管蒂的长度，增大肌皮瓣 [3] 的旋转角度。也可在血管蒂近端结扎、切断肩胛背动、静脉主干，获取较长血管蒂的游离肌皮瓣。

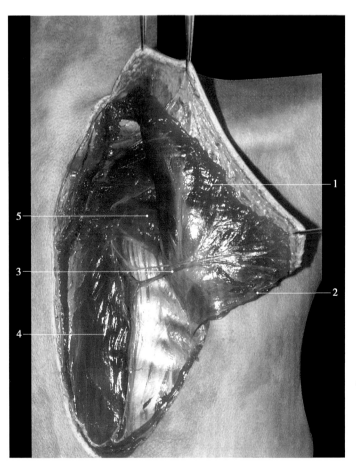

◀图 5-33 肌皮瓣切取（另一例标本）

切断斜方肌[1]起自胸椎棘突部的腱膜，将肌皮瓣边缘与皮肤一起缝合，避免肌皮瓣的皮肤于斜方肌撕脱。然后将肌皮瓣由下端[2]向上方游离，注意结扎、切断肋间后动脉的肌支[3]。显露出竖脊肌[4]和大菱形肌[5]。

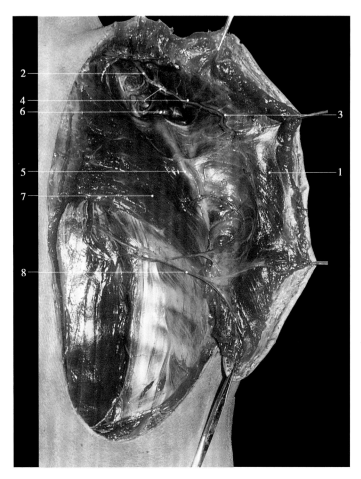

◀图 5-34 肌皮瓣切取

将斜方肌肌皮瓣[1]继续向上掀起，暴露出营养斜方肌的颈横动脉[2]降支和伴行的副神经[3]。肌皮瓣的静脉回流是由两条同名的伴行静脉[4]。在术野的外侧可见到肩胛骨内侧缘[5]和肩胛提肌[6]的止点。在菱形肌[7]止于肩胛骨内侧缘处，可见肩胛下动脉的分支同颈横动脉降支和肋间后动脉[8]之间的吻合支。利用此肌皮瓣修复颈部、腮腺区和颌面部组织缺损。

五、腹直肌肌皮瓣切取

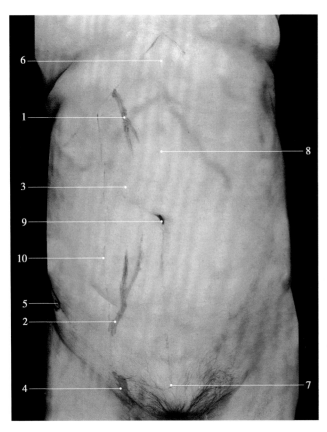

◀ 图 5-35 肌皮瓣设计（1）

腹直肌皮瓣入路首先在腹部标记出腹壁上动、静脉[1]，腹壁下动、静脉[2]，腹直肌[3]，髂外动、静脉[4]，肋弓和髂前上棘[5]，并勾画出剑突[6]至耻骨结节[7]之间的白线[8]、脐[9]及腹直肌外缘[10]的投影毗邻关系。

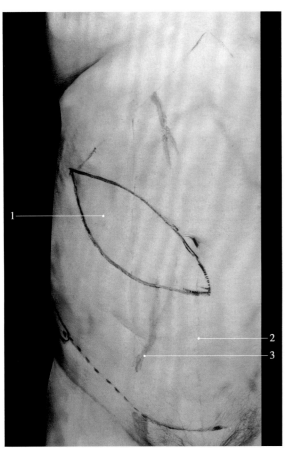

◀ 图 5-36 肌皮瓣设计（2）

标记出皮瓣[1]的轮廓和位置，此皮瓣也可向对侧扩伸越过白线[2]，获取更大的组织量。该皮岛血供来源于腹壁下动脉[3]分支的脐旁穿支皮动脉。

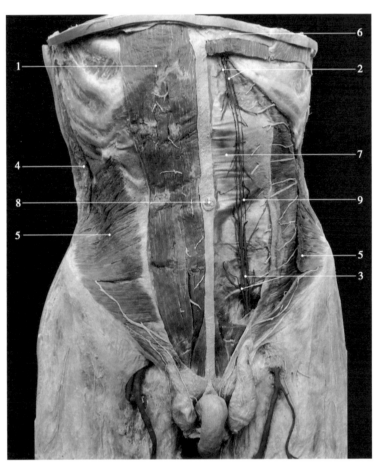

◀ 图 5-37　应用解剖（1）

腹直肌[1]是一块薄而扁平的腹肌，起于剑突和第 5~7 肋软骨前面，肌腹宽约 60~70mm，末端止于耻骨联合和耻骨体，抵止部宽约 30mm。腹直肌主要血供来源是腹壁上[2]、下动、静脉[3]。解剖切除腹外斜肌[4]、腹内斜肌[5]、腹直肌鞘前层[6]和腹直肌，显示腹直肌鞘后层[7]和腹壁上、下动、静脉在脐[8]周的吻合[9]。腹直肌的主要血供为腹壁下动脉，其长度约 70mm，外径约 3.5mm，伴行静脉长约 60mm，外径约 4mm，腹壁上动脉长度约 30mm，外径约 1.5mm，伴行静脉长约 30mm，外径约 2.5mm。

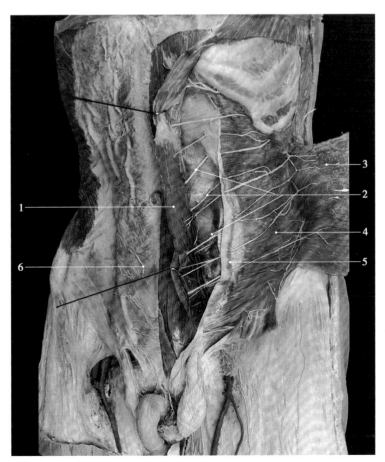

◀ 图 5-38　应用解剖（2）

向内翻起的腹直肌[1]，见接受下 6 个肋间神经终支[2]的节段性神经支配，神经伴随相应的肋间血管走行在腹内斜肌[3]和腹横肌[4]之间。下 6 个肋间神经在半月线[5]（腹直肌鞘外缘）穿入腹直肌深面，在肌内发出运动支支配腹直肌。分支后的部分神经纤维[6]（前皮支）穿出腹直肌和腹直肌鞘前层支配腹前部皮肤的感觉。

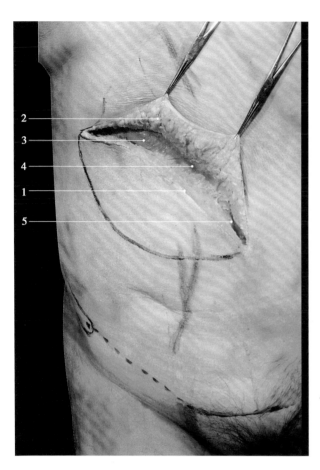

◀ 图 5-39　肌皮瓣切取（1）

从皮岛上缘的画线开始，切开皮岛上缘[1]腹前壁的皮肤、皮下浅筋膜[2]（皮下脂肪）直达深筋膜[3]、腹直肌鞘前层[4]和白线[5]表面。

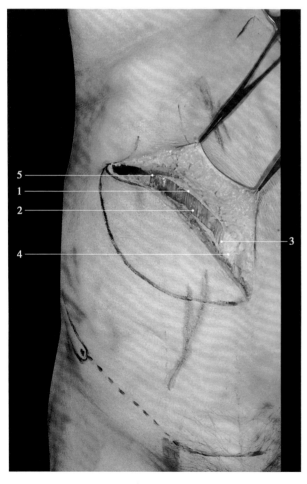

◀ 图 5-40　肌皮瓣切取（2）

解剖剥离出腹直肌鞘前层[1]，并切开前层，显示腹直肌[2]、腹直肌内侧缘[3]、白线[4]和半月线[5]（腹直肌鞘外缘）。

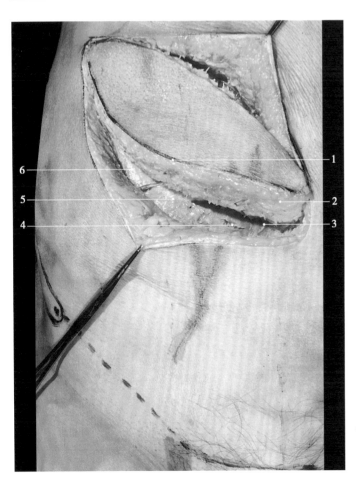

◀ 图 5-41 肌皮瓣切取（3）

切开皮瓣下缘[1]皮肤、皮下浅筋膜[2]（皮下脂肪），见
白线[3]、腹直肌鞘前层[4]、半月线[5]及腹外斜肌腱膜[6]。

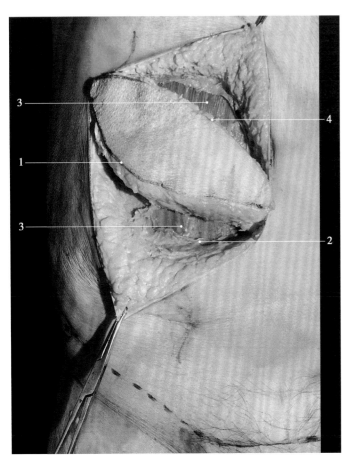

◀ 图 5-42 肌皮瓣切取（4）

同样切开皮瓣下缘[1]深部的腹直肌鞘前层[2]，解剖显示
腹直肌[3]的总宽度。完全暴露出皮瓣上[4]下缘深面的腹
直肌。

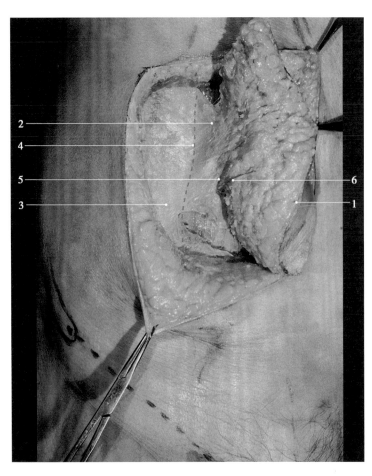

◀图 5-43　肌皮瓣切取（5）

向内掀起皮瓣下缘[1]，显示腹直肌鞘前层[2]、腹外斜肌腱膜[3]和半月线[4]（用虚线标注出腹直肌鞘外缘范围），并显示剥离出脐周围的穿支肌皮动脉[5]和静脉[6]。

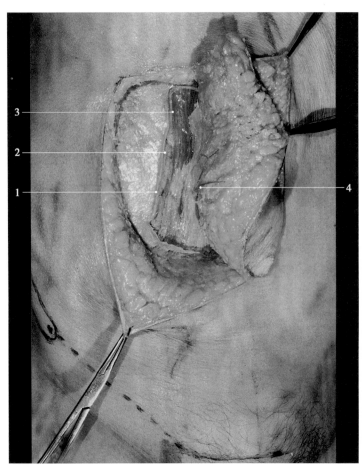

◀图 5-44　肌皮瓣切取（6）

在半月线[1]内侧纵行切开腹直肌鞘前层的外缘[2]，保留一窄条前层以便缝合。将前层连同皮瓣及腹直肌外缘[3]解剖清楚，仔细剥离出脐旁穿支皮动脉[4]。

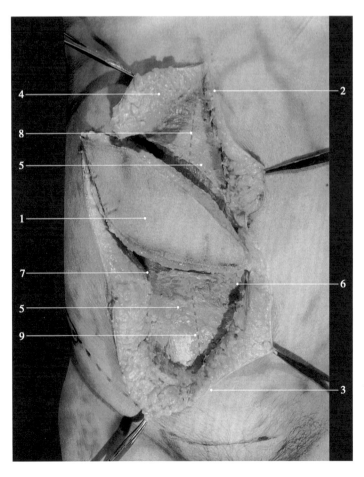

◀ 图 5-45 肌皮瓣切取（7）

将皮瓣[1]恢复原位，纵行切开皮瓣上部[2]和下部[3]皮肤、皮下浅筋膜[4]，显露腹直肌鞘前层[5]，在白线[6]与半月线[7]之间中点处，标注出上[8]、下[9]两条纵行切口虚线。

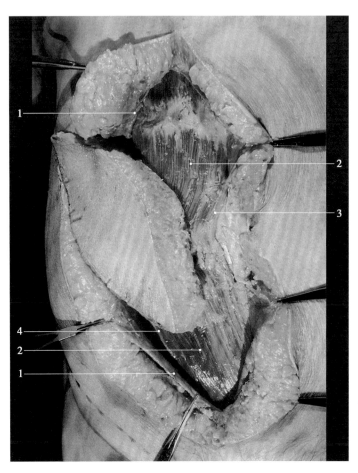

◀ 图 5-46 肌皮瓣切取（8）

按勾画的虚线纵行切开腹直肌鞘前层[1]，向两侧牵开，暴露出腹直肌[2]。然后从腹直肌内侧缘[3]和外侧缘[4]钝性游离起腹直肌。

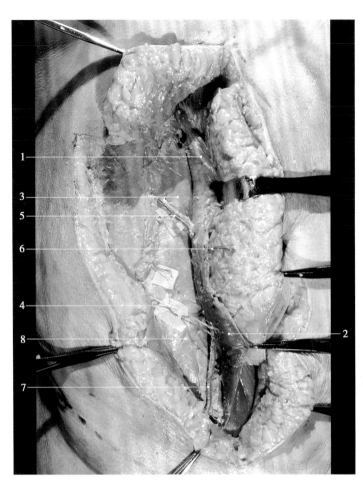

◀ 图 5-47　肌皮瓣切取（9）

由上向下解剖分离腹直肌外侧缘[1]，沿半月线钝性分离腹直肌[2]，将该肌从腹直肌鞘后层[3]上掀起，暴露出节段性肋间神经[4]、肋间后动脉[5]和脐旁穿支[6]皮动脉。在腹直肌下端深面可见腹壁下动脉、静脉[7]和半环线[8]。

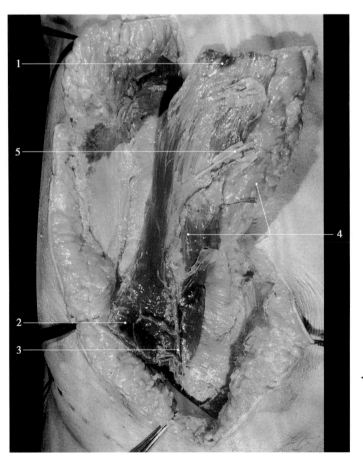

◀ 图 5-48　肌皮瓣切取（10）

根据受区需要的组织量切断腹直肌上[1]、下端[2]，保留腹壁下动、静脉[3]，将肌皮瓣[4]翻开，显示节段性的肋间神经[5]和腹壁下动、静脉蒂。断蒂、缝合腹直肌鞘前层，关闭皮肤。

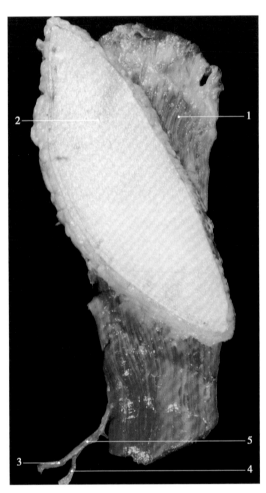

▲ 图 5-49 游离肌皮瓣（1）

离断腹直肌[1]上、下两端的肌皮瓣[2]，获取一带有较粗、较长的腹壁下动[3]、静脉[4]血管蒂[5]的游离移植的肌皮瓣，此肌皮瓣可切取至对侧半月线皮组织。该组织瓣弓状线以下的腹直肌鞘前层不能切取，避免术后出现腹疝。

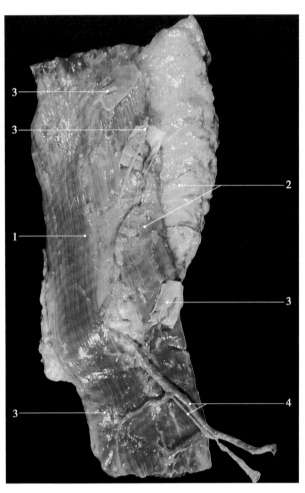

▲ 图 5-50 游离肌皮瓣（2）

游离的腹直肌[1]肌皮瓣[2]，获取一带有节段性神经[3]支配的游离肌皮瓣和较长的血管蒂[4]。

组织瓣切取手术

彩色图谱

第六章

上肢皮瓣切取手术入路

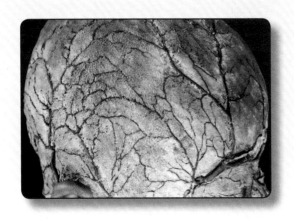
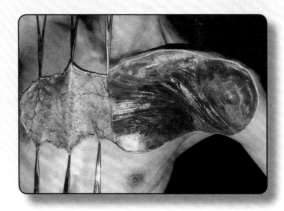

一、臂外侧上部皮瓣切取

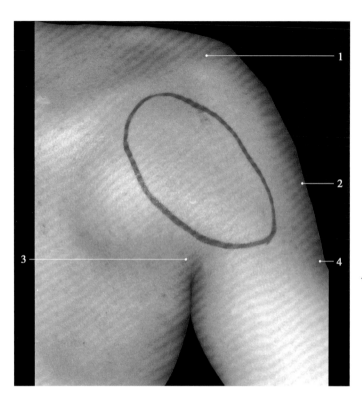

◀图6-1 皮瓣设计
　　臂外侧上部皮瓣的血供来源为旋肱后动脉的皮支。皮瓣的感觉神经为腋神经后支的臂外侧上皮神经。皮动脉和皮神经浅出深筋膜位置是在肩峰至鹰嘴的连线与三角肌后缘相交的这一点上。皮瓣切取的范围，上缘至肩峰[1]，前缘至臂外侧中线[2]，后缘至腋后线[3]后方20mm，下至三角肌止点[4]以上。

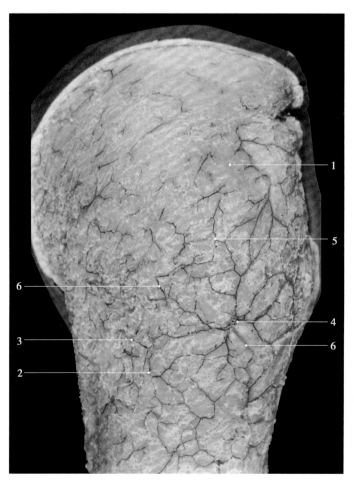

◀图6-2 应用解剖（1）
　　切除臂外侧上部皮肤，在浅筋膜[1]内解剖剥离出旋肱后动脉、静脉发出的皮动脉[2]和收纳的皮静脉[3]与穿三角肌的肌皮动脉[4]，其皮支在臂外侧上部相互吻合，形成皮下动脉网[5]和静脉网[6]。

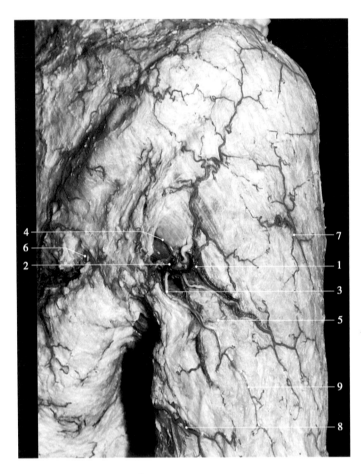

◀ 图 6-3 应用解剖（2）

臂外侧上部皮瓣滋养动脉来自旋肱后动脉穿四边孔后发出的皮动脉[1]，外径平均为 0.8mm。皮静脉[2]回流注入伴行的旋肱后静脉。皮瓣的感觉神经由腋神经后支发出的臂外侧上皮神经[3]。上述血管神经均由三角肌后缘[4]中点处穿过臂的深筋膜[5]。该动脉分别与内侧的旋肩胛动脉的皮动脉[6]、外侧的三角肌肌皮动脉[7]和臂后皮动脉[8]相吻合[9]。

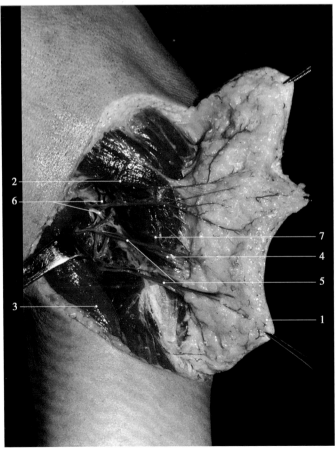

◀ 图 6-4 皮瓣切取

按设计的切口线，先切开皮瓣的后缘[1]。于三角肌后缘[2]后方 20mm 处找到肱三头肌长头[3]，在其表面向前游离至三角肌后缘深部。然后用同样方法，从皮瓣前缘向后剥离，直达三角肌后缘。此时将肱三头肌向后拉开，即可见到四边孔深处的臂外侧上皮神经[4]和旋肱后动、静脉的皮支[5]形成的血管、神经蒂[6]。结扎、切断分布到肱三头肌长头和三角肌的肌支，向深部解剖、追踪到旋肱后动、静脉主干，切取一血管更长、外径更粗的血管蒂。

二、臂外侧中部皮瓣切取

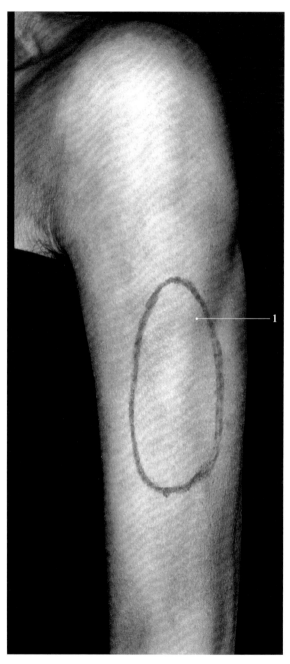

▲ 图 6-5 皮瓣设计

臂外侧中部皮瓣以三角肌止点[1]处的臂外侧皮动脉为主要血供，可由此点向上扩展 20~30mm，向前、向后延伸 20mm，向下延伸 50~60mm，必要时可连同臂下外侧皮瓣联合切取。

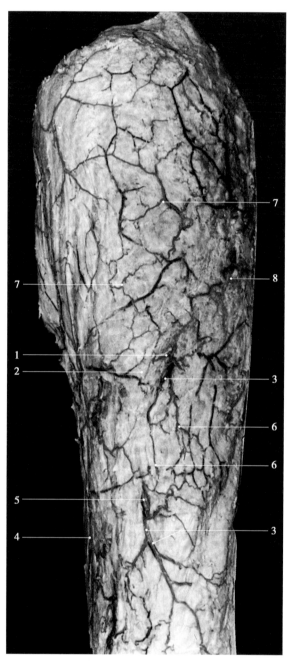

▲ 图 6-6 应用解剖

臂外侧皮动脉[1]起于肱动脉中段的一条较恒定的肌皮动脉，出现率为 88%，动脉长 380~400mm，起始处外径约 1.5mm，进入皮瓣处为 0.8mm。该皮动脉在肱肌和肱二头肌之间向外行，于三角肌止点部[2]浅出肱二头肌外侧沟达皮瓣。此皮动脉有两条伴行静脉[3]，并同头静脉[4]吻合；皮动脉向下分支与桡侧副动脉皮支[5]吻合成网[6]；向上与三角肌穿支皮动脉[7]吻合；向后上与臂上外皮动脉[8]吻合。

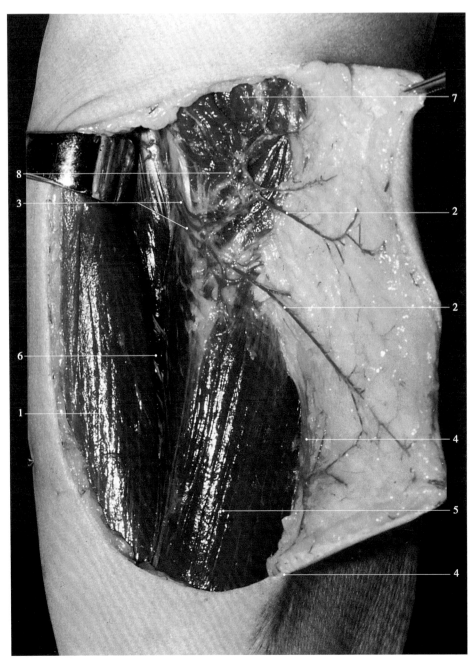

▲ 图 6-7　皮瓣切取

先切开皮瓣的前缘，沿肱二头肌[1]表面向后游离皮瓣，注意找出臂外侧皮动、静脉[2]浅出位置，再将肱二头肌向内牵拉，即可显露出血管蒂[3]，顺肌皮动脉向内追踪至肱动脉。然后再切开皮瓣的后缘[4]达肱肌[5]表面，连同臂部深筋膜一同游离到肱二头肌外侧沟[6]和三角肌[7]止点[8]的表面。

三、臂外侧下部皮瓣切取

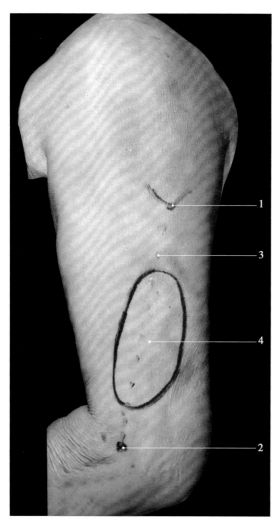

▲ 图 6-8　皮瓣设计

皮瓣位于臂外侧三角肌附着点[1]与肱骨外上髁[2]连线[3]上。臂外侧肌间隔[4]位于此连线的后方约 10mm。皮瓣设计在臂外侧中下部。皮瓣长约 120mm，宽约 60mm。皮瓣的血供多为肱深动脉分支的桡侧副动脉。血管蒂长约60mm，外径约 1.5mm。

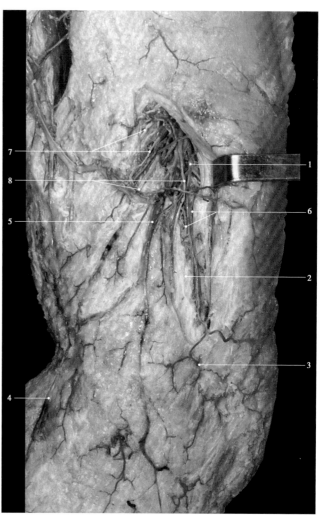

▲ 图 6-9　应用解剖（1）

皮瓣的血供来源为肱深动脉的桡侧副动脉[1]，动脉外径平均 1.1mm。此动脉在三角肌止点下 40mm 处，起于肱深动脉，然后向前向下贴附在臂外侧肌间隔[2]后方下行，逐渐浅出深筋膜至臂外侧肌间隙，在肌间隙内与桡侧返动脉吻合，并参与肘关节网[3]。头静脉[4]通过臂外侧下部皮瓣区，静脉外径 3.1mm，并与深静脉之间有交通支[5]，为皮瓣静脉回流的浅组。深组为皮动脉的伴行静脉[6]，外径平均 1.9mm。臂外侧下皮神经[7]和前臂背侧皮神经[8]为皮瓣的感觉神经。

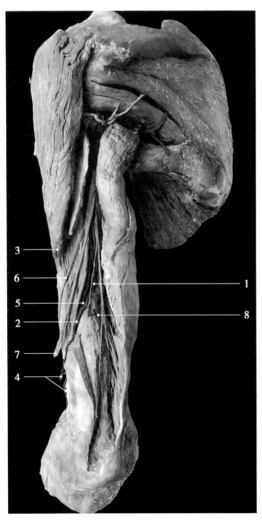

▲ 图 6-10 应用解剖（2）

臂外侧下部皮瓣的血供为肱深动脉[1]发出的桡侧副动脉[2]穿支皮动脉营养。桡侧副动脉在三角肌止点[3]下方约40mm处分为前后两支，后支贴附臂外侧肌间隔后面，在肱桡肌和肱三头肌之间下行，并穿出2~3支皮动脉[4]，其外径约1.3mm。皮瓣静脉回流有浅、深两组，深组为桡侧副动脉的伴行静脉[5]；浅组为头静脉属支，前者多为2条伴行静脉，外径约1.9mm。皮瓣的感觉神经为臂外侧下皮神经[6]和前臂背侧皮神经[7]。肱深动脉另一分支为桡侧中副动脉[8]。

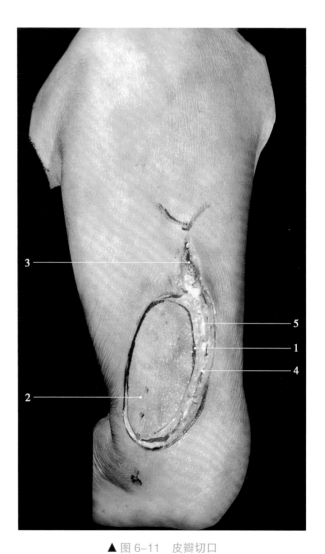

▲ 图 6-11 皮瓣切口

沿皮瓣后缘[1]的画线环形切开皮岛[2]和皮瓣纵切口[3]的皮肤、皮下脂肪[4]达臂外侧深筋膜[5]。

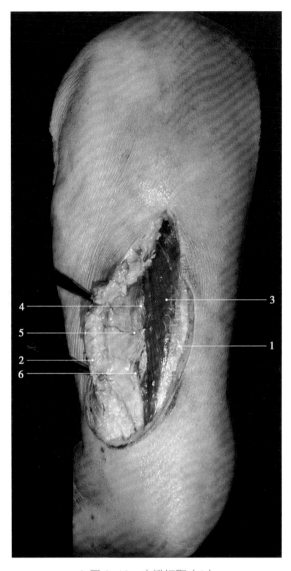

▲ 图 6-12 皮瓣切取（1）

切开臂外侧深筋膜[1]，向前牵拉皮瓣[2]和深筋膜，暴露出肱三头肌[3]、臂外侧肌间隔[4]和来源桡侧副动、静脉的肌间隔穿支皮动脉[5]、皮静脉[6]。

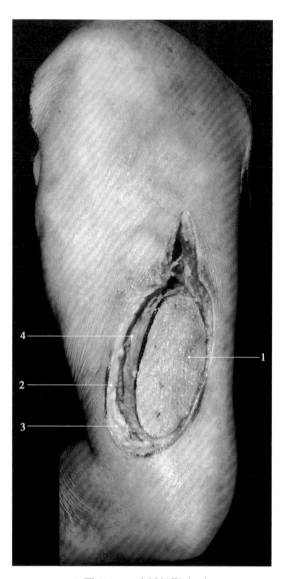

▲ 图 6-13 皮瓣切取（2）

将皮瓣[1]恢复原位，按皮瓣画线切开皮瓣前缘[2]和皮下浅筋膜[3]达臂外侧深筋膜[4]。

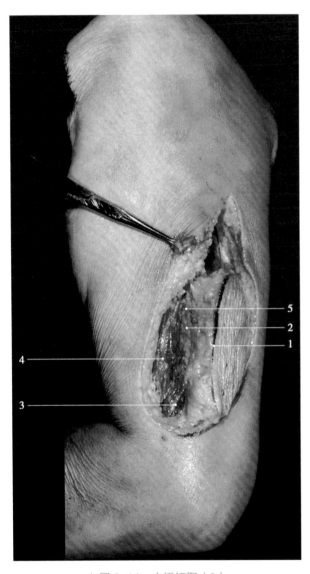

▲ 图 6-14 皮瓣切取（3）

切开皮瓣前缘⁽¹⁾的深筋膜⁽²⁾，暴露出肱桡肌⁽³⁾、肱肌⁽⁴⁾和肌间隔穿支皮动脉⁽⁵⁾。

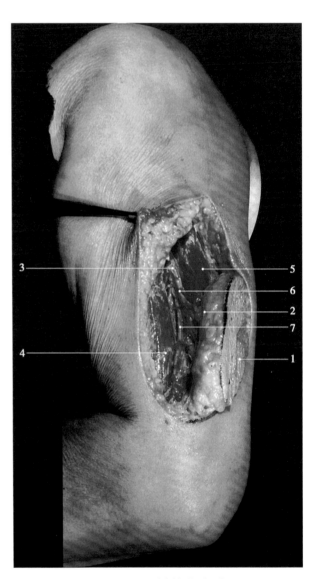

▲ 图 6-15 皮瓣切取（4）

将切取的皮瓣⁽¹⁾连同深筋膜⁽²⁾于臂部肌群表面向后分离达臂外侧肌间隔⁽³⁾、肱肌⁽⁴⁾和肱三头肌⁽⁵⁾。钝性分离肱肌和肱三头肌，在此间隙内解剖剥离出桡侧副动、静脉⁽⁶⁾和桡神经⁽⁷⁾。

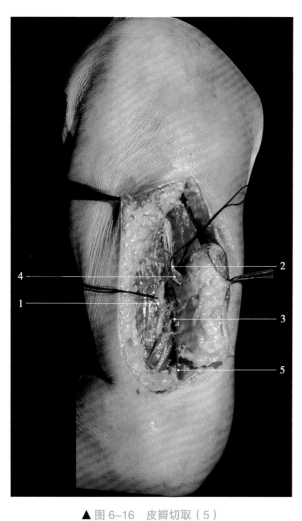

▲ 图 6-16 皮瓣切取（5）

沿臂外侧肌间隔前方仔细解剖剥离出桡神经[1]、臂外侧下皮神经[2]和其伴行的桡侧副动、静脉[3]发出的肌间隔穿支皮动脉[4]，直至解剖出远端的桡侧返动脉的吻合支[5]。

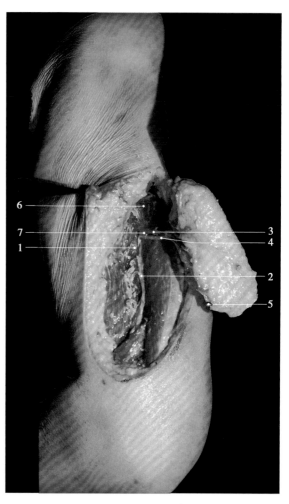

▲ 图 6-17 皮瓣切取（6）

沿臂外侧肌间隔纵深解剖到桡神经沟[1]，注意保护桡神经沟内桡神经[2]、桡侧副动、静脉[3]及臂外侧下皮神经[4]。结扎、切断桡侧副动、静脉远端与桡侧返动、静脉的吻合支[5]，将皮瓣由下端向上剥离至三角肌附着点[6]，进一步扩大桡神经沟的显露，便于结扎、离断桡侧副动、静脉而获取更长的血管、神经蒂[7]。

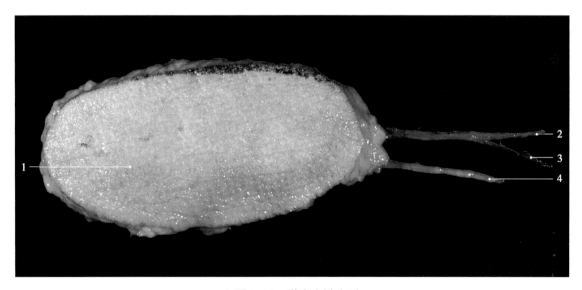

▲ 图 6-18　游离皮瓣（1）

切取臂外侧下游离皮瓣[1]，离断桡侧副动脉[2]、静脉[3]、臂外侧下皮神经[4]血管蒂及远端的吻合支。

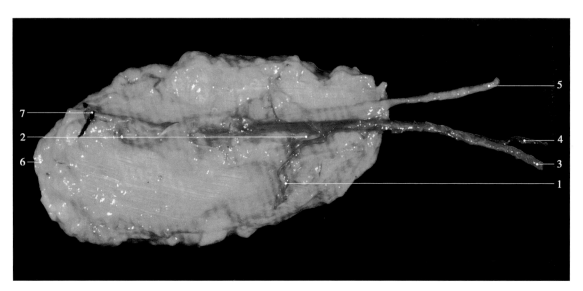

▲ 图 6-19　游离皮瓣（2）

显示游离皮瓣组织面的皮动脉[1]、皮静脉[2]的分布及桡侧副动[3]、静脉[4]和臂外侧下皮神经[5]。见皮瓣远端[6]结扎、离断的桡侧返动脉的吻合支[7]。

四、臂内侧皮瓣切取

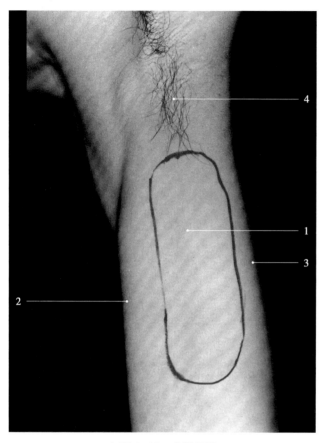

▲ 图 6-20 皮瓣设计

臂内侧皮瓣切口的设计是以臂内侧的肱二头肌内侧沟[1]为中轴线。皮瓣前界[2]和后界[3]为臂的前后正中线，近侧到腋窝[4]，远侧至肱骨内上髁上方。

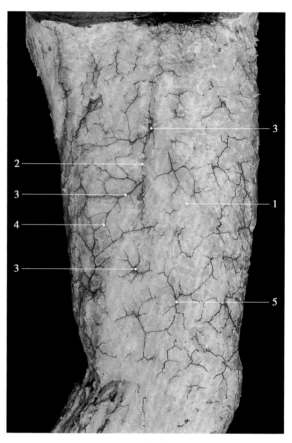

▲ 图 6-21 应用解剖（1）

解剖臂内侧的浅筋膜[1]层，在肱二头肌内侧沟[2]内，依次可见肱动脉、肱深动脉和尺侧返动脉发出数条皮动脉[3]，各皮动脉相互吻合[4]构成皮下动脉网[5]。

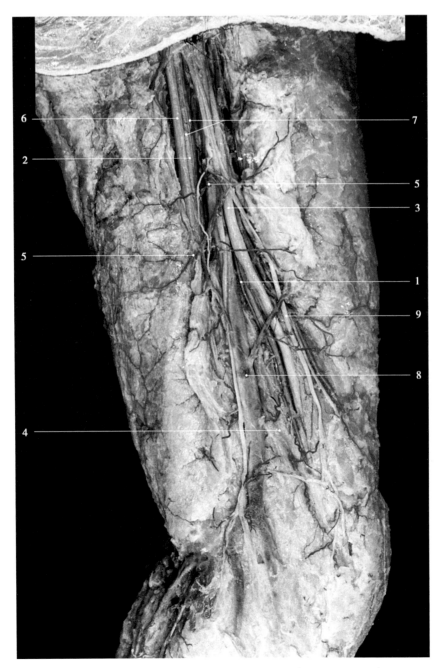

▲ 图 6-22　应用解剖（2）

尺侧上副动脉[1]外径为 1.7mm，长约 80~144mm，在胸大肌下缘下方起于肱动脉[2]。该动脉沿尺神经[3]前面，穿臂内侧肌间隔[4]后方下降，在尺侧腕屈肌两头之间与尺侧返动脉后支吻合，沿途发出 5~6 支皮动脉[5]。皮动脉经肱肌和肱三头肌之间的间隙穿出深筋膜，供养臂内侧皮肤。此皮瓣可分别形成尺侧上副动脉为蒂的臂内侧皮瓣和尺侧返动脉为蒂的臂内侧下皮瓣。在皮瓣的深部应特别注意保护正中神经[6]、肱动、静脉[7]、尺神经和贵要静脉[8]。臂内侧皮瓣的皮肤感觉由臂内侧皮神经[9]支配。

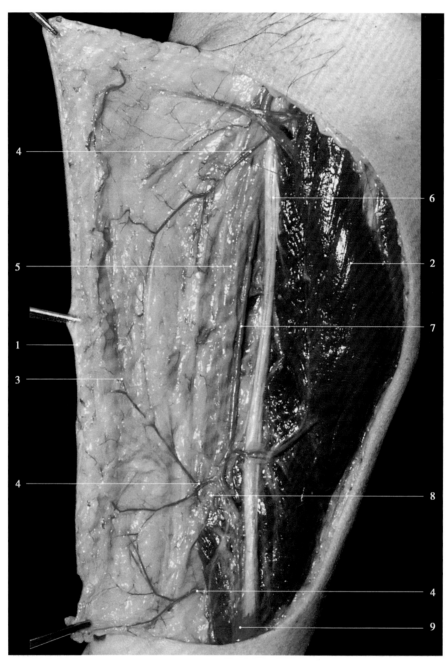

▲ 图 6-23 皮瓣切取

先做皮瓣后缘[1]切口，在深筋膜下沿肱三头肌[2]表面向前游离皮瓣，并掀起皮瓣[3]至肱三头肌和肱肌间隙时，可见一些皮动脉[4]、贵要静脉[5]、尺神经[6]和尺侧上副动脉[7]。循尺侧上副动脉和尺侧返动脉深部解剖，并切断臂内侧肌间隔[8]。然后做皮瓣前缘切口，同样在深筋膜下，肱二头肌表面向后解剖，直到臂内侧肌间隔。此时可见尺侧上副动脉、静脉和尺侧返动脉[9]、静脉上、下端两个血管蒂。可根据受区情况来选择上或下血管蒂，切取足够大小的游离皮瓣。

五、臂内侧下部皮瓣切取

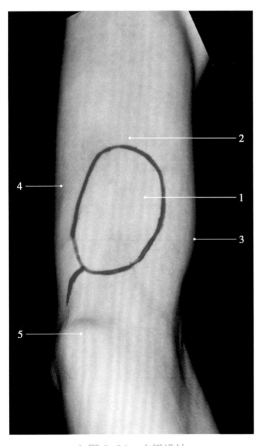

▲ 图 6-24　皮瓣设计

皮瓣选择尺侧返动脉后支为供养动脉，皮瓣[1]设计是以肱二头肌内侧沟[2]为轴线，皮瓣前后界位于臂前[3]后正中线[4]，上至臂的中部，下至肱骨内上髁[5]。此皮瓣以修复肘后部创面为宜。

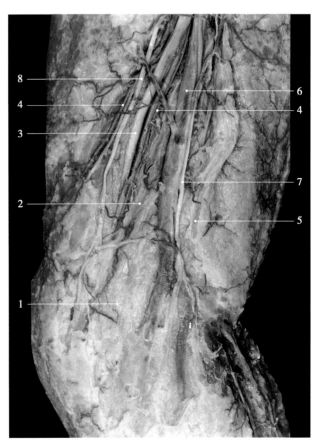

▲ 图 6-25　应用解剖

尺侧返动脉起于尺动脉上端的48mm处，分为前后两支，前支的外径为 1.38mm ± 0.29mm，后支外径为 1.59mm ± 0.30mm。尺侧返动脉经内上髁[1]后方，穿过尺侧腕屈肌两头之间上行，达臂内侧肌间隔[2]的后方，居于尺神经[3]后部，并与尺侧上副动脉[4]吻合。此区的浅筋膜[5]内包含有贵要静脉[6]、前臂内侧皮神经[7]和臂内侧皮神经[8]。臂内侧皮神经横径约 1.0~1.5mm。

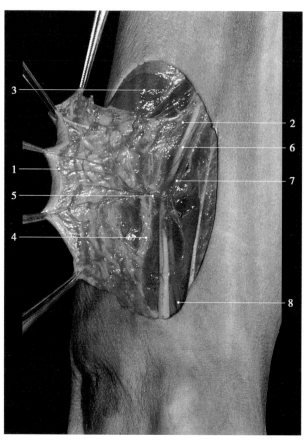

▲ 图 6-26　皮瓣切口

先做皮岛前缘[1]切口，在臂深筋膜[2]下，肱三头肌[3]表面向后掀起皮瓣。在接近肱三头肌和肱肌之间的肌间隔[4]时，应注意穿出的皮动脉[5]。并妥善保护好深部的尺神经[6]、尺侧上副动脉[7]和尺侧返动脉[8]，然后再做皮瓣后缘切口，同样在深筋膜下向前游离皮瓣，直至达臂内侧肌间隔。

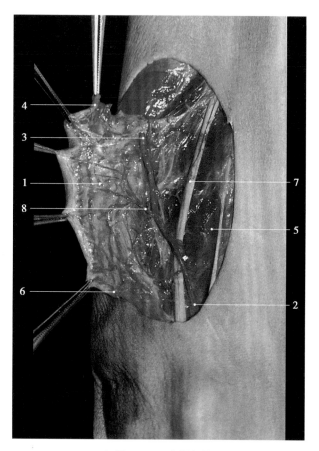

▲ 图 6-27　皮瓣切取

此皮瓣[1]以尺侧返动脉为血管蒂[2]。结扎、切断尺侧上副动脉[3]，保留尺侧返动脉的血管蒂。然后将皮瓣近端[4]连同切断的尺侧上副动、静脉一起，与肱三头肌和肱肌[5]表面向远端[6]锐性剥离。术中注意深部的尺神经[7]和分布皮瓣上的皮动脉[8]。也可将皮瓣上、下端血管蒂结扎、切断，切取一游离皮瓣。

六、臂背侧皮瓣切取

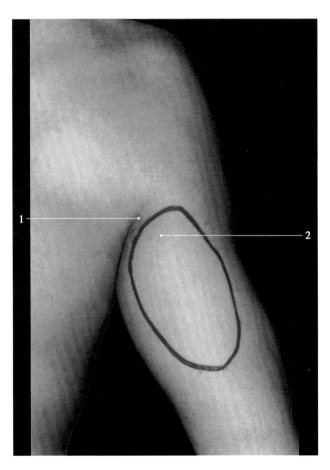

▲ 图 6-28 皮瓣设计

臂背侧皮瓣画线范围是由背阔肌和肱三头肌长头交角[1]处，即背腋角与鹰嘴的连线上 1/2 部分，此线为臂后皮动脉的走行投影，以此轴线设计一菱形皮瓣。在背腋角外 20mm 处为皮瓣血管的浅出点[2]。

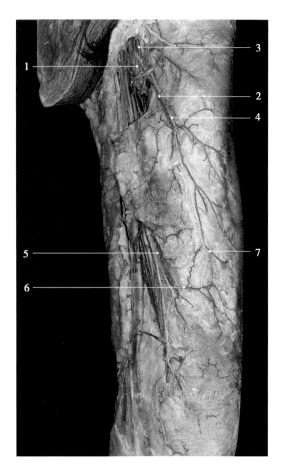

▲ 图 6-29 应用解剖

臂背侧皮瓣血供来源是起自肱动脉[1]的臂后皮动脉[2]，也可起于肱深动脉或腋动脉。均在背阔肌和肱三头肌长头腱交角外 20mm 处浅出，其外径平均为 1.4mm。供区面积可达 130mm × 70mm。臂后皮动脉有臂后皮静脉[3]和臂后皮神经[4]伴行。动脉向下同尺侧上副动脉[5]皮支[6]吻合成网[7]。

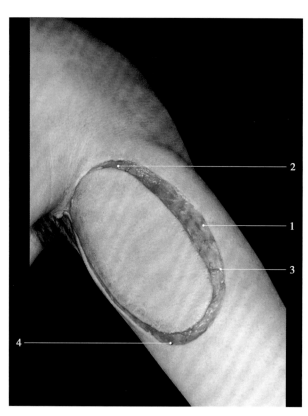

▲ 图 6-30　皮瓣切口

患者侧卧位，前臂上举置于头部，按设计的画线切开皮肤，显示皮下浅筋膜[1]、深筋膜[2]。结扎浅筋膜内的皮动脉[3]、静脉[4]。

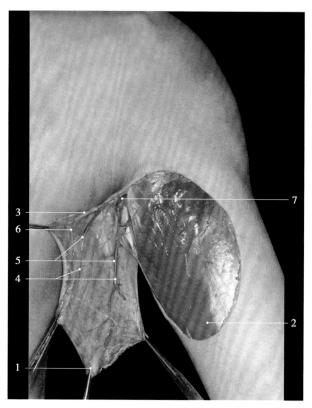

▲ 图 6-31　皮瓣切取

先切开皮瓣的远端[1]，沿肱三头肌[2]表面。由远至近端[3]掀起皮瓣，约至皮瓣的 1/3~1/2 处时，可见臂后皮动脉[4]、臂后皮静脉[5]和臂后皮神经[6]走行。然后切开皮瓣近端，追踪解剖血管神经蒂[7]至臂后皮动脉的起始部。

七、前臂桡侧皮瓣切取

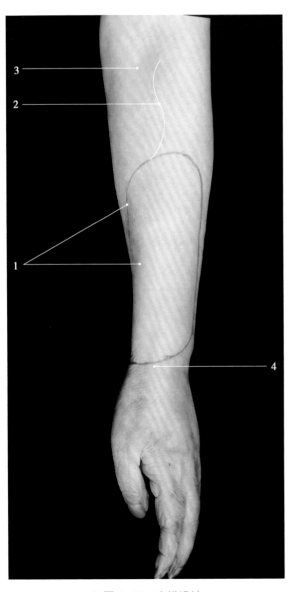

▲ 图 6-32　皮瓣设计

前臂桡侧皮瓣切取范围[1]，上可通过"S"形切口[2]达肘关节肘横纹[3]，下至腕关节腕横纹[4]，面积广泛，最大可达350mm×150mm。可行游离移植或带蒂逆行移植。

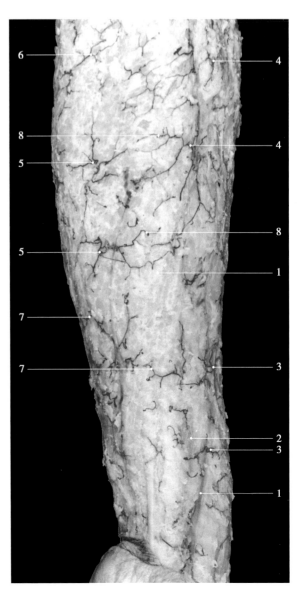

▲ 图 6-33　应用解剖（1）

在前臂掌侧浅筋膜[1]内，可见桡动脉显露部[2]皮动脉[3]和掩盖部的皮动脉[4]。前臂尺侧半由尺动脉发出的穿支皮动脉[5]同骨间前动脉的皮动脉及肱动脉下端的皮动脉[6]相互吻合[7]。各皮动脉在前臂掌侧面皮下形成丰富的血管网[8]。

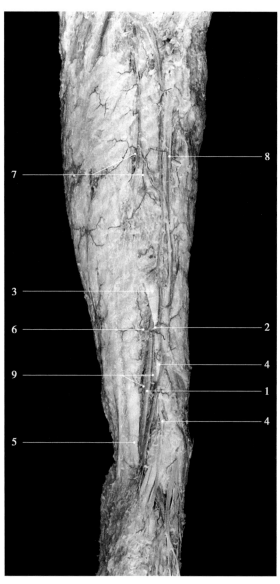

▲ 图 6-34 应用解剖（2）

前臂桡侧皮瓣的血供主要为桡动脉[1]的皮动脉[2]分支，桡动脉全长 220mm，是前臂桡侧皮瓣的主要动脉干。桡动脉在前臂上 2/3 被肱桡肌[3]所掩盖，称掩盖部，下 1/3 行于肱桡肌腱[4]和桡侧腕屈肌腱[5]之间，称为显露部。桡动脉显露部长约 100mm，外径 2.5mm，皮支[6]较多，平均 9.6（4~18）支；掩盖部皮支[7]较少，平均 4.2（0~10）支，皮支外径一般为 0.5mm以下。皮瓣多以头静脉[8]为静脉回流主干，其次为两条较细的桡动脉伴行静脉[9]。

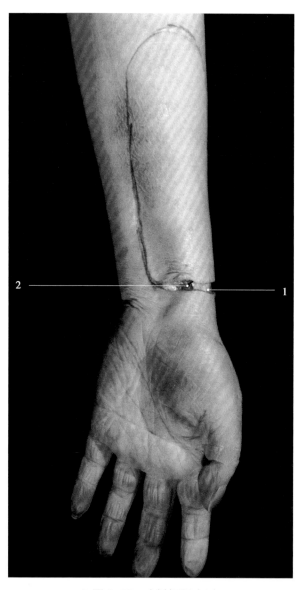

▲ 图 6-35 皮瓣切取（1）

由勾画的皮瓣远端[1]切开皮肤、皮下浅筋膜，在浅筋膜中解剖出头静脉掌侧面分支[2]，依次结扎、切断。

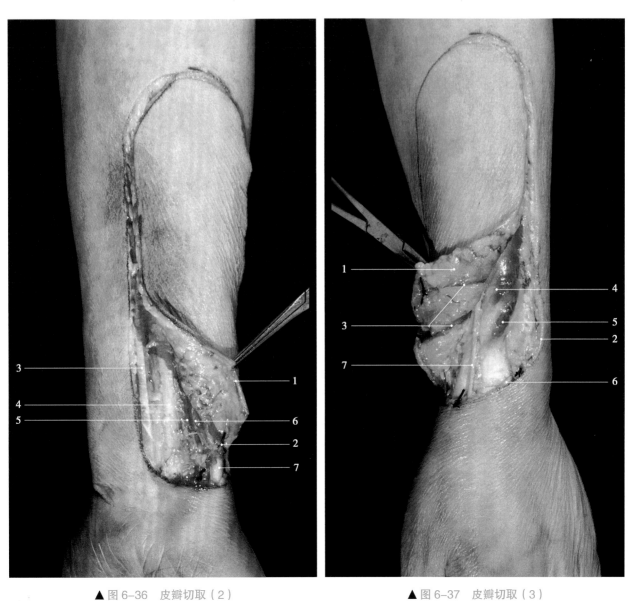

▲ 图 6-36 皮瓣切取（2）

牵起皮瓣远端[1]掌侧深筋膜和结扎离断的头静脉掌侧面分支[2]。依次显示掌长肌腱[3]、桡侧腕屈肌腱[4]、桡动脉[5]、桡静脉[6]和拇长展肌腱[7]。

▲ 图 6-37 皮瓣切取（3）

切开皮瓣远端背侧深筋膜[1]，由切口尺侧[2]的深筋膜下向桡侧解剖，结扎、切断头静脉[3]，显露拇长展肌[4]、拇短伸肌[5]、拇长伸肌[6]和桡神经浅支[7]。

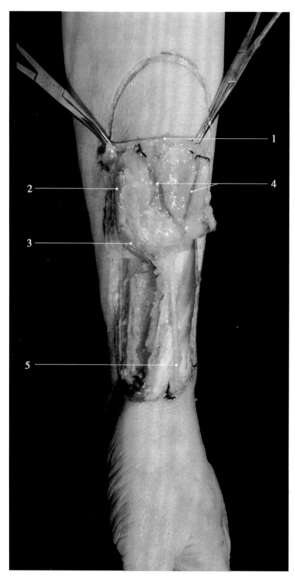

▲ 图 6-38 皮瓣切取（4）

在皮瓣远端[1]结扎、切断桡动脉[2]、桡静脉[3]，将桡动、静脉连同皮瓣内的头静脉[4]一起向近端剥离、掀起，并结扎、切断桡动脉营养前臂肌和桡骨远端的分支。注意保护桡神经浅支[5]。

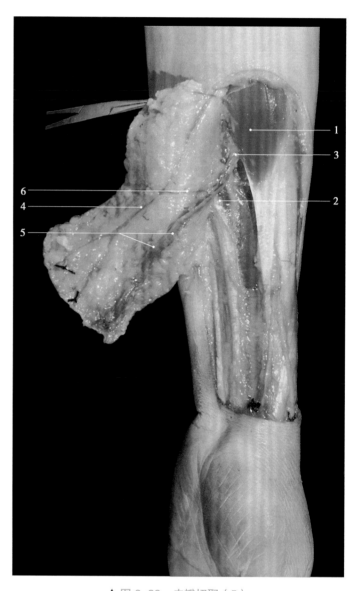

▲ 图 6-39 皮瓣切取（5）

向上解剖分离肱桡肌[1]和桡侧腕屈肌[2]之间的桡动、静脉的掩盖部[3]。注意保护皮瓣内的头静脉[4]和桡动、静脉[5]发出的直接皮动脉[6]。

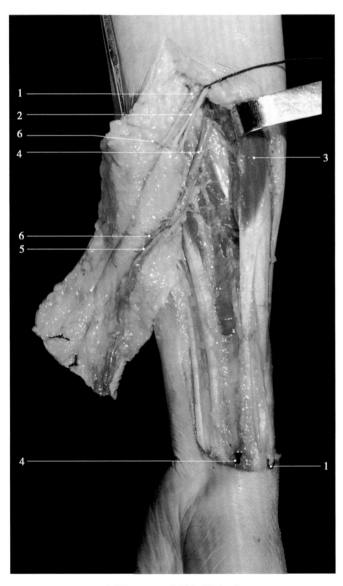

▲ 图 6-40　皮瓣切取（6）

在皮瓣近端做一向上延切到肘窝的"S"形切口，在此切口下解剖出头静脉[1]和前臂外侧皮神经[2]。牵开肱桡肌[3]，在该肌深面解剖暴露出桡动脉[4]、桡静脉[5]的掩盖部发出的直接皮动脉[6]。

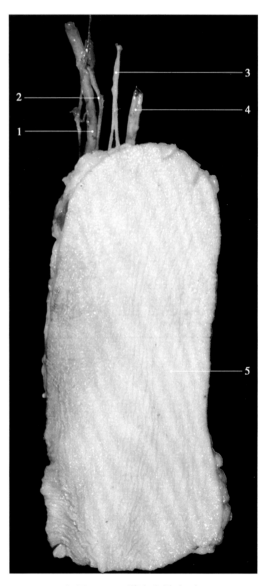

▲ 图 6-41　游离皮瓣（1）

在肘部结扎、离断桡动脉[1]、桡静脉[2]、前臂外侧皮神经[3]和头静脉[4]，获取一带有感觉神经的前臂桡侧游离皮瓣[5]。

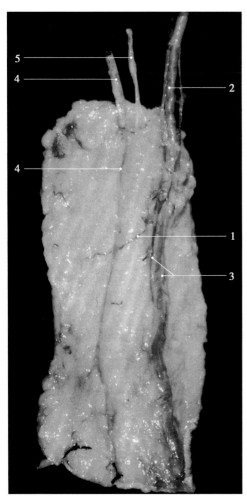

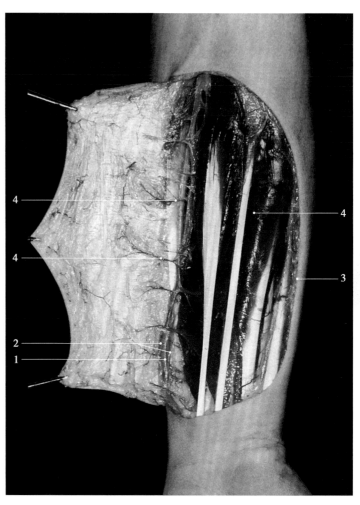

▲ 图 6-42 游离皮瓣（2）

显示前臂桡侧游离皮瓣组织面的血管网[1]、桡动脉[2]、桡静脉[3]、头静脉[4]和前臂外侧皮神经[5]。

▲ 图 6-43 皮瓣切取（另一例标本）

皮瓣以桡动脉[1]、伴行静脉[2]、头静脉和前臂外侧皮神经为蒂。沿设计线切开皮瓣内尺侧[3]皮肤，在深筋膜与前臂屈肌[4]表面向桡动脉、桡静脉方向游离。血管束应适当留出保护性软组织，以免损伤血管干上所发出的皮支[4]。根据受区的位置，可做桡动脉上端或桡动脉下端为蒂的移位皮瓣，也可做游离移植皮瓣。

八、前臂尺侧皮瓣切取

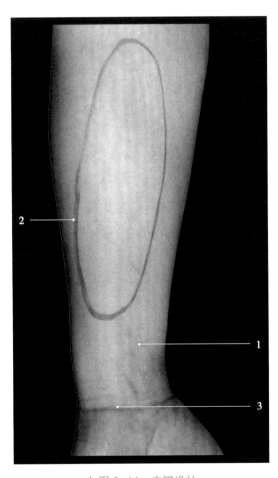

▲ 图 6-44　皮瓣设计

前臂尺侧皮瓣以尺动脉和尺静脉走行为轴，皮瓣上界可达前臂上、中 1/3 交界，外侧界为桡动脉内缘[1]，内侧界为前臂尺侧缘[2]，下界可达掌侧腕横纹[3]。

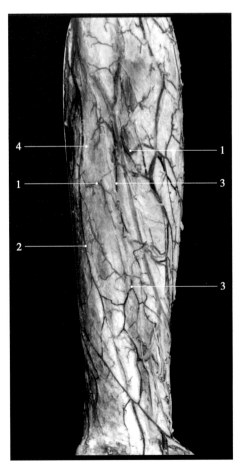

▲ 图 6-45　应用解剖

尺动脉在肱骨内上髁下方约 37mm 处，于肱动脉发出后穿旋前圆肌深部下行至前臂深、浅肌群之间。下半部位于尺侧腕屈肌肌腱和掌长肌肌腱之间，没有肌肉掩盖。其动脉浅部被前臂深筋膜所掩盖。从尺动脉发出皮动脉[1]平均 7.1 支。皮瓣内有贵要静脉[2]、前臂正中静脉[3]和前臂内侧皮神经[4]分布。

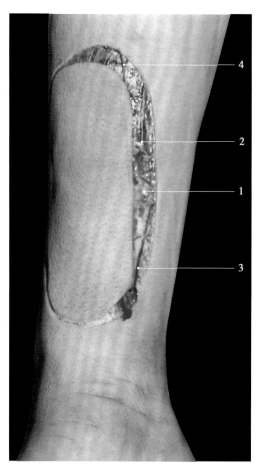

▲ 图 6-46　皮瓣切口

以尺动脉在前臂走行为轴，按设计的画线切开皮肤，显示出皮下脂肪[1]和前臂正中静脉[2]。术中切口时可将遇到的浅静脉[3]和皮动脉[4]结扎、切断。

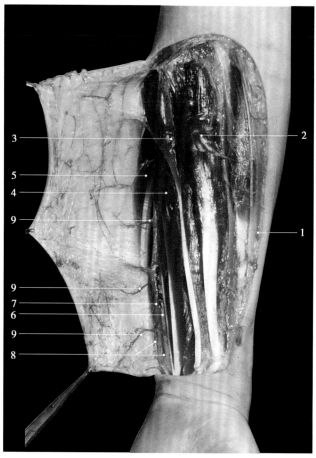

▲ 图 6-47　皮瓣切取

先在皮瓣远侧端的皮下分离出头静脉[1]，在前臂桡侧腕屈肌[2]、掌长肌[3]和指浅屈肌[4]肌外膜表面，由桡侧向尺侧剥离皮瓣，然后再从前臂尺侧缘向桡侧解剖，注意保护指浅屈肌和尺侧腕屈肌[5]之间的尺神经[6]、尺动脉[7]和尺静脉[8]发出的皮动、静脉[9]。此皮瓣可切断尺动脉近端，形成远端为蒂的尺侧皮瓣，逆行转位修复手部创面，也可切断尺动脉两端，做游离移植皮瓣。

九、病例：前臂尺侧穿支皮瓣修复舌缺损

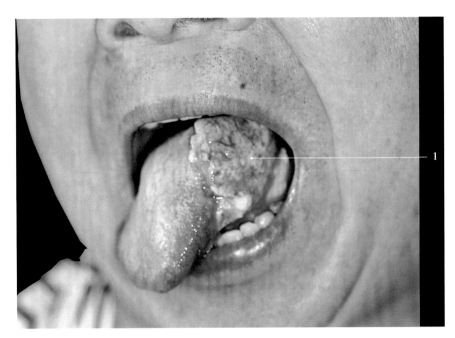

▲ 图 6-48　患者

男性，左舌根部肿瘤[1]。

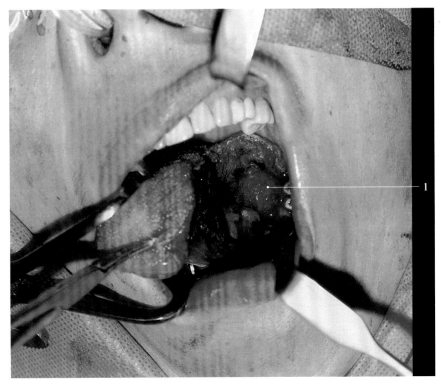

▲ 图 6-49　病灶切除

手术切除左舌根舌体部的病灶[1]。

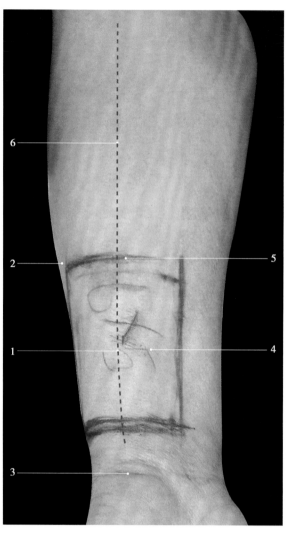

▲ 图 6-50　皮瓣设计

在尺侧腕屈肌及指浅屈肌间隙处触及尺动脉[1]搏动，并以此间隙为中心，在前臂掌侧面尺侧半[2]，掌侧腕横纹[3]上 20mm 以上，设计一长约 60mm、宽 50mm、带尺动、静脉血管蒂的游离皮瓣[4]。沿皮瓣上缘[5]的中点，向肘窝中部勾画出一纵行的切口线[6]。

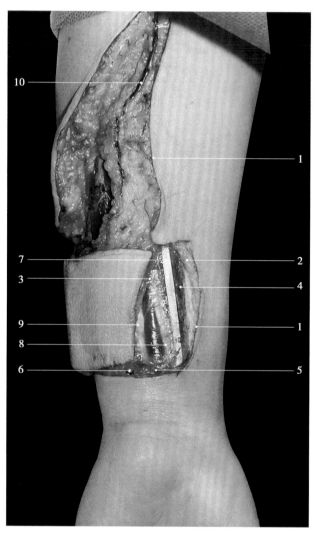

▲ 图 6-51　皮瓣切取（1）

按设计的皮瓣画线，先切开皮瓣桡侧缘的皮肤[1]、皮下浅筋膜[2]、深筋膜[3]直达前臂屈肌表面[4]。结扎、切断皮瓣远端切口内的前臂正中静脉[5]和贵要静脉掌侧支[6]，并显示掌长肌腱[7]、指浅屈肌[8]、尺侧腕屈肌[9]和皮瓣静脉回流浅组的贵要静脉[10]。

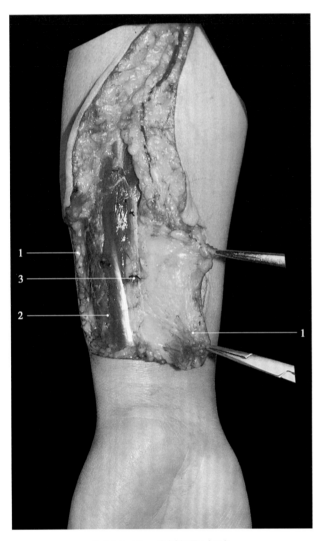

▲ 图 6-52　皮瓣切取（2）

桡侧切口显示清楚之后，将皮瓣复原位，然后切开皮瓣的尺侧缘[1]，并翻向桡侧，显示尺侧腕屈肌[2]桡侧的尺动、静脉[3]穿支和尺神经。

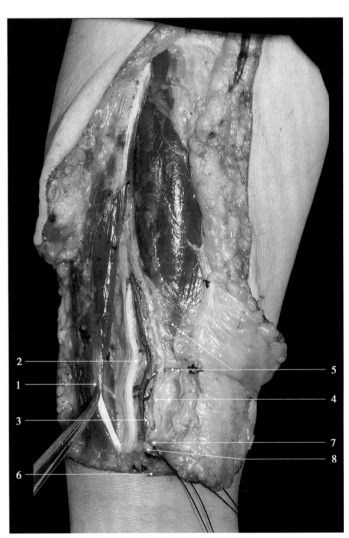

▲ 图 6-53　皮瓣切取（3）

向尺侧牵拉尺侧腕屈肌[1]，在其深面暴露出尺神经[2]、尺静脉[3]、尺动脉[4]和皮瓣的穿支皮动、静脉[5]。在皮瓣远端的横切口[6]深面，结扎、切断尺动脉[7]、尺静脉[8]的远端。

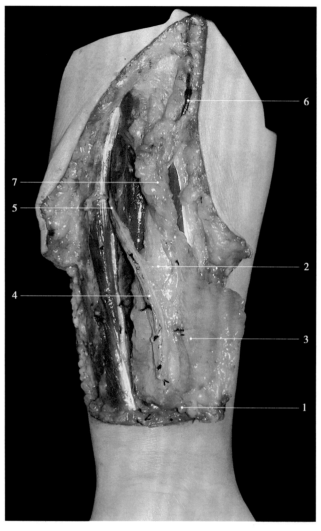

▲ 图 6-54 皮瓣切取（4）

从皮瓣远端[1]的深筋膜[2]下向近端剥离皮瓣[3]，并将皮瓣的尺动、静脉[4]血管蒂[5]和皮瓣另一静脉回流的贵要静脉[6]血管蒂[7]解剖游离出来。

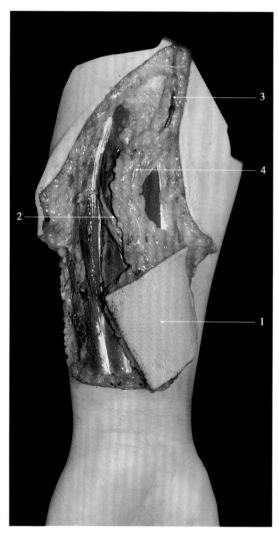

▲ 图 6-55 皮瓣切取（5）

显示皮瓣[1]的尺动、静脉血管蒂[2]和皮瓣浅静脉回流的贵要静脉[3]血管蒂[4]。视受区血管位置，来切取足够长的血管蒂。

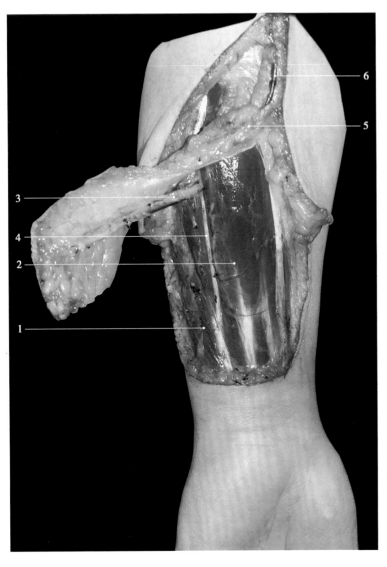

◀ 图 6-56　游离皮瓣

在尺侧腕屈肌[1]、指浅屈肌[2]之间的间隙内向上游离尺动、静脉血管蒂[3]，显示尺神经[4]及浅筋膜[5]内的贵要静脉[6]血管蒂。离断近端血管蒂，获取一游离移植皮瓣。

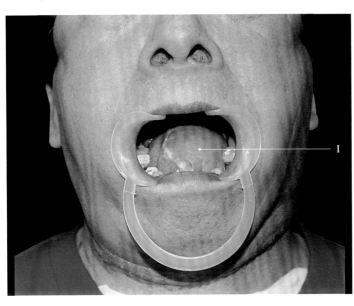

◀ 图 6-57　术后情况

应用前臂尺侧游离皮瓣[1]修复左半舌缺损。图示术后患者。

十、前臂背侧皮瓣切取

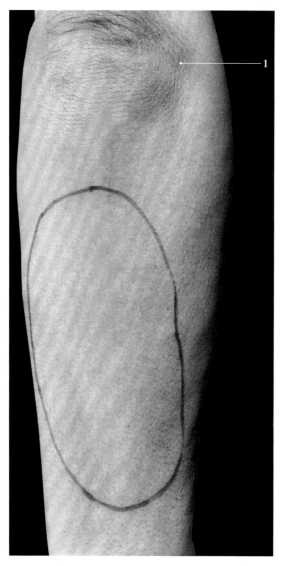

▲ 图 6-58　皮瓣设计

肱骨外上髁[1]至尺骨头桡侧缘连线为皮瓣的轴线。轴线的中、下段为骨间后动脉的体表投影。以此线为纵轴，按缺损部位的大小、形状，可适当放大 10~20mm 设计皮瓣。

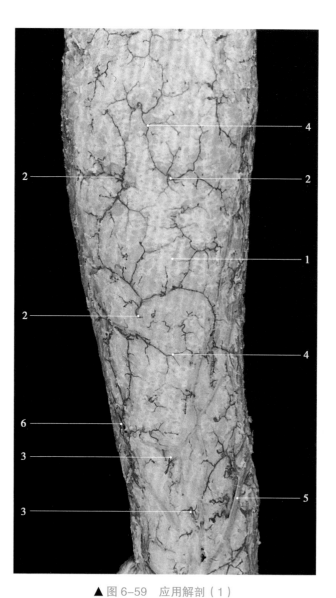

▲ 图 6-59　应用解剖（1）

在前臂背侧浅筋膜[1]内，由骨间后动脉和骨间前动脉的背侧支发出的肌皮动脉[2]、皮动脉[3]，在前臂背侧形成的皮下动脉网[4]。皮瓣的静脉回流由前臂的头静脉[5]和贵要静脉[6]。

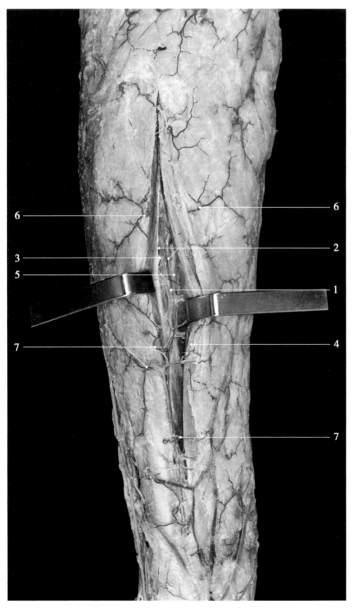

▲ 图 6-60 应用解剖（2）

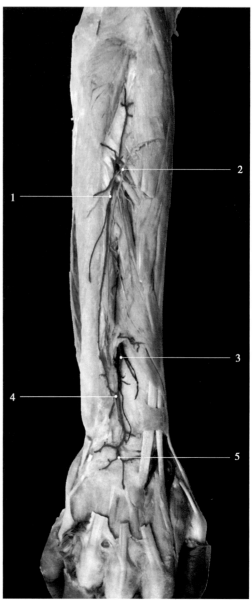

▲ 图 6-61 应用解剖（3）

用手术拉钩，拉开尺侧腕伸肌和指伸肌，在深面可见骨间后动脉[1]和骨间后静脉[2]，在旋后肌下缘穿骨间膜，沿尺侧腕伸肌[3]和指伸肌[4]之间向远端行，与骨间后神经[5]伴行。沿途发出5~15支肌皮动脉[6]和皮动脉[7]，营养前臂背侧皮肤。该动脉终支约在尺骨茎突上25mm处与骨间前动脉背侧支吻合成动脉弓。上述动脉有两条同名静脉伴行。

骨间后动脉[1]静脉与骨间后神经[2]伴行。动、静脉穿过骨间膜上缘与斜索之间至前臂背侧浅层肌深面。动脉长约137mm，起始部外径约1.4mm，末端外径约0.7mm。该支在尺骨茎突上方25mm处与骨间前动脉背侧支[3]吻合成动脉弓[4]，形成腕背网[5]，出现率为96.6%。

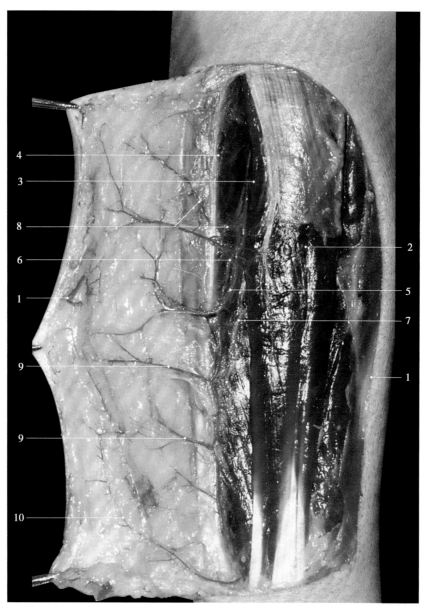

▲ 图 6-62　皮瓣切取

切开皮瓣桡侧缘[1]至深筋膜深面，在前臂伸肌群[2]的肌外膜表面向尺侧分离，达指伸肌尺侧缘[3]和尺侧腕伸肌桡侧缘[4]之间的间隙内，可见骨间后动脉[5]、静脉[6]和神经[7]，并有许多肌皮动脉[8]和直接皮动脉[9]滋养前臂背侧皮瓣[10]。在切取皮瓣尺侧时，采取同样手法，由皮瓣尺侧缘向桡侧剥离，直至游离到尺侧腕伸肌桡侧缘，此过程注意保护好皮动脉和血管蒂。

十一、尺动脉腕上支皮瓣切取

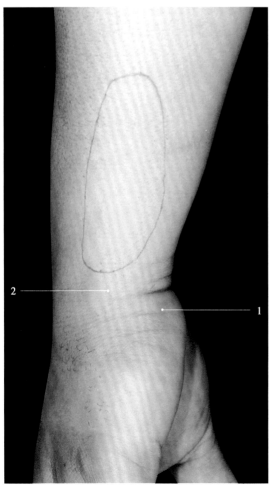

▲ 图 6-63　皮瓣设计

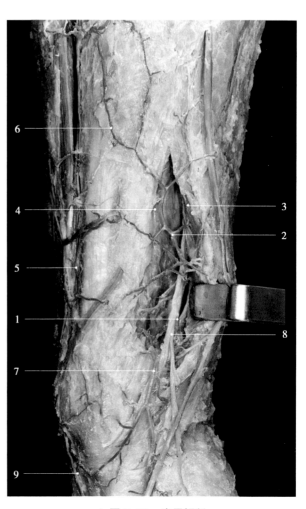

▲ 图 6-64　应用解剖

在豌豆骨[1]与肱骨内上髁之间做一连线，并以此连线为纵轴设计皮瓣。以腕上 40mm 处为皮瓣轴心点，向纵轴线两侧延伸 20~25mm 为皮瓣宽度。上界为尺骨头[2]上 100mm，下界高度平尺骨头，切取皮瓣的范围是 250mm×80mm。

尺动脉腕上支即尺动脉腕背支[1]的上行支[2]，该皮动脉伴行 2 条同名静脉，于腕上 40mm 处的尺侧腕屈肌[3]和指深屈肌[4]之间穿出深筋膜向上行，途中分别同骨间后动脉[5]和尺动脉的皮动脉吻合成动脉网[6]，其腕背支的下行支[7]与尺神经手背支[8]伴行达腕背和手背[9]。

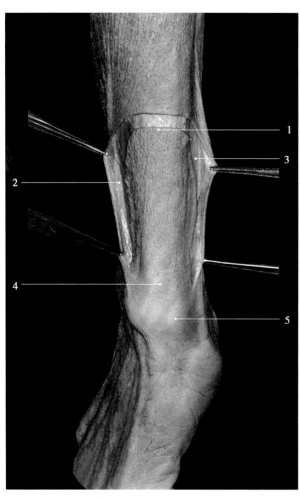

▲ 图 6-65 皮瓣切口

按皮瓣切口的设计线，切开尺动脉腕上支皮瓣的近端[1]皮肤和浅筋膜[2]达前臂深筋膜[3]。皮瓣的基部[4]位于前臂尺侧缘的尺骨头[5]处。

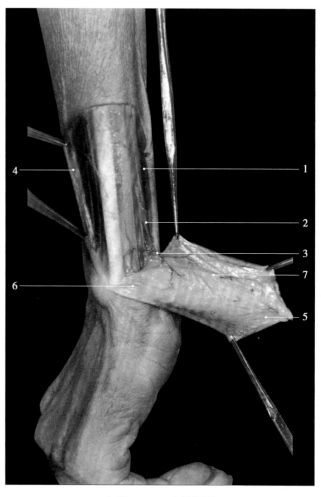

▲ 图 6-66 皮瓣切取

先在腕上切开皮瓣桡侧缘 50~60mm，于前臂深筋膜下暴露尺侧腕屈肌[1]，而后在豌豆骨上 40mm 处寻找出尺动脉发出的腕背支[2]，并继续解剖找出腕背支发出的上行支[3]。然后用同样方法切开皮瓣背侧缘[4]，在皮瓣的近端[5]和远端[6]结扎、切断贵要静脉[7]。在深筋膜下由近端向远端游离皮瓣至上行支起始部。也可切断腕背支起始部，利用手背支与腕部各皮支吻合的逆行供血。

十二、手背尺侧皮瓣切取

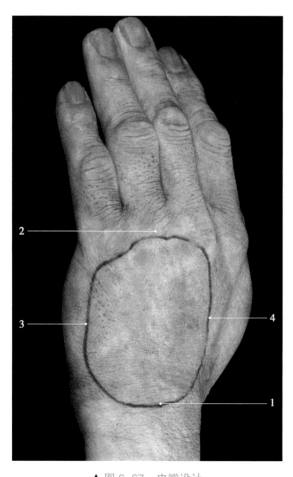

▲ 图 6-67　皮瓣设计

手背尺侧皮瓣切取范围：近侧为腕背侧横纹[1]，远侧为掌指关节[2]，内侧界为手背尺侧缘[3]，外侧界为第 3 掌骨[4]背侧面。

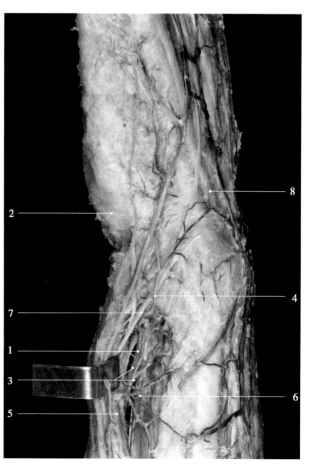

▲ 图 6-68　应用解剖（1）

尺动脉腕背支[1]于豌豆骨[2]近侧 40mm 处起于尺动脉，其外径平均为 1.39mm，出现率为 93.33%，并伴行 2 条同名静脉[3]。该动脉为腕背支的下行支[4]，在腕部经尺神经前方，于尺侧腕屈肌[5]和指深屈肌[6]之间穿出肌间隙，与尺神经手背支[7]伴行达手背[8]的尺侧半。

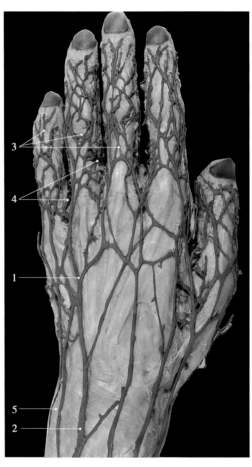

▲ 图 6-69　应用解剖（2）

手背尺侧皮瓣静脉由手背静脉网[1]和贵要静脉[2]回流，静脉网收集三、四、五手指[3]的头间静脉[4]。贵要静脉于尺骨茎突[5]处外径为2.14mm。手背尺侧皮瓣的感觉神经是由尺神经发出的手背支，经尺骨茎突前方绕到手背。

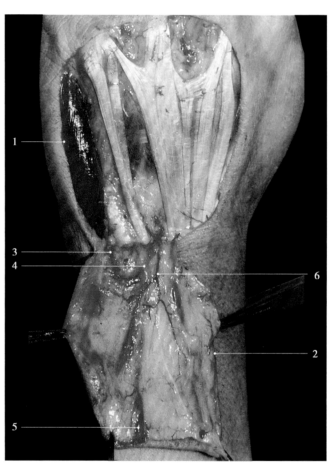

▲ 图 6-70　皮瓣切取

沿尺动脉腕背支的下行支走向做手背尺侧缘[1]切口，由远向近游离皮瓣和血管神经蒂，并根据其走向调整皮瓣设计，然后切开皮瓣的桡侧缘[2]，在手背深筋膜下将尺动脉腕背支[3]、尺神经手背支[4]和贵要静脉[5]一起向尺侧游离，并尽可能将第3、4掌背动脉[6]的皮支，连同皮瓣一起切取下来，以保证血管网的完整。

十三、手背桡侧皮瓣切取

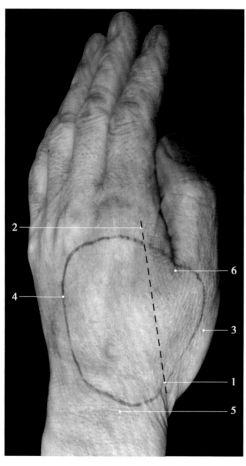

▲ 图 6-71　皮瓣设计

做鼻烟壶[1]桡动脉搏动处与食指掌指关节桡侧背面[2]连线，为第 1 掌背动脉的体表投影。以此动脉为轴，可在手背桡侧缘[3]与第 3 掌骨背侧[4]为界，近端可达腕背侧横纹[5]，远端至指蹼缘[6]做一6mm×75mm 的皮瓣。

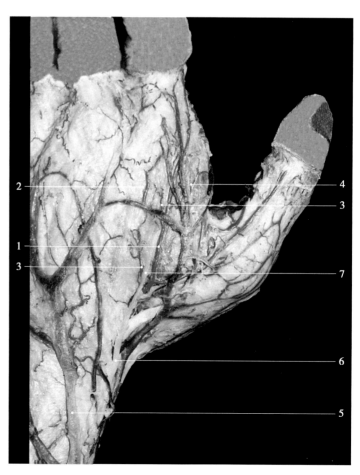

▲ 图 6-72　应用解剖

掌背动脉位于手背伸肌腱深面，第 1 掌背动脉[1]是 4 支中较大者，外径平均为 1.21mm，发出的皮支约占 93.55%，主要行于第 2 掌骨[2]背的桡侧。该动脉于第 1、2 掌骨基底附近发出若干分支[3]，分别到拇指背尺侧的皮肤和第 1 背侧骨间肌[4]。其中有一条穿第 1 骨间背侧肌两头之间到掌侧面与掌深弓吻合，并有同名静脉伴行。静脉回流注入头静脉[5]。皮瓣的感觉为桡神经浅支[6]的第 1 掌背神经[7]支配。

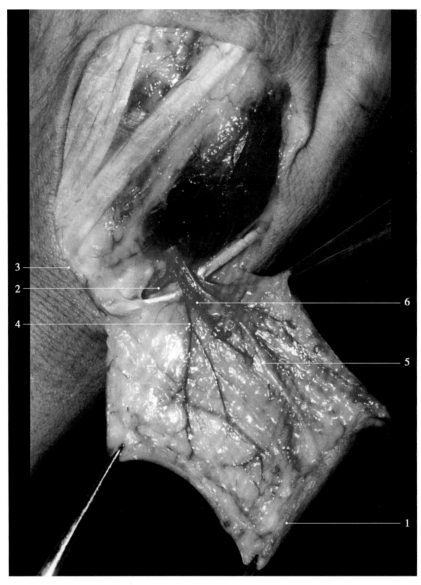

▲ 图 6-73　皮瓣切取

切口先从皮瓣远端[1]及两侧开始切开皮肤，直达皮下深筋膜。皮瓣远端的各静脉浅支均予以结扎、切断。若皮瓣旋转轴点需在鼻烟壶或在该动脉的起始部的桡动脉[2]时，则需做一岛状皮瓣，将皮瓣由远而向近端[3]，在皮下疏松组织层和第一骨间背侧肌表面进行游离。此时应注意保护好皮瓣内的动脉[4]、神经[5]及其伴行静脉[6]。如将第1掌背动脉近端和掌心动脉穿支的动、静脉结扎、切断，可设计一个与掌背动脉远端相吻合的指掌侧总动脉为蒂的手背桡侧皮瓣。

十四、手背皮瓣切取

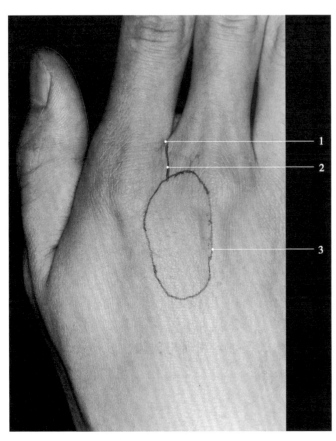

◀ 图 6-74　皮瓣设计

在距指蹼皮肤游离缘[1]上 15~20mm 处，为掌背动脉吻合支注入指掌侧总动脉的位置，以此点向手背近端画一垂直线[2]，此线为皮瓣轴线。皮瓣[3]切取范围远端可至指蹼，近端可至腕背侧横纹，宽度可达轴线两侧 25mm。

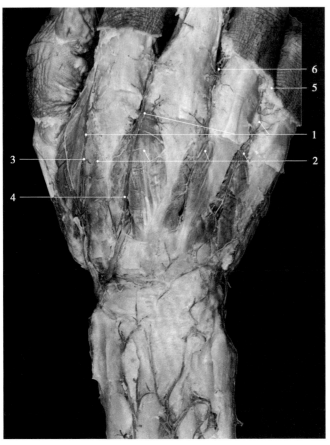

◀ 图 6-75　应用解剖

应用第 1 至第 4 掌背动脉[1]为血管蒂，设计手背不同位置的皮瓣。第 1 至第 4 掌背动脉走在骨间背侧肌[2]浅面，长度为 42~58mm，第 1 掌背动脉[3]的出现率为 77.0%；第 2 掌背动脉[4]出现率为 27.7%。各掌背动脉在指蹼[5]处与指掌侧总动脉有恒定的吻合支[6]，而每条动脉均有两条静脉伴行。手背的皮肤感觉由桡神经浅支与尺神经手背支发出的手背神经支配。

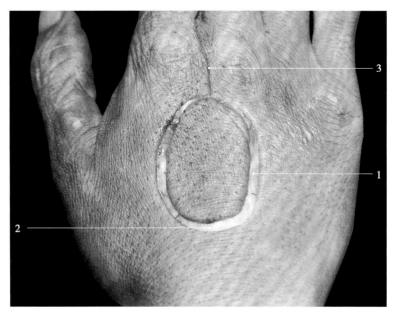

◀ 图 6-76　皮瓣切口
先切开皮瓣近端的皮肤至深筋膜[1]下，显露手背部的指伸肌腱[2]。皮瓣切取范围可根据受区的形状和大小而决定，一般在 25mm×60mm 的范围。然后向指蹼游离缘方向做一垂直切口[3]，注意保护切口深部的吻合支。

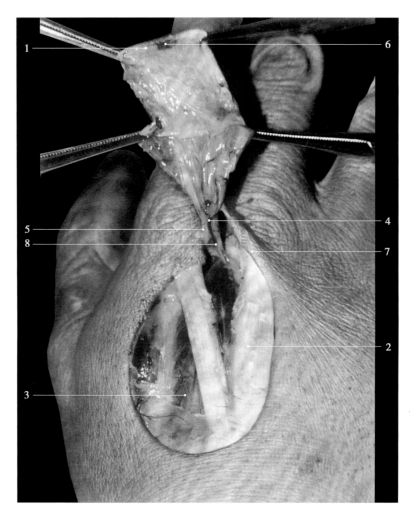

◀ 图 6-77　皮瓣切取
先在皮瓣近端[1]的指伸肌腱[2]与骨间背侧肌[3]之间游离掌背动脉[4]，为安全起见可携带 5mm 宽的筋膜条[5]。结扎、切断掌背动脉近端[6]，然后将皮瓣向远端[7]剥离掀起，直至皮瓣远端的指掌侧总动脉的血管蒂[8]。

十五、手指背侧皮瓣切取

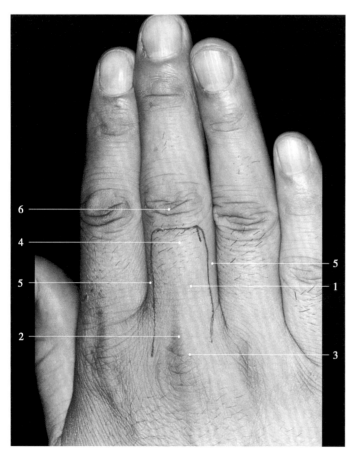

◀ 图 6-78　皮瓣设计

手指背侧皮瓣血供来源于较短的指背动脉，并位于指背两侧，所以皮瓣设计应位于近节指骨背侧[1]。皮瓣基部[2]位于近侧指背的掌指关节[3]处。设计一逆行的舌状[4]皮瓣，切口一般位于近节指骨两侧的中线[5]上，远端达近侧指间关节[6]。此皮瓣适用于修复指蹼及远侧掌横纹的远部小范围创面。

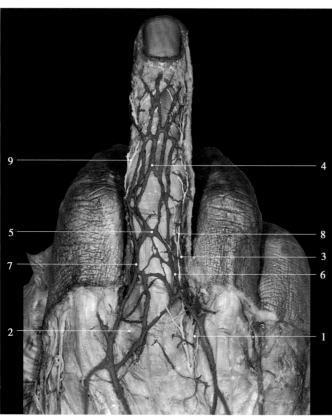

◀ 图 6-79　应用解剖

手指背侧皮瓣滋养动脉起至 2~4 条掌背动脉[1]。此动脉沿相应的骨间背侧肌背面远行至掌指关节[2]处分为两条指背动脉[3]，达各指背侧毗邻缘。指背皮下浅静脉[4]比较发达，手指血运主要沿指背静脉回流至指背静脉弓[5]、指尺侧静脉[6]和指桡侧静脉[7]，最终汇入手背静脉网。指背的皮肤感觉是由指背神经[8]和指掌侧固有神经的指背支[9]支配。

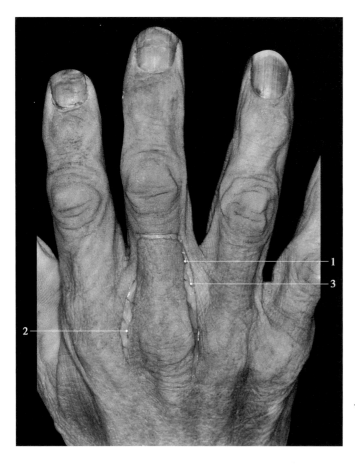

◀ 图 6-80　皮瓣切口
按切口的画线切开指背部的皮肤[1]，结扎、切断切口边缘的静脉[2]和皮动脉[3]。

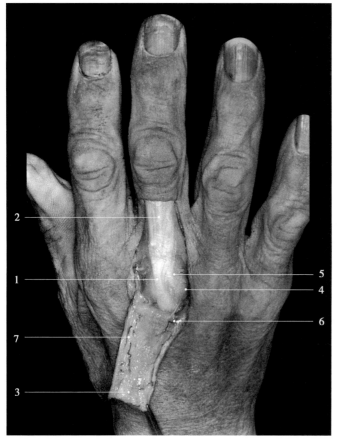

◀ 图 6-81　皮瓣切取
沿指伸肌腱[1]和指背腱膜[2]的浅面，由皮瓣的远端[3]向近端[4]切取皮瓣，直达掌指关节[5]水平。注意保护被掀起舌状皮瓣两侧的指背动脉[6]和静脉[7]。

十六、手指侧方皮瓣切取

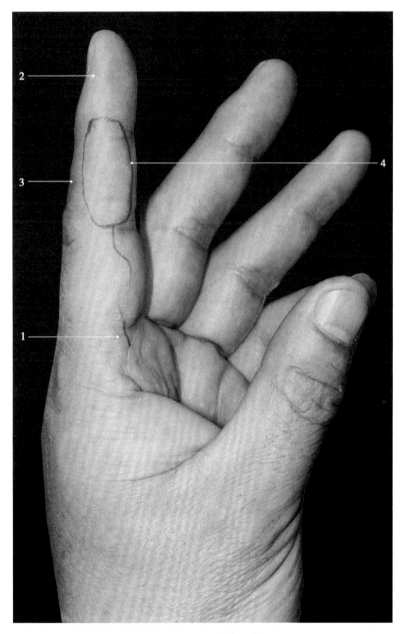

▲ 图 6-82　皮瓣设计

手指侧方皮瓣的范围由手指根部[1]至指甲根部近端[2]，两侧至指背[3]、指掌侧中线[4]。以指掌侧固有动脉为蒂，根据受区的范围设计出供区皮瓣的大小轮廓。皮瓣旋转轴位于指掌侧固有动脉的起始处，该动脉有 2 条同名静脉伴行。

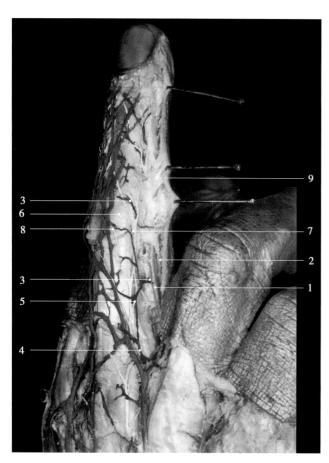

▲ 图 6-83 应用解剖（1）

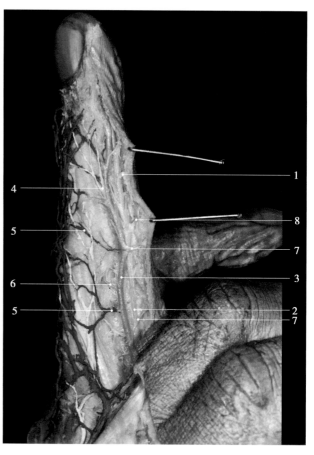

▲ 图 6-84 应用解剖（2）

指掌侧总动脉距指蹼缘约 12.5mm 处分为 2 条指掌侧固有动脉[1]，分别达相邻手指毗邻缘，动脉居指掌侧固有神经[2]的背外侧。两者在手指侧面偏掌侧向远端走行，途中向指背侧和指掌侧发出数条皮支[3]，于指背动脉[4]和对侧指掌侧固有动脉的掌侧皮支吻合[5]。指侧面的皮肤感觉是由指掌侧固有神经在近节指骨基部[6]分出一较恒定而又较大的背侧支[7]支配，该支斜行走向近侧指间关节[8]背侧。在手指侧部可见起于指骨和关节囊侧缘，呈弓形包绕指掌侧血管、神经束的纤维束，向前向下止于手指掌面皮肤的皮系韧带[9]。

切断皮系韧带[1]，显露指掌侧固有神经[2]、动脉[3]发出的指背皮神经[4]、指背皮动脉[5]，沿途发出数条指关节支[6]和指掌侧皮动脉[7]及皮神经[8]。

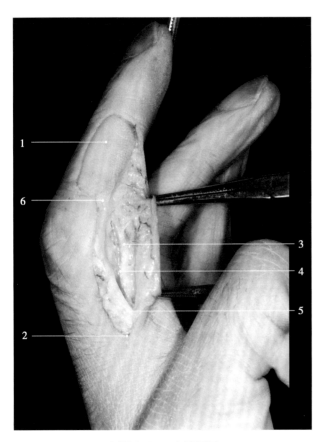

▲ 图 6-85 皮瓣切口

沿皮瓣的画线，切开供区皮瓣[1]和皮瓣纵切口的近端[2]，显露出指掌侧固有神经[3]和血管[4]。并在上方解剖出蚓状肌腱[5]和指背腱膜[6]。

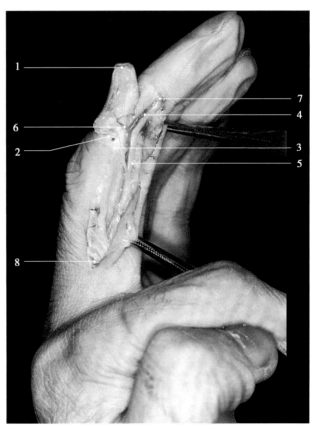

▲ 图 6-86 皮瓣切取

由皮瓣的远端[1]和背侧缘[2]开始，在指背腱膜[3]的表面向近端小心剥离，并寻找出进入皮瓣的指掌侧固有动脉[4]和指掌侧固有神经[5]的皮瓣支[6]。结扎、切断指掌侧固有动脉的远端[7]，连同皮瓣一起掀向近端[8]。

十七、指掌侧皮瓣切取

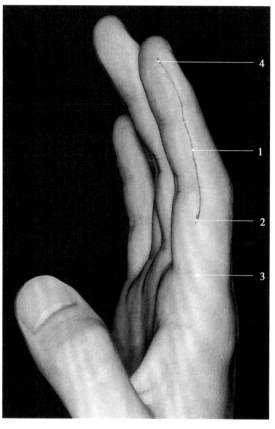

▲ 图 6-87 皮瓣设计

手指两侧切口设计在指侧面正中线⁽¹⁾上。近端⁽²⁾可至手指根部⁽³⁾，远端⁽⁴⁾与手指创缘相连。此皮瓣适用于指端掌侧面皮肤缺损的修复。

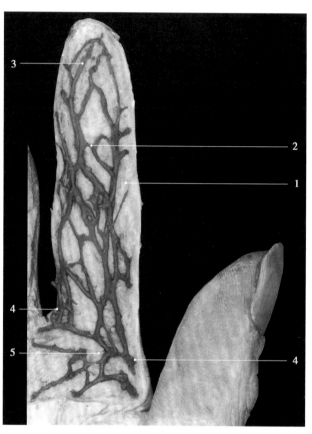

▲ 图 6-88 应用解剖（1）

切除指掌侧面皮肤，摘出皮下脂肪而显露出纤维束⁽¹⁾和细而疏松的浅静脉网⁽²⁾。指掌侧浅静脉由远端⁽³⁾汇聚到手指根部的掌骨头间静脉⁽⁴⁾，该静脉沿手指侧缘转向指背而汇入手背静脉网。在手指掌侧面掌指关节区，可见指蹼韧带从指蹼皮下延入手指掌侧面⁽⁵⁾。

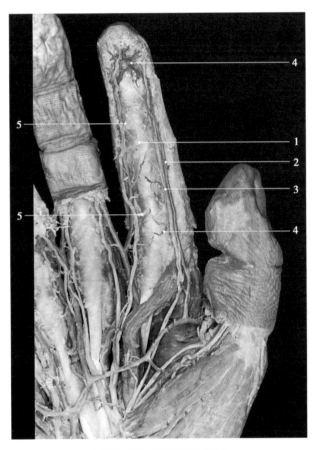

▲ 图 6-89 应用解剖（2）

切除指纤维鞘与皮肤相连的纤维束（皮系韧带）和指蹼韧带，显示指纤维鞘[1] 两侧的指掌侧固有动脉[2]、指掌侧固有神经[3] 和极细的两条指掌侧固有静脉。指掌侧固有动脉的外径为 0.8~1.2mm，静脉为 0.1mm。指掌侧固有动脉和指掌侧固有神经沿途分别发出数条分布到指掌侧皮肤的皮动脉[4] 和皮神经[5]。

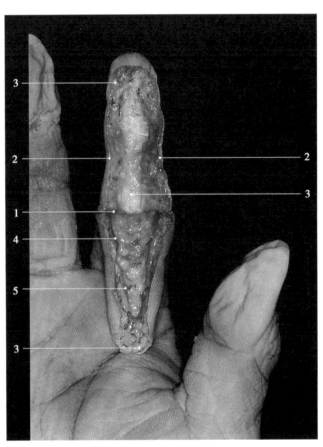

▲ 图 6-90 皮瓣切取

沿皮瓣切口的画线，在患指近端[1] 两侧做手指两侧正中[2] 切口，远端至创缘。然后紧贴指屈肌腱纤维鞘[3]，由远[3] 而近锐性分离皮瓣。注意将两侧指掌侧固有血管[4] 和神经[5] 包含在皮瓣内，切勿损伤。然后提起皮瓣，向远端推移覆盖手指远端创面。

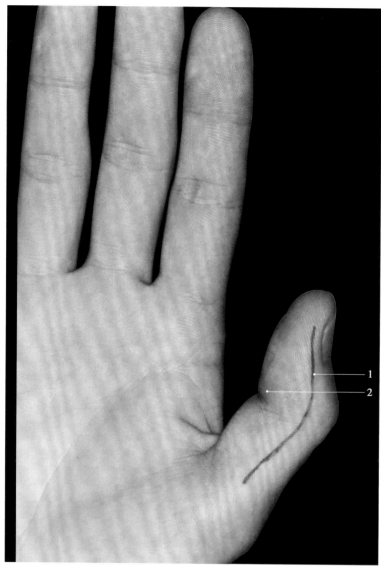

▲ 图 6-91　皮瓣设计

拇指掌侧皮瓣的切口⁽¹⁾入路与上述手指掌侧皮瓣⁽²⁾相同，在掀起的拇指掌侧皮瓣内，可见到拇指两侧的拇指掌侧固有神经和动、静脉。

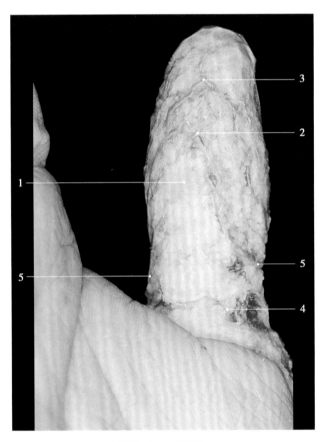

▲ 图 6-92 应用解剖

图示切开拇指掌侧面皮肤，在皮下脂肪[1]内可见细而密布的浅静脉网[2]，由远端[3]汇聚到拇指近端[4]，并沿手指侧缘的头间静脉[5]转向指背汇入手背静脉网。

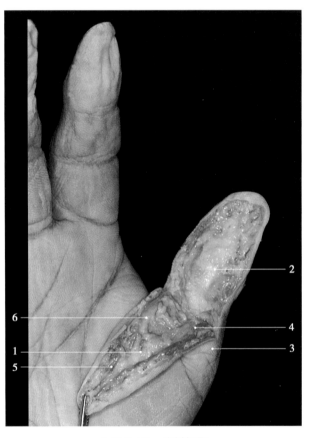

▲ 图 6-93 皮瓣切取

按画线切开拇指掌侧皮肤，将皮瓣[1]于拇指的腱纤维鞘[2]浅面掀向拇指掌指关节[3]处，在皮瓣内可见到拇指的指掌侧固有动脉[4]、静脉[5]和指掌侧固有神经[6]。

此皮瓣适用于拇指远端指尖部小创面，提起皮瓣向远端推移覆盖创面的修复。

组织瓣切取手术

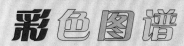

第七章

上肢肌瓣和肌皮瓣切取手术入路

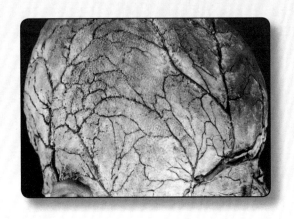
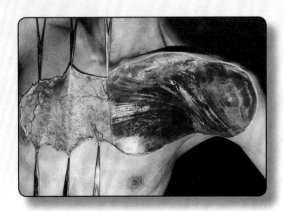

一、上肢肌（前面观）

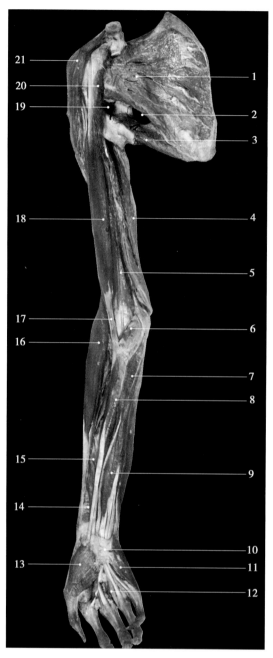

▲ 图 7-1　上肢肌（前面观）

1. 肩胛下肌 subscapularis
2. 三边孔 trilateral foramen
3. 大圆肌 teres major
4. 肱三头肌 triceps brachii
5. 肱肌 brachialis
6. 旋前圆肌 pronator teres
7. 掌长肌 palmaris longus
8. 桡侧腕屈肌 flexor carpi radialis
9. 指浅屈肌 flexor digitorum superficialis
10. 屈肌支持带 flexor retinaculum
11. 小鱼际肌 muscle of hypothenar
12. 蚓状肌 lumbricales
13. 鱼际肌 muscle of thenar
14. 旋前方肌 pronator quadratus
15. 拇长屈肌 flexor pollicis longus
16. 肱桡肌 brachioradialis
17. 肱二头肌腱 tendon of biceps brachii
18. 肱二头肌 biceps brachii
19. 四边孔 quadrilateral foramen
20. 喙肱肌 coracobrachialis
21. 三角肌 deltoid

二、上肢肌（后面观）

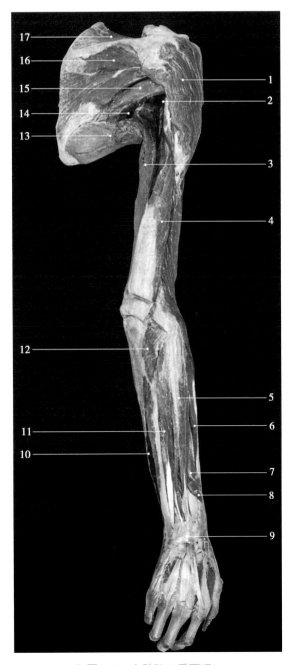

▲ 图 7-2　上肢肌（后面观）

1. 三角肌 deltoid
2. 四边孔 quadrilateral foramen
3. 肱三头肌长头 long head of triceps brachii
4. 肱三头肌外侧头 lateral head of triceps brachii
5. 指伸肌 extensor digitorum
6. 桡侧腕短伸肌 extensor carpi radialis brevis
7. 拇长展肌 evbductor pollicis longus
8. 拇短伸肌 extensor pollicis brevis
9. 伸肌上支持带 superior extensor retinaculum
10. 尺侧腕屈肌 flexor carpi ulnaris
11. 尺侧腕伸肌 extensor carpi ulnaris
12. 肘肌 anconeus
13. 大圆肌 teres major
14. 三边孔 trilateral foramen
15. 小圆肌 teres minor
16. 冈下肌 infraspinatus
17. 冈上肌 supraspinatus

三、上肢动脉（前面观）

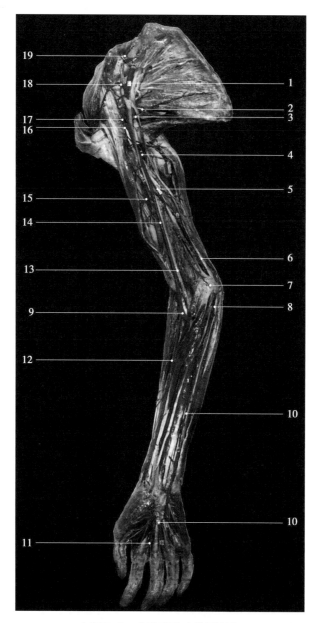

▲ 图 7-3　上肢动脉（前面观）

1. 腋动脉 axillary a.
2. 旋肩胛动脉 circumflex scapular a.
3. 肩胛下动脉 subscapular a.
4. 肱深动脉 deep brachial a.
5. 尺侧上副动脉 superior ulnar collateral a.
6. 尺神经 ulnar n.
7. 内上髁 medial epicondyle
8. 尺侧返动脉 ulnar recurrent a.
9. 尺动脉 ulnar a.
10. 掌浅弓 superficial palmar arch
11. 指掌侧总动脉 common palmar digital a.
12. 桡动脉 radial a.
13. 正中神经 median n.
14. 肱动脉 brachial a.
15. 肱二头肌肌支 muscular branches of biceps brachii
16. 旋肱后动脉 posterior humeral circumflex a.
17. 旋肱前动脉 anterior humeral circumflex a.
18. 胸肩峰动脉 thoracoacromial a.
19. 肩胛上动脉 suprascapular a.

四、上肢神经（前面观）

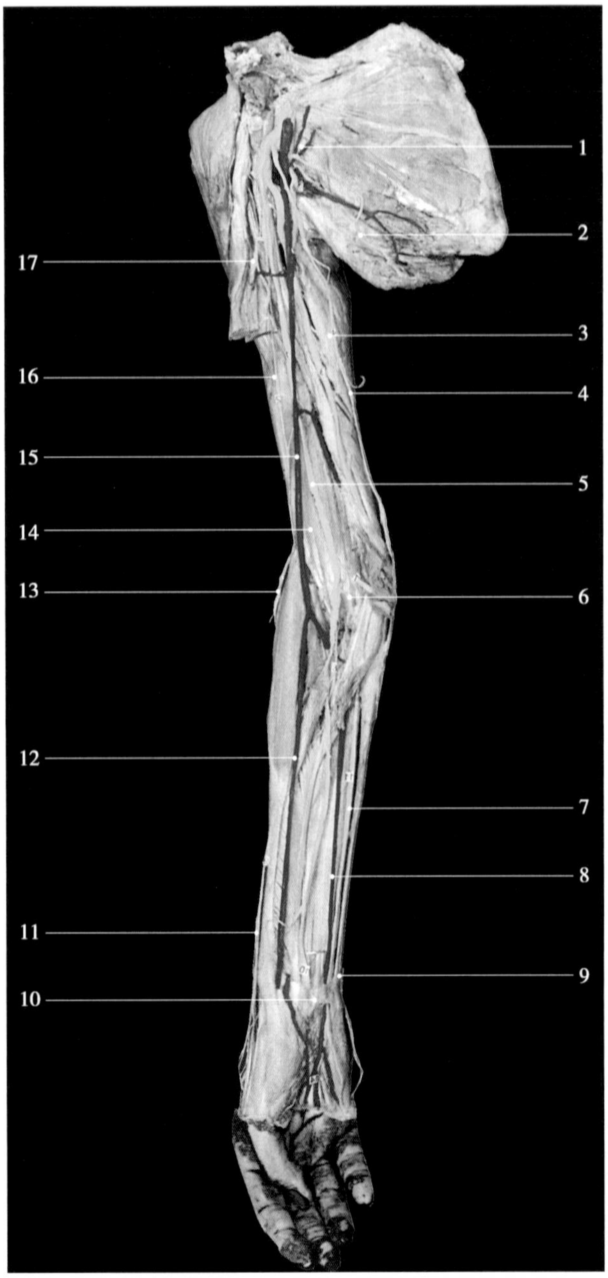

▲ 图 7-4 上肢神经（前面观）

1. 肩胛下肌肌支 muscular branches of subscapularis
2. 大圆肌肌支 muscular branches of teres major
3. 肱三头肌 triceps brachii
4. 前臂内侧皮神经 medial antebrachial cutaneous n.
5. 正中神经 median n.
6. 旋前圆肌肌支 muscular branches of pronator teres
7. 尺动脉 ulnar n.
8. 尺神经 ulnar a.
9. 尺神经手背支 dorsal branch of ulnar n.
10. 屈肌支持带 flexor retinaculum
11. 桡神经浅支 superficial branch of radial n.
12. 桡动脉 radial a.
13. 前臂外侧皮神经 lateral antebrachial cutaneous n.
14. 肱肌 branchialis
15. 肱动脉 brachial a.
16. 肌皮神经 musculocutaneous n.
17. 肱二头肌肌支 muscular branches of biceps brachii

五、三角肌肌皮瓣切取

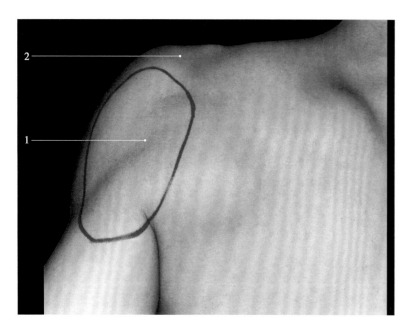

◀ 图 7-5　肌皮瓣设计
该肌皮瓣设计范围是以三角肌后缘中点[1]部为中心。肌皮瓣旋转轴位于四边孔，相当于肩峰角[2]下 70mm 处。肌皮瓣上界不超过肩峰，远端可达鹰嘴上 50mm，外侧可切至三角肌后部肌纤维。肌皮瓣以三角肌后缘为轴线，切取最大面积达 150mm × 350mm。

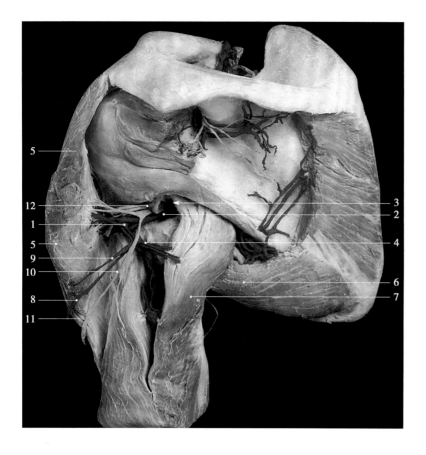

◀ 图 7-6　应用解剖
三角肌肌皮瓣动脉主要来源于旋肱后动脉的占 91%，其次由肱深动脉升支代替了旋肱后动脉的占 9.0%。旋肱后动[1]、静脉[2]经四边孔[3]后行，至臂背侧面发出分支，并以细支与肱深动脉升支[4]吻合。其大部分肌支分别进入三角肌[5]、大圆肌[6]和三头肌长头[7]。另有 1~2 条细长的皮支[8]，伴有两条同名静脉[9]和腋神经分支的臂上外侧皮神经[10]经三角肌后缘[11]穿过深筋膜分布于皮肤。该血管蒂长约 50mm，血管外径为 0.8mm，伴行静脉外径约 1.2mm。同旋肱后动脉伴行的有旋肱后静脉和腋神经[12]，三者一同穿过四边孔达肩背部诸肌和皮肤。

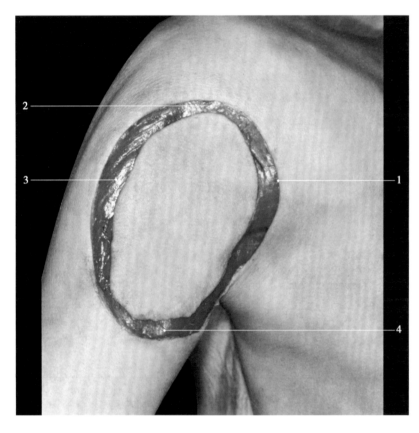

◀ 图 7-7 肌皮瓣切口
沿肌皮瓣设计的画线切开皮肤[1]、皮下浅筋膜和深筋膜[2]，达三角肌[3]和肱三头肌长头[4]的肌表面。

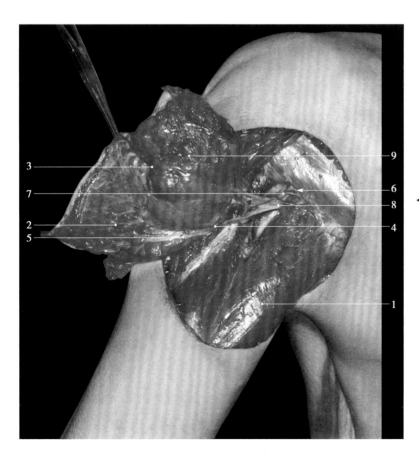

◀ 图 7-8 肌皮瓣切取
沿肌皮瓣后缘切口，在深筋膜和肱三头肌长头[1]之间向前剥离皮瓣[2]，直至三角肌后缘[3]，注意勿损伤从三角肌后缘浅出的旋肱后动脉发出的皮动脉[4]和腋神经发出的臂上外侧皮神经[5]。然后做肌皮瓣近侧切口，顺皮动脉和皮神经逆向解剖直至四边孔[6]，显露旋肱后动脉、静脉主干[7]和腋神经[8]。然后钝性分离三角肌后部纤维，辨清肌肉深面的血管神经走行后，按设计切取三角肌后部分肌瓣[9]及表面皮瓣，小心游离血管神经束。术中遇到旋肱后动脉缺如，而旋肱后动、静脉是由肱深动脉升支代替，此升支不通过四边孔，而是在大圆肌后部上行达三角肌。此种情况的变异，术中应特别要注意。

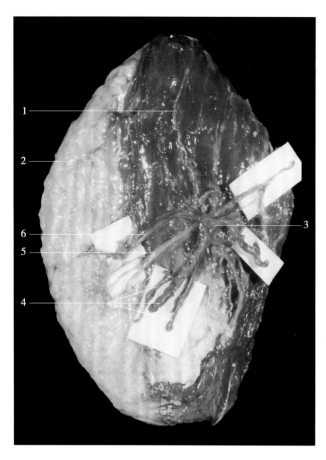

◀ 图 7-9　游离肌皮瓣[1]

切断三角肌后部肌纤维[1]的起止两端，游离三角肌后部肌皮瓣[2]，可获取厚实而又大面积的游离三角肌肌皮瓣。显示组织面上的血管神经[3]。术中要细心剥离四边孔内穿行的旋肱后动、静脉[4]和腋神经。结扎、切断旋肱后动、静脉血管蒂的近端和腋神经后支分布皮岛的臂上外侧皮神经[5]。注意三角肌瓣后缘中部的皮动、静脉[6]。

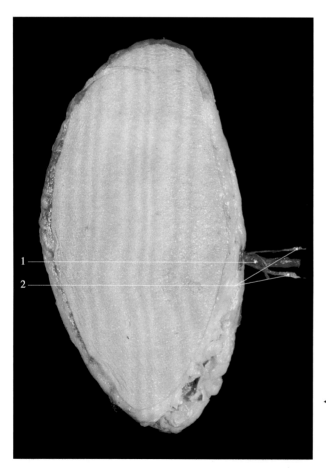

◀ 图 7-10　游离肌皮瓣[2]

如果肌皮瓣体积过大或需更长的血管蒂，可以切除部分三角肌肌组织，保留臂上外侧皮神经和皮动脉，达到延长旋肱后动[1]、静脉[2]的长度。

六、肱桡肌肌皮瓣切取

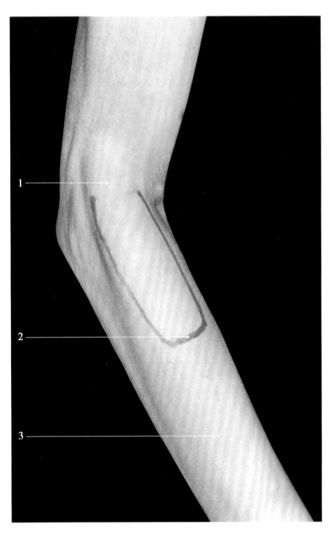

◀ 图 7-11　肌皮瓣设计

肱桡肌肌皮瓣位于肘及前臂外侧，肌皮瓣的旋转点位于肱骨外上髁[1]远侧 30mm 处，相当于桡骨颈平面。按肱桡肌的轮廓，沿其肌纵轴设计画出皮瓣范围[2]，肌皮瓣的皮肤可比肌瓣宽出 10~20mm，远端可切至前臂中、下 1/3 交界处[3]，即肱桡肌的肌腹和肌腱的移行部。

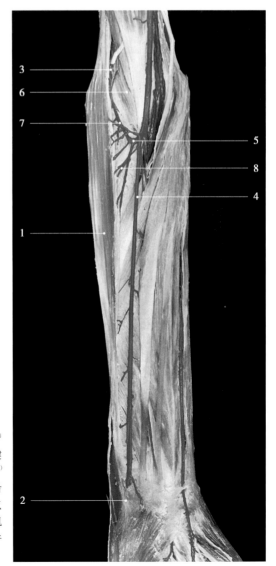

图 7-12　应用解剖 ▶

肱桡肌[1]位于前臂掌侧面的桡侧缘皮下，起于肱骨外上髁上方和臂外侧肌间隔，止于桡骨茎突[2]，肌腹长约 230mm，宽为 24mm，腱长 94mm，滋养动脉主要来源于肱深动脉的桡侧副动脉[3]和桡动脉[4]发出的桡侧返动脉[5]。两动脉在肱桡肌与肱肌[6]之间吻合[7]，沿途发出肌支[8]支配肱桡肌中、上段。桡侧返动脉长 100mm，入肌点血管外径 1.3mm，静脉与同名动脉伴行。桡侧副动脉长 45mm，入肌点外径 1.2mm。肱桡肌由桡神经在肱骨髁上方分出的肌支支配，并在肘关节以上进入肱桡肌，多数为 1 支（占 80%）。

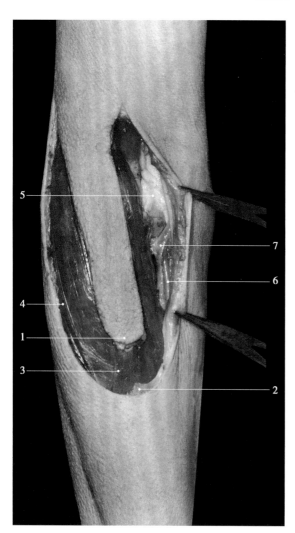

◀图 7-13 肌皮瓣切口

沿肌皮瓣切口画线切开皮瓣远端[1]达深筋膜[2]下，显示出肱桡肌[3]、桡侧腕长伸肌[4]和肱二头肌肌腱[5]。在肱桡肌前缘处注意保护好桡动脉[6]和桡静脉[7]。

图 7-14 肌皮瓣切取 ▶

在肱桡肌[1]和桡侧腕长伸肌[2]之间钝性分离肱桡肌，于肌腹[3]和肌腱移行处切断肱桡肌，然后将肱桡肌和覆盖该肌上的皮瓣一起逆行向近端[4]掀起，解剖出桡侧返动、静脉，结扎、切断由桡侧返动脉发出滋养其它屈肌的肌支，延长桡侧返动脉血管蒂。应用桡侧返动脉为蒂的肱桡肌肌皮瓣，向上翻转移位修复肘部创面，最远可达臂的中部。在肱肌和旋后肌[5]之间，要注意保护桡侧返动脉[6]、静脉[7]和桡神经[8]及桡神经浅支[9]。

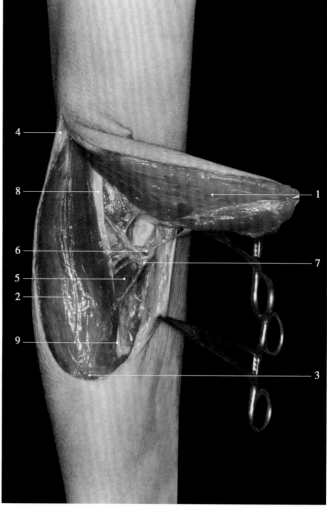

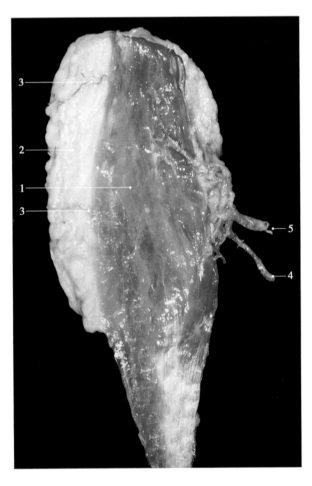

◀ 图 7-15 游离肌皮瓣（1）

显示肱桡肌[1]皮岛[2]的组织面和穿支肌皮动脉[3]及桡侧返动[4]、静脉[5]血管蒂。肱桡肌肌腹长约 224mm，肌腹宽 26mm，肌腹厚 6.0mm，肌腱长 93mm。

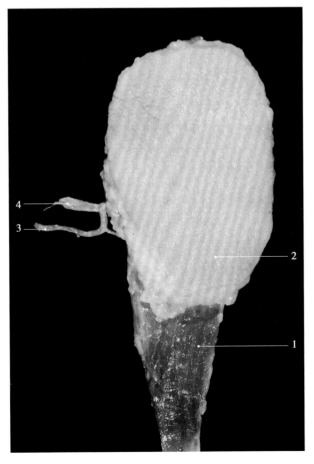

◀ 图 7-16 游离肌皮瓣（2）

获取游离的肱桡肌[1]肌皮瓣[2]，具有较粗的桡侧返动脉[3]、静脉[4]为肌皮瓣的血管蒂。桡侧返动脉外径约 2.6mm，约有两条伴行静脉。

七、尺侧腕屈肌肌瓣切取

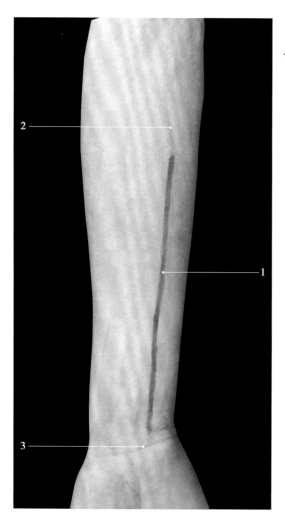

◀ 图 7-17　肌瓣设计

患侧上肢外展 90°。置于手术台上，在前臂尺侧做垂直切口[1]，上界达前臂上 1/3 段[2]，下界至腕掌侧横纹[3]。

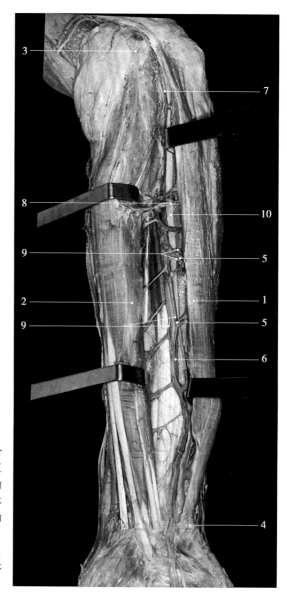

图 7-18　应用解剖 ▶

尺侧腕屈肌[1]位于前臂尺侧缘皮下，指浅层肌[2]的尺侧，以两个头分别起于肱骨内上髁[3]和前臂深筋膜及尺骨背侧缘的上 2/3，止于豌豆骨[4]，为一长而扁平的半羽状肌，肌腹长约 238mm；肌腱长约 22mm。滋养尺侧腕屈肌的动脉[5]有 3~10 支，主要来源于尺动脉[6]本干、尺侧返动脉的后支[7]或尺侧返动脉。由尺动脉起始部依次发出的第 1~4 支肌支[8]，外径均在 0.9mm 以上，各肌支均伴行两条静脉[9]。尺侧腕屈肌由尺神经[10]发出的 1~3 支肌支支配，各肌支和肌动脉伴行，由尺侧腕屈肌深面呈节段性进入该肌。尺动脉发出的尺侧腕屈肌肌支多伴行两支静脉。

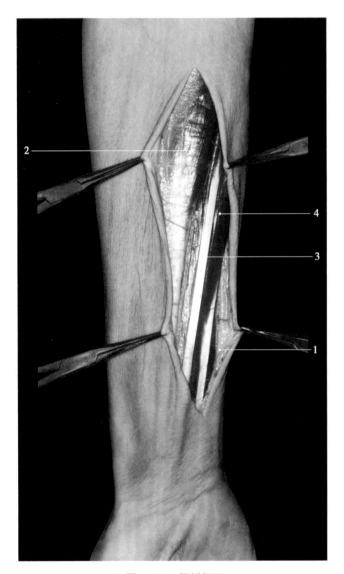

▲ 图 7-19　肌瓣切口

按切口的画线切开前臂皮肤和浅、深筋膜[1]，暴露出桡侧腕屈肌[2]、掌长肌[3]和尺侧腕屈肌[4]。

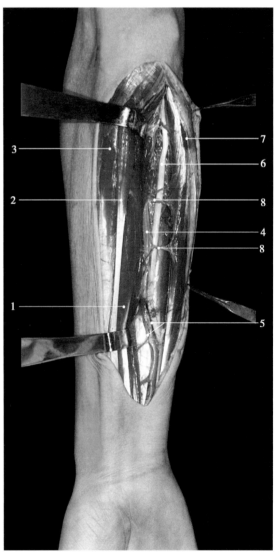

▲ 图 7-20　肌瓣切取

将指浅屈肌[1]、掌长肌[2]和桡侧腕屈肌[3]拉向桡侧，显露出尺动脉[4]、尺静脉[5]、尺神经[6]和营养尺侧腕屈肌[7]的肌支[8]。并在尺侧腕屈肌内外侧缘可见数条供给覆盖该肌皮肤的肌皮动脉。在手术中细心解剖出尺动脉及伴行静脉和发出的数条肌支，可选择腕部尺动脉，结扎、切断尺动脉近端和尺侧腕屈肌近端，向前臂远端逆行解剖，游离出尺侧腕屈肌、尺动脉和尺静脉修复腕掌平面较深的组织缺损。也可切断尺侧腕屈肌远端的肌腱，提起肌腱向近端游离，注意在前臂近 1/3 与中 1/3 处应保护尺动脉发出的一较大的尺侧腕屈肌的肌支。应用此肌支设计一单蒂肌瓣进行移位。临床上根据组织缺损的大小，也可切取比尺侧腕屈肌肌腹周围扩宽 10mm 的皮肤，获取一尺侧腕屈肌游离肌皮瓣。

八、旋前方肌肌瓣切取

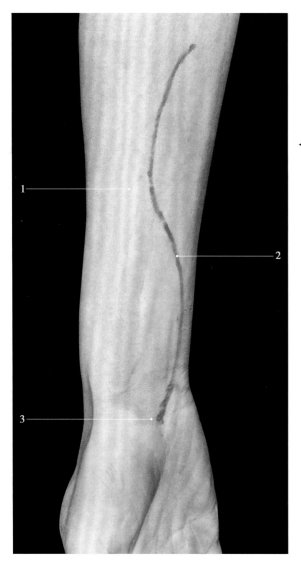

◀ 图 7-21　肌瓣设计

在前臂掌侧面中、下段[1]做一"S"形皮肤切口[2]，远端达腕掌侧横纹[3]。

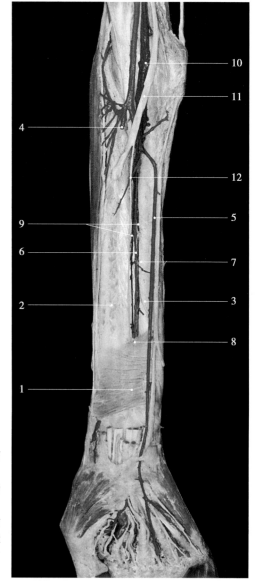

图 7-22　应用解剖 ▶

旋前方肌[1]属于前臂深群肌肉，分别起止于桡骨[2]和尺骨[3]的掌侧面远端，为一方形短肌，肌腹平均长 46mm，肌腹宽 48mm、厚 13.5mm。肌腹远端距远侧腕掌侧横纹 25.1mm。肌肉的血供来自桡动脉[4]、尺动脉[5]、骨间前动脉[6]和骨间背动脉的分支，其主要来源为骨间前动脉。该动脉紧贴前臂骨间膜[7]掌面，行于指深屈肌和拇长屈肌之间远达旋前方肌上缘[8]。血管蒂长约 140mm，约有两条骨间前静脉[9]伴行，静脉回流注入肱静脉[10]。旋前方肌的神经由正中神经[11]的骨间前神经[12]支配。

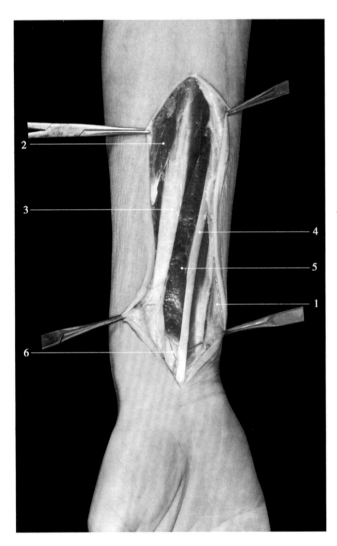

◀ 图 7-23　瓣切口

沿设计的肌瓣画线切开皮肤、皮下浅筋膜[1]，暴露出肱桡肌[2]、桡侧腕屈肌[3]、掌长肌[4]和指浅屈肌[5]。在掌长肌腱的桡侧可见正中神经[6]。

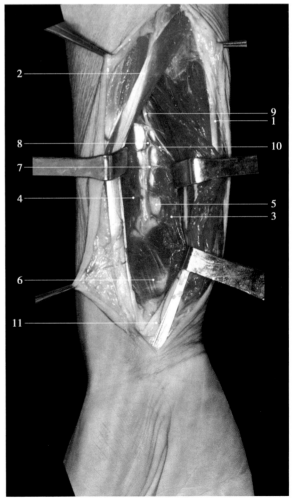

图 7-24　肌瓣切取（1）▶

向两侧拉开掌长肌[1]和桡侧腕屈肌[2]，然后从指深屈肌[3]与拇长屈肌[4]之间分离开，可见到在前臂骨间膜[5]前面一同下行进入旋前方肌[6]的骨间前动脉[7]和两条伴行静脉[8]及骨间前神经[9]。动脉在途中发出分支[10]营养前臂深层肌。在牵拉前臂浅层肌肉时应注意保护正中神经[11]。

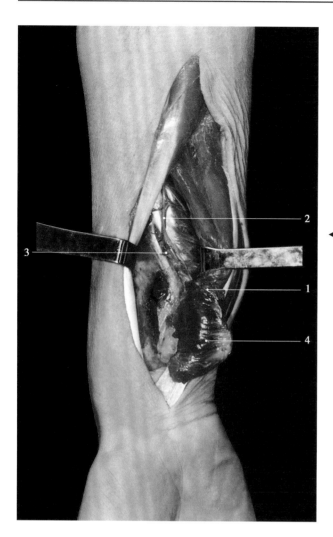

◀图 7-25　肌瓣切取（2）

在旋前方肌近端⁽¹⁾，向上游离骨间前血管和神经⁽²⁾，结扎进入拇长屈肌和指深屈肌的肌支⁽³⁾，然后切开尺骨和桡骨下段掌侧面的骨膜，在骨膜下剥离旋前方肌⁽⁴⁾，按需要切取旋前方肌肌瓣。此肌瓣优点是血管、神经蒂较长，便于移位。

图 7-26　游离肌瓣▶

旋前方肌⁽¹⁾游离肌瓣上缘⁽²⁾长约 43mm，下缘⁽³⁾42mm，内侧缘49mm，外侧缘47mm，肌腹厚约 11.4mm。根据受区需要来设计切取骨间前动脉⁽⁴⁾、静脉⁽⁵⁾和神经⁽⁶⁾。血管蒂最长可向近端追踪到骨间总动脉，长达约140mm，但在剥离时要注意保护好正中神经。

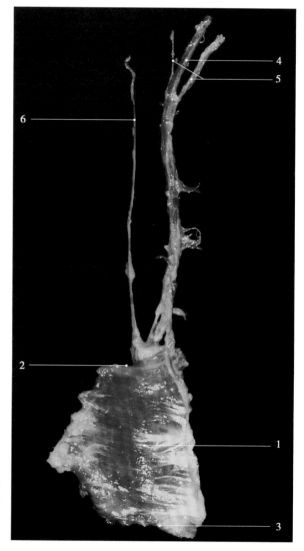

第八章

下肢皮瓣切取手术入路

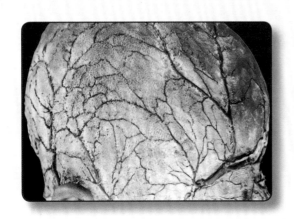
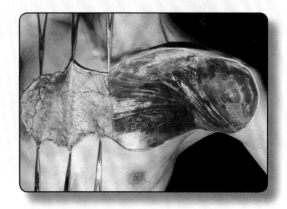

一、股前外侧皮瓣切取

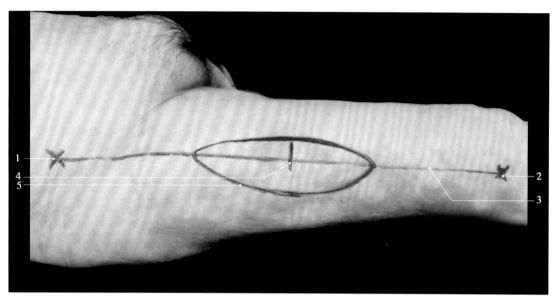

▲ 图 8-1　皮瓣设计

患者仰卧位，标记髂前上棘[1]和髌骨外侧缘[2]两点间的连线[3]，并以此线的中点[4]为中心，向上向下设计一长约160mm、宽约80mm的梭形皮岛[5]。

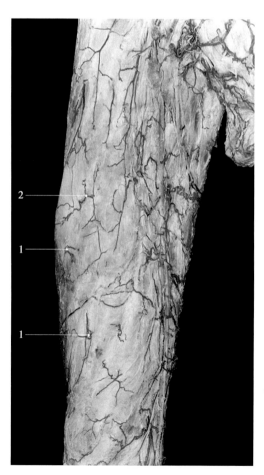

◀ 图 8-2　应用解剖（1）

　　旋股外侧动脉降支在股直肌与股中间肌之间行向外下方，途中在髂前上棘至髌骨外上缘连线中点处发出4~9支肌皮动脉[1]。其中第1肌皮动脉[2]穿支粗大，外径0.5~1.0mm，是股前外侧皮瓣主要血供。

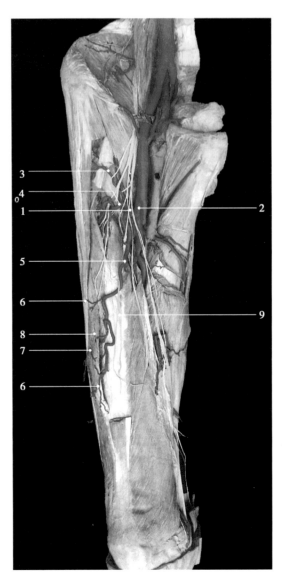

◀ 图 8-3　应用解剖（2）

旋股外侧动脉[1]起于股深动脉[2]外侧壁，向外横跨髂腰肌末端，分支有升支[3]、横支[4]和降支[5]。股前外侧皮瓣主要血供来源是旋股外侧动脉降支的直接动脉[6]和穿支肌皮动脉[7]。降支通常沿股外侧肌[8]内侧缘下降，少数在股中间肌[9]表面下行。降支血管蒂长约 120mm，外径约 2.1mm。皮瓣静脉回流主要是旋股外侧静脉及其属支，静脉长约 120mm，外径约 2.3mm。

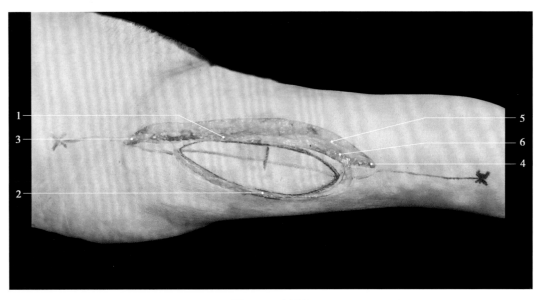

▲ 图 8-4　皮瓣切口

切开皮瓣的前缘[1]、后缘[2]，并将皮岛前缘沿连线分别向上[3]、向下[4]延伸切开皮肤，显示皮下浅筋膜[5]和深筋膜[6]。

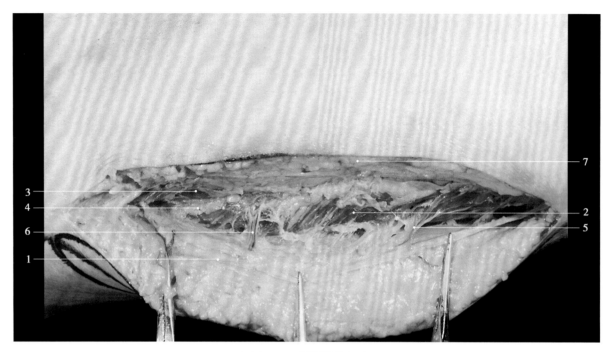

▲ 图 8-5　皮瓣切取（1）

切开皮岛前缘的深筋膜(1)，并将皮岛连同深筋膜一起向外牵拉，暴露出穿股外侧肌(2)或穿股外侧肌与股直肌(3)肌间隙(4)的肌皮动、静脉(5)及直接皮动、静脉(6)。

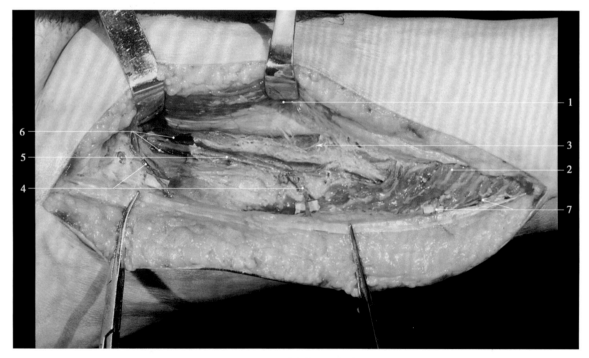

▲ 图 8-6　皮瓣切取（2）

钝性剥离股直肌(1)和股外侧肌(2)的肌间隙(3)，向内牵拉股直肌，顺间隙解剖剥离穿出的 2~3 条直接皮动脉(4)，向内侧追踪到旋股外侧动脉降支(5)和两条旋股外侧静脉的降支(6)。在切口远端可见 2 条穿股外侧肌的肌皮动脉(7)。

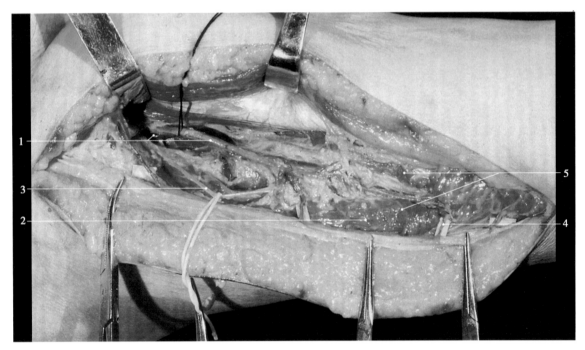

▲ 图 8-7　皮瓣切取（3）

在旋股外侧动、静脉降支[1]的外侧，解剖出支配股外侧肌[2]的股神经肌支[3]。然后沿降支向下解剖剥离出穿股外侧肌的肌皮动脉[4]，切断肌皮动脉浅部的股外侧肌肌纤维[5]，暴露出肌皮动、静脉。在完成血管蒂降支、直接皮动脉和肌皮动脉的显示后，可将皮岛恢复原位，然后切开皮岛后缘的深筋膜，并在股外侧肌表面连同皮岛一起向前向内侧掀起大腿深筋膜，注意保护好皮动脉和肌皮动脉。

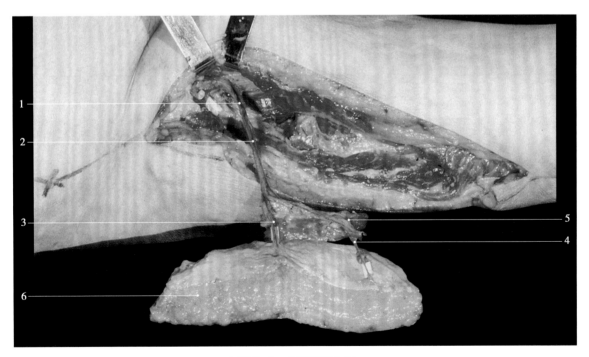

▲ 图 8-8　皮瓣切取（4）

仔细剥离皮瓣血管蒂[1]，结扎降支[2]发出滋养其它肌肉的肌支，保护好直接皮动脉[3]、肌皮动脉[4]和肌皮动脉股外侧肌袖[5]，游离出皮瓣和血管蒂。获取足够长血管蒂的游离皮瓣[6]。

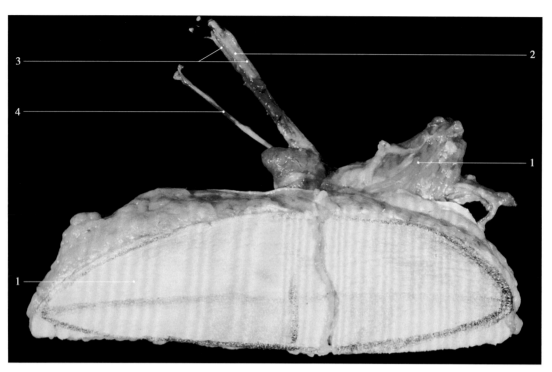

▲ 图 8-9　游离皮瓣（1）

根据受区所需组织量来裁剪皮瓣[1]的大小和形状。切取一带旋股外侧动脉降支[2]、静脉降支[3]的血管蒂。血管蒂长约 160mm。股神经前皮支[4]为皮瓣的感觉神经。

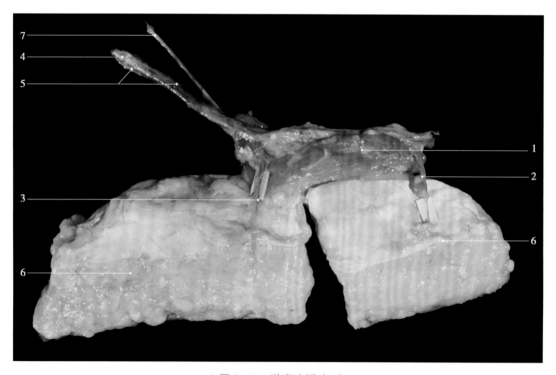

▲ 图 8-10　游离皮瓣（2）

皮瓣组织面可见带有肌袖[1]的穿支肌皮动脉[2]和直接皮动脉[3]的分布。临床上常利用较长的旋股外侧动脉降支[4]和静脉降支[5]的血管蒂，根据穿支肌皮动脉和直接皮动脉的分布范围及走行方向，还可以将皮瓣裁剪成两个分叶穿支皮瓣[6]。皮瓣的感觉由股神经前皮支[7]支配。

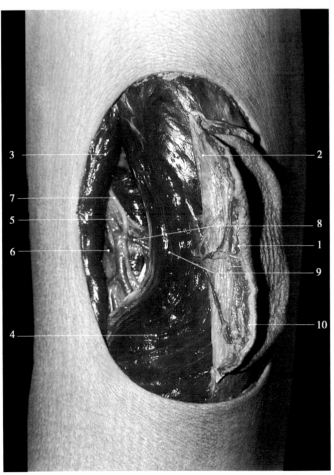

◀ 图 8-11 皮瓣切取（另一例标本）

先从皮瓣内侧缘[1]切开，并向腹股沟韧带中点延伸
50~90mm，以显露其血管蒂。然后切开皮肤达阔筋膜[2]（深
筋膜）深面，沿股直肌[3]和股外侧肌[4]之间的肌间隙找
出旋股外侧动脉降支[5]和伴行的两条静脉[6]及股神经肌
支[7]。注意剥离皮瓣的第一条肌皮动脉[8]，并追踪到肌
皮动脉的起始部。该动脉穿过股外侧肌部分肌束[9]达
股前外侧皮瓣[10]。

图 8-12 皮瓣切取 ▶

沿旋股外侧动脉降支[1]和股神经肌支[2]向下外游离肌皮动
脉[3]穿支[4]，将覆盖肌皮动脉其上的肌组织[5]分离、切
断，即可完全显露出该肌皮动脉[3]穿支[4]及伴行静脉[6]。
然后切开皮瓣的外缘，将皮瓣周边完全游离。也可切取一带
血管蒂的股前外侧游离皮瓣。

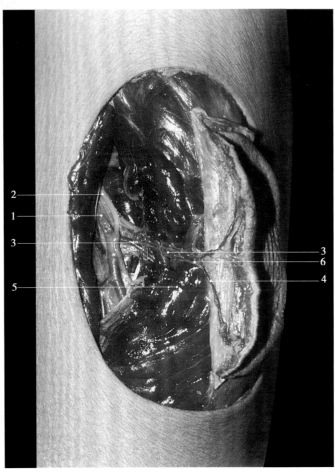

二、病例：股前外侧穿支皮瓣修复颊部洞穿缺损

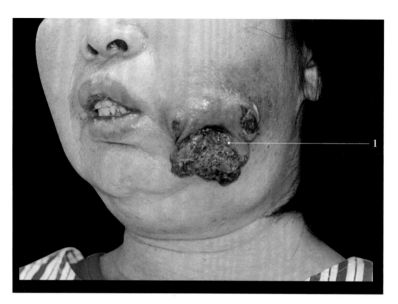

▲ 图 8-13　患者

女，左颊部肿瘤[1]

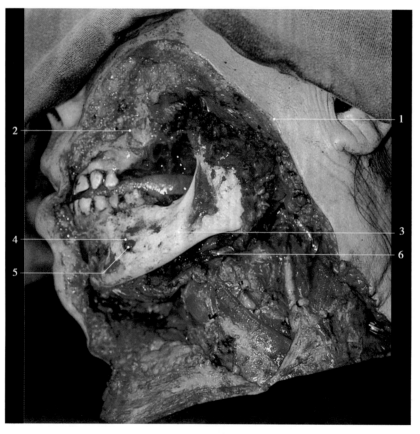

▲ 图 8-14　病灶切除

手术切除患者左侧面颊部皮肤[1]、表情肌、咬肌、颊肌、口轮匝肌及颊黏膜部肿瘤，将左侧面颊部软组织于上颌骨[2]和下颌骨表面[3]完全切除，结扎穿出颏孔[4]的颏动、静脉[5]及面动、静脉[6]。

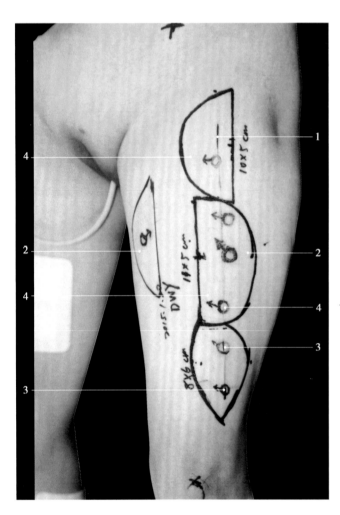

◀ 图 8-15 皮瓣设计

选择股前外侧皮瓣修复缺损。沿旋股外侧动脉降支走行的轴线[1]，勾画出大腿前外侧皮瓣[2]的穿支皮动脉[3]的位置。根据穿支皮动脉的分布位置、分支走行方向和皮瓣血管蒂的穿支皮动脉数量，自上而下设计出 3 个分叶状皮岛[4]。

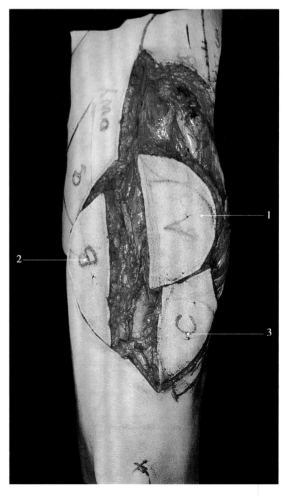

图 8-16 皮瓣切取（1）▶

根据穿支皮动脉分布位置，将皮瓣切取成两个长 110mm、高 50mm 半圆形 a 瓣[1]和相对 b 瓣[2]和远端的长 80mm、宽 60mm 近似梭形的 c 瓣[3]。

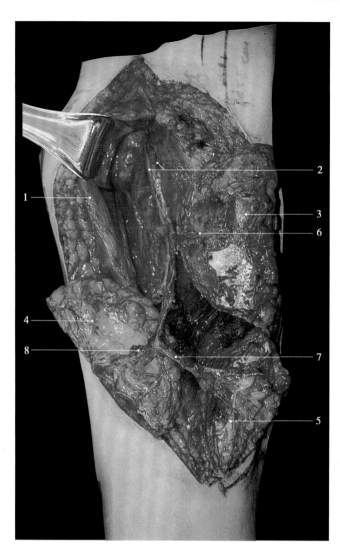

◀图 8-17　皮瓣切取（2）

将股直肌[1]向内侧牵拉, 解剖剥离出旋股外侧动、静脉降支[2]及 a 瓣[3]、b 瓣[4]和 c 瓣[5]的 3 条穿支皮动脉分布的全程, 第一支[6]和第三支[7]分布于降支下降的轴线上, 第二支[8]分布于轴线的内侧大腿的前部。

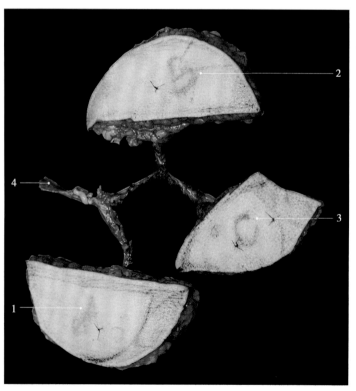

◀图 8-18　游离皮瓣（1）

裁剪 a 皮瓣[1]、b 皮瓣[2]半圆形皮瓣对接成适宜受区颊部大面积缺损的圆形皮瓣及修复口内颊黏膜的梭形 c 瓣[3]。并切取足够长的旋股外侧动、静脉降支的血管蒂[4]。

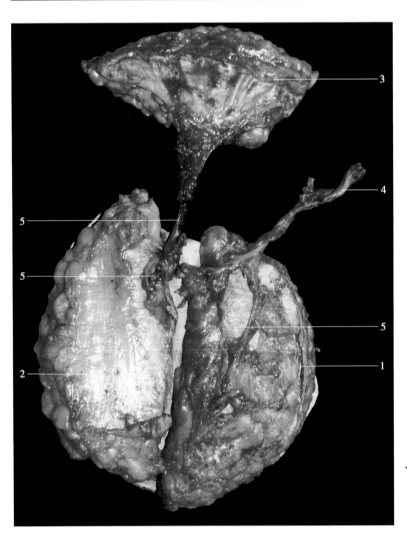

◀ 图 8-19 游离皮瓣（2）

显示游离的 a 瓣[1]、b 瓣[2]、c 瓣[3] 三个穿支分叶状皮瓣的血管蒂[4] 和穿支血管[5] 的分布。

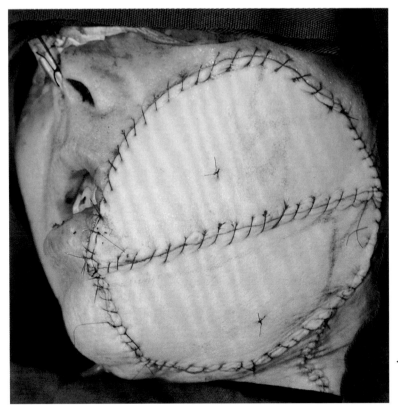

◀ 图 8-20 修复情况

股前外侧三叶状穿支游离皮瓣，修复颊部皮肤和口腔内面颊黏膜大面积缺损的术后。

三、股外侧皮瓣切取

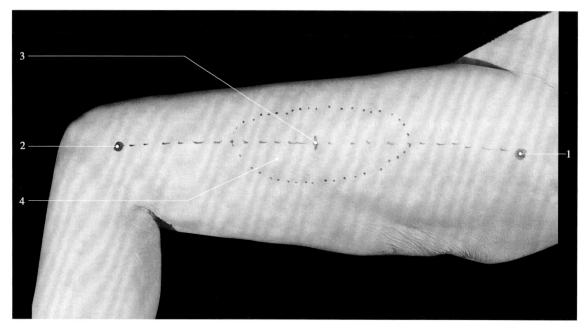

▲ 图 8-21　皮瓣设计

　　股外侧皮瓣体表标志为股骨大转子[1]向下至股骨外上髁[2]的连线，两点间的虚线为股外侧肌间隔的投影。皮瓣设计在连线的中部[3]，此处为股深动脉第 3 穿动脉穿过股外侧肌间隔部位。以此为中心设计长约 250mm、宽约 14mm 的梭形皮瓣[4]。

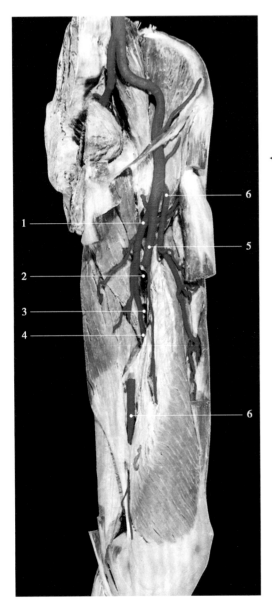

◀图 8-22　应用解剖（1）

　　通常情况下，股深动脉[1]有 2~4 条穿动脉，2 条穿动脉占 12.64%；3 条穿动脉占 55.55%；4 条穿动脉占 26.05%。穿动脉通过短收肌和大收肌在股骨粗线上附着部的小孔进入股后肌间隙。第 1 穿动脉[2]供内收肌群血供。第 2 穿动脉[3]主要肌支达半膜肌、半腱肌、股二头肌及股外侧肌，并有一大的穿支皮动脉。第 3 穿动脉[4]是股外侧皮瓣主要营养动脉，第 3 穿动脉在其通过股后肌间隔的行程中，越过或穿过股二头肌短头达大腿外侧，营养髂胫束浅部的皮肤。第 4 穿动脉[5]为股深动脉的终支。股深动脉起于股动脉[5]后壁，旋股外侧动脉[6]起于股动脉外侧壁。

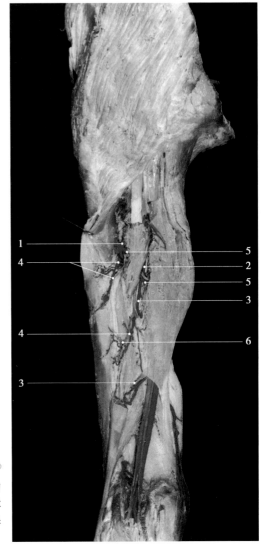

图 8-23　应用解剖（2）▶

　　切除大腿后群肌，显示第 2 穿动脉[1]、第 3 穿动脉[2]、第 4 穿动脉[3]及分布在股外侧的肌间隔穿支皮动脉[4]。此标本第 2、3 穿动脉的穿支皮动脉，为大腿外侧皮瓣的主要血供来源。肌间隔穿支皮动脉已追踪到大的肌支[5]起始部，皮瓣血管蒂应在此结扎、切断，确保肌肉的血供。皮瓣静脉回流是通过成对的伴行静脉[6]实现。

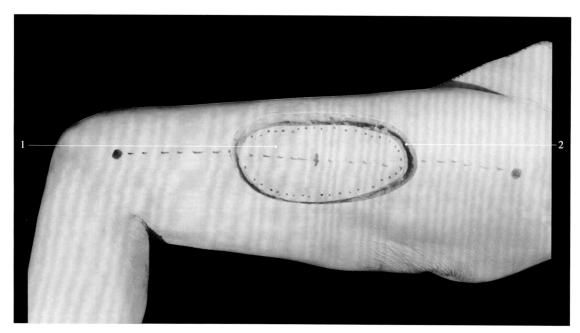

▲ 图 8-24 皮瓣切取（1）

按设计的皮岛画线切开皮岛[1]的皮肤和皮下脂肪[2]，达大腿外侧阔筋膜和髂胫束表面。

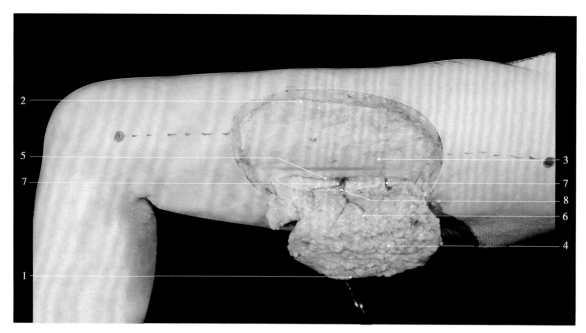

▲ 图 8-25 皮瓣切取（2）

牵起皮岛前缘[1]，沿阔筋膜[2]和髂胫束[3]表面向后解剖剥离皮瓣组织[4]，在髂胫束后缘[5]处可见由后向前分布走行的血管网[6]。在髂胫束后缘处，细心剥离出股深动脉第 3 穿动脉发出的 1~2 支肌间隔穿支皮动脉[7]和皮静脉[8]。

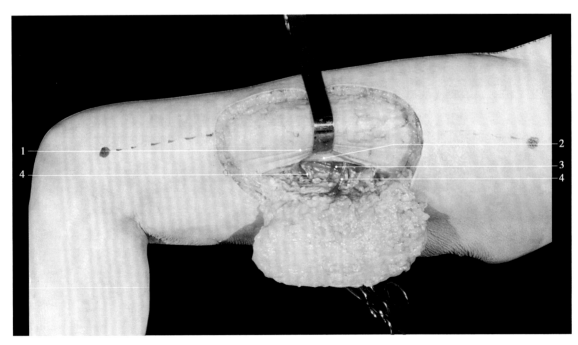

▲ 图 8-26　皮瓣切取（3）

向前牵拉髂胫束后缘[1]、大腿外侧肌间隔[2]。在肌间隔后方，解剖追踪股深动脉第 2、3 穿动脉穿大收肌[3] 后发出的两支肌间隔穿支皮动脉[4]。

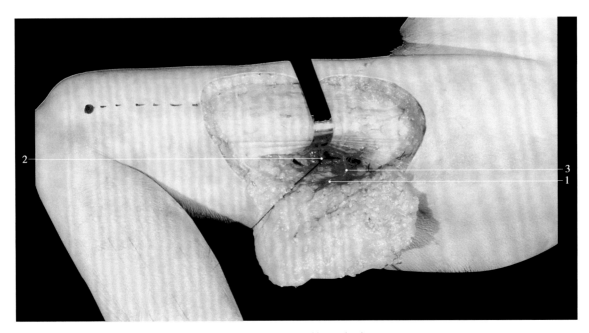

▲ 图 8-27　皮瓣切取（4）

沿肌间隔皮动脉[1]向深部追踪至大收肌，切段起于股骨粗线外侧唇大收肌的部分肌纤维，暴露出股深动、静脉[2] 和第 2 穿动脉[3]，注意保护皮瓣的血管蒂和分布皮瓣内的肌间隔穿支皮动脉。

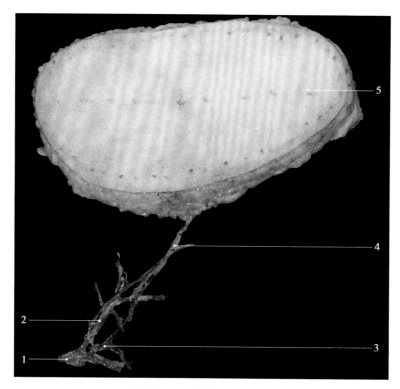

▲ 图 8-28　游离皮瓣（1）

在股深动脉[1]分出第 2 穿动脉[2]之前 10mm 处结扎、切断其近端；在分出第 3 穿动脉前结扎、切断其远端。仔细分离出股深动、静脉[3]第 2 穿动、静脉和分布到皮瓣的肌间隔皮动脉[4]，切取一带有较粗外径血管蒂的游离皮瓣[5]。

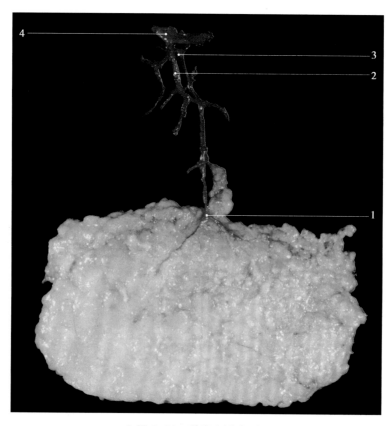

▲ 图 8-29　游离皮瓣（2）

游离皮瓣组织面的营养皮动脉[1]和第 2 穿动脉[2]第 2 穿静脉[3]血管蒂[4]。

四、股内侧皮瓣切取

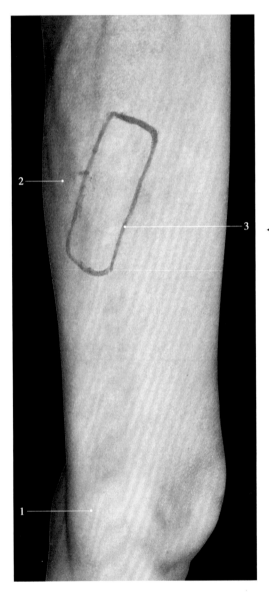

◀ 图 8-30　皮瓣设计
由腹股沟韧带中点至膝关节内侧缘[1] 连线中 1/3[2] 外侧 20mm 处做切口[3]，切口与连线平行，长约 100mm。一般在解剖出皮动脉后，沿其走行方向设计皮瓣。

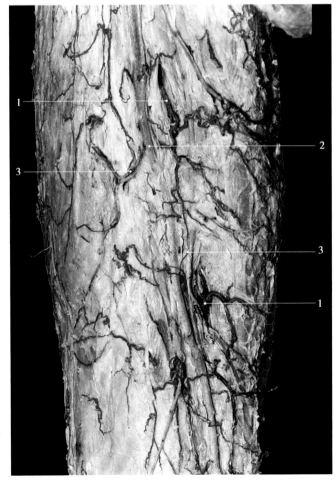

图 8-31　应用解剖 ▶
股内侧皮瓣主要皮动脉是起于股动脉的内侧壁，约有 1~3支[1]，在缝匠肌深面斜行向下内，从缝匠肌内侧缘穿出达股内侧区中部的皮肤，血管起始部外径为 1.0~1.2mm，血管蒂长度为 21~22mm。大隐静脉[2] 及属支[3] 在此皮瓣内经过。

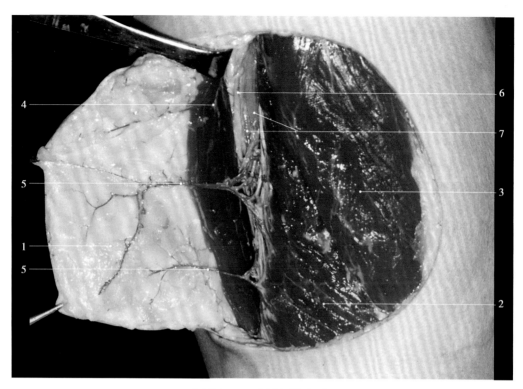

▲ 图 8-32　皮瓣切取（1）

沿画线切开皮瓣前缘皮肤、皮下组织及阔筋膜[1]，在股内侧肌[2]、股直肌[3]和缝匠肌[4]表面向后游离皮瓣，显示出直接皮动脉[5]。在缝匠肌深面可见隐神经[6]和股动、静脉[7]。

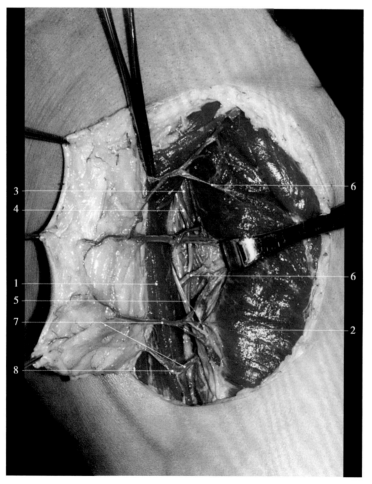

◀ 图 8-33　皮瓣切取（2）

切开皮瓣后缘皮肤，将皮瓣向前游离至缝匠肌。然后将缝匠肌[1]和股内侧肌[2]分别向两侧牵开，即可暴露出股内侧肌间隙内的股动脉[3]、股静脉[4]、隐神经[5]及其肌支[6]，仔细解剖出股内侧皮瓣的直接皮动脉[7]和伴行的皮静脉[8]。

五、股后侧皮瓣切取

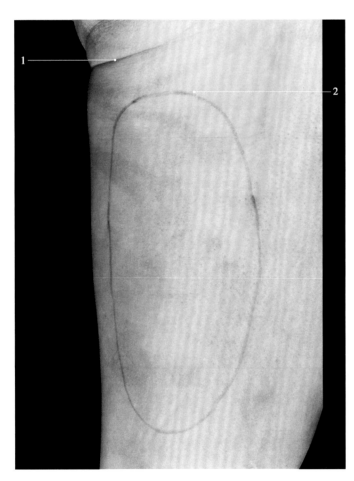

◀ 图 8-34　皮瓣设计

从坐骨结节至股骨大转子间做一连线，在此连线的中点再做一垂直线，为臀下动脉和股后皮神经的体表投影。在垂直线两侧各 50mm 范围内设计皮瓣，远端可达腘窝，近端位于臀股沟[1] 之上。皮瓣旋转轴位于臀大肌下缘[2]。

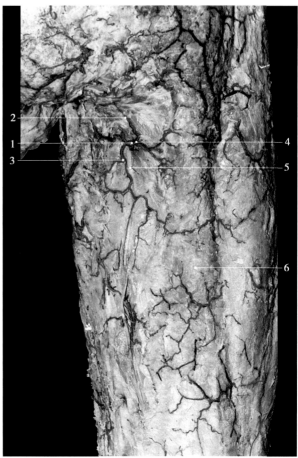

图 8-35　应用解剖（1）▶

在股后部臀大肌下缘的皮下解剖，由上而下解剖剥离出臀下动脉皮支[1]，该皮动脉穿出阔筋膜后分为升支[2]和降支[3]。升支向上分布于臀大肌下半部的皮肤，降支伴同名静脉[4]和股后皮神经[5]下行，分布到股后部[6]皮肤，远端达腘窝上部 100mm 处。动脉外径为 2.9mm，血管蒂长 42mm，皮瓣切取范围在 150mm×340mm。

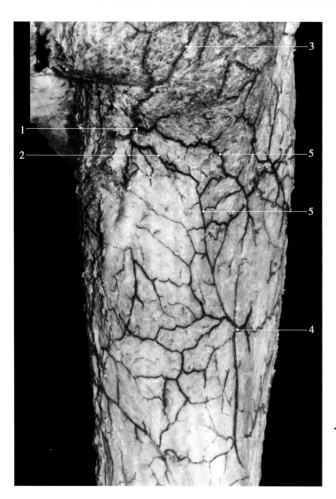

◀ 图 8-36 应用解剖（2）

伴行臀下动脉的臀下皮静脉[1]，于臀大肌下缘浅出后，在股后部呈菊花状的皮静脉[2]属支，向上与臀部皮静脉[3]吻合，向下与股后部的皮静脉[4]相互吻合构成臀股部皮下静脉网[5]。

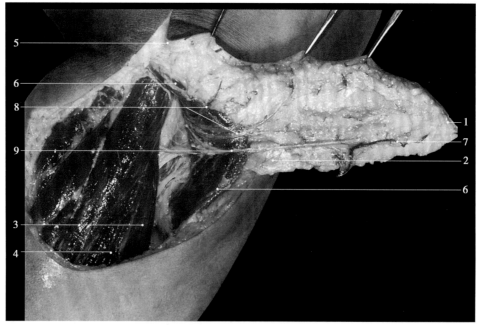

▲ 图 8-37 皮瓣切取

沿皮瓣画线切开皮瓣远侧[1]，在阔筋膜[2]下，股二头肌长头[3]和半腱肌[4]表面向近端[5]切取皮瓣，直至臀大肌下缘[6]。术中结扎、切断由股深动脉的穿动脉发出进入皮瓣的细小分支[7]。保留皮瓣近端的臀下动脉的皮支[8]和股后皮神经[9]的血管神经蒂。以此蒂为轴心，向上游离或旋转皮瓣。

六、股后外侧皮瓣切取

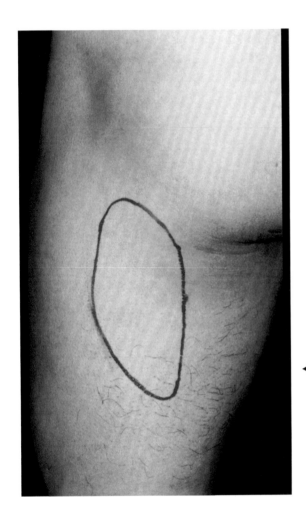

◀ 图 8-38 皮瓣设计
在股后外侧中 1/3 区，用多普勒血流仪在股后外侧探测第 1 穿动脉的皮动脉或肌间隔皮动脉穿出皮下部位。以此部位为皮瓣的中心点，来设计皮瓣大小和范围。

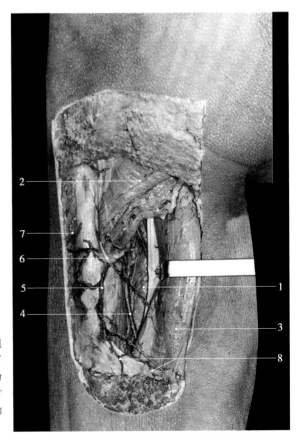

图 8-39 应用解剖 ▶
股后外侧皮瓣血供的来源是股深动脉的第 1 穿动脉皮支。第 1 穿动脉粗而大，在耻骨肌下缘穿短收肌和大收肌至股后部，出现于大转子下缘下方 57mm 处，位于大收肌[1]、臀大肌[2]和股二头肌长头[3]之间。分为升支和降支[4]。降支发出外侧肌间隔皮动脉[5]，在臀大肌止点[6]下方达皮下，滋养股后外侧皮肤，并分别于旋股外侧动脉皮支[7]和第 2 穿动脉皮支吻合[8]。

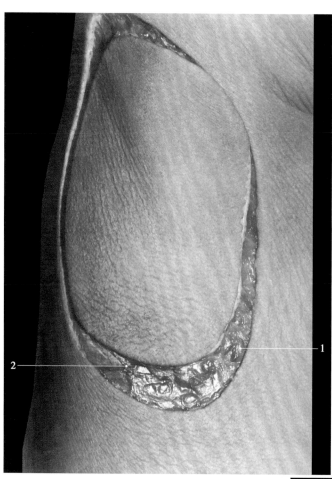

◀ 图 8-40　皮瓣切口
　　按设计的皮瓣画线切开皮肤,见皮下浅筋膜[1]和皮动脉[2]。

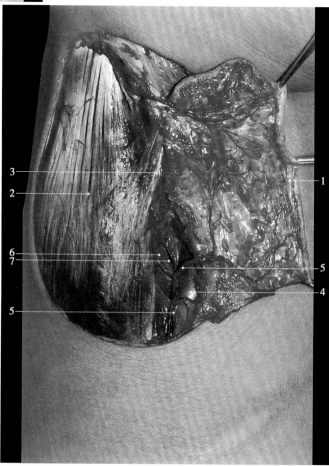

图 8-41　皮瓣切取 ▶
　　沿切口切开阔筋膜[1],在阔筋膜深面的股外侧肌[2]表面向内游离皮瓣直至外侧肌间隔[3]。然后提起皮瓣,在股外侧肌间隔和股二头肌长头[4]之间寻找出皮瓣的滋养动脉[5],并向深部追踪解剖出股深动脉的第 1 穿动脉[6]和第 1 穿静脉[7],进一步延长血管蒂的长度,增大皮瓣移位的旋转角度。

七、膝内侧皮瓣切取

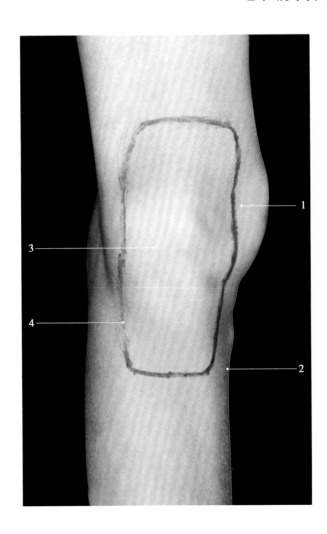

◀ 图 8-42　皮瓣设计
以大隐静脉为纵轴线，在膝关节[1]上 100mm，膝关节下 200mm，其前界不超过胫骨前嵴[2]的范围内设计膝内侧[3]皮瓣，并标明皮瓣的切口线[4]。

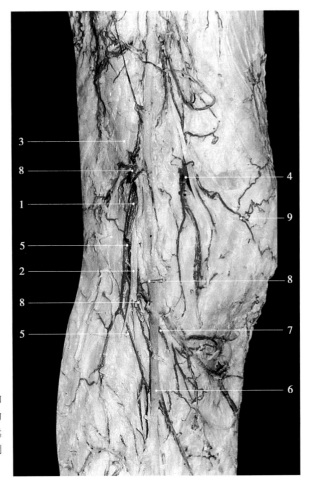

图 8-43　应用解剖 ▶
膝内侧皮瓣的滋养动脉和神经分别来源于股动脉的膝降动脉[1]和隐神经[2]。两者穿股收肌腱板后，于缝匠肌[3]深面伴行向下约 14.7mm，即分出关节支[4]和隐支[5]。膝降动脉伴大隐静脉[6]向远端行走，途中发出一较大的髌下支[7]和 2~5 个皮支[8]供给小腿内侧皮肤。关节支参与髌网[9]的构成。

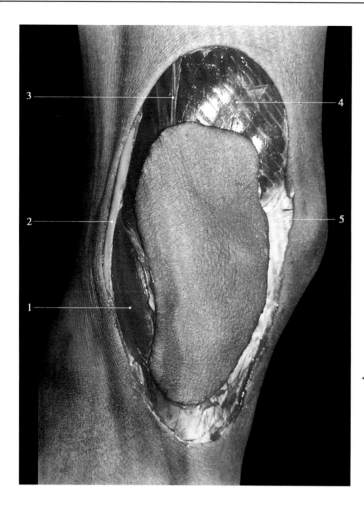

◀ 图 8-44 皮瓣切口

沿膝内侧设计的皮瓣画线，切开皮肤至深筋膜深面，见缝匠肌[1]、大隐静脉[2]、膝降动脉[3]、股内侧肌[4]和髌骨内侧缘[5]。

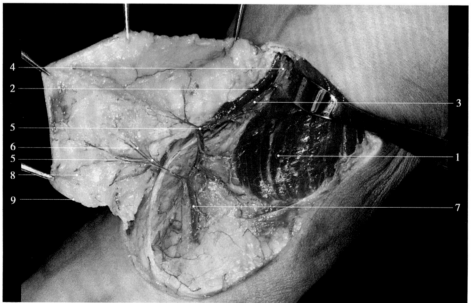

▲ 图 8-45 皮瓣切取

向前牵拉股内侧肌[1]，在缝匠肌前缘[2]和股内侧肌之间可见膝降动、静脉[3]穿股收肌腱板[4]及滋养皮瓣的皮动脉[5]、皮静脉[6]和关节支[7]及隐支。将皮瓣[8]由远端[9]的深筋膜下向近端游离，保护皮瓣的滋养动脉和静脉。在皮瓣的远端结扎、切断隐动脉、静脉，获取一膝降动、静脉为血管蒂的游离皮瓣或以此动脉为血管蒂的旋转皮瓣。

八、小腿内侧皮瓣切取

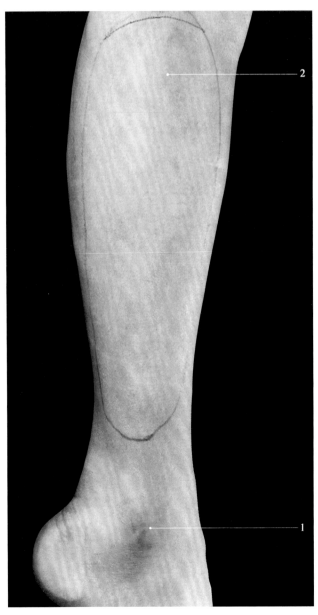

▲ 图 8-46　皮瓣设计

以胫骨内侧髁后缘与内踝[1]连线为轴，在小腿内侧[2]中下段设计皮瓣。因此皮瓣的皮动脉呈节段性来源于胫后动脉主干，所以临床上常应用胫后动脉主干设计一个较大的小腿内侧游离移植皮瓣。

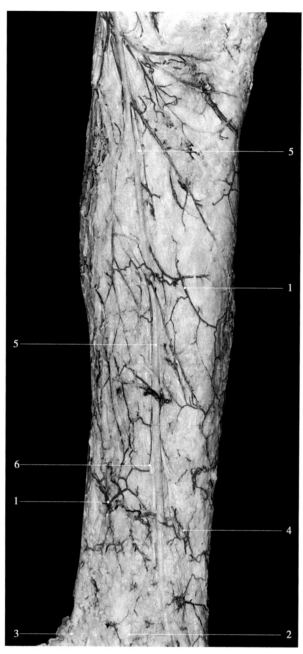

▲ 图 8-47 应用解剖（1）

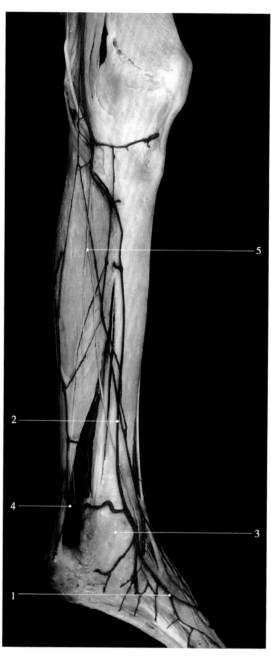

▲ 图 8-48 应用解剖（2）

小腿内侧中、下区皮肤的血供，为胫后动脉向小腿内侧发出的 2~7 条皮支[1]，在小腿中 1/3 段有 1~3 支，外径约 0.17mm，皮支经比目鱼肌和趾长屈肌之间间隙分布到小腿中、下区皮肤。皮动脉穿深筋膜的位置，是在胫骨内侧缘中、上 1/3 点至内踝[2]与跟腱[3]中点的连线上。皮动脉蒂在小腿内侧较短。回流的静脉一为两条伴行皮静脉[4]，注入胫后静脉；一为大隐静脉[5]，并于隐神经[6]伴行。

在小腿内侧皮瓣内有起于足背静脉弓[1]内侧端的大隐静脉[2]和起自内踝[3]后方的后弓状静脉[4]。于大隐静脉伴行的隐神经[5]为皮瓣的感觉神经。

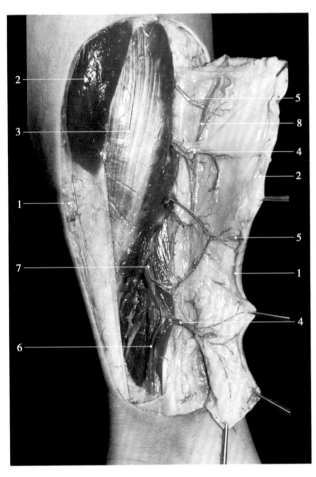

◀ 图 8-49　皮瓣切取（1）

切开皮瓣后缘[1]，在腓肠肌[2]和比目鱼肌[3]浅面向前翻起皮瓣，解剖出皮动脉[4]、皮静脉[5]及胫后动脉[6]、静脉[7]的显露部。注意保护好皮瓣内的大隐静脉[8]。

图 8-50　皮瓣切取（2）▶

向后牵开比目鱼肌[1]和腓肠肌内侧头[2]，向深层追踪胫后血管[3]的掩盖部。暴露胫后动、静脉的全程和分布皮瓣的数条皮动脉[4]皮静脉[5]。该皮瓣根据受区的位置和大小、可切取胫后血管近端[6]为蒂或取胫后血管远端[7]为蒂的岛状皮瓣。也可切断、结扎胫后血管的上、下端，获取一游离移植皮瓣。皮瓣静脉回流一是皮动脉的伴行静脉[8]，二是大隐静脉[9]。

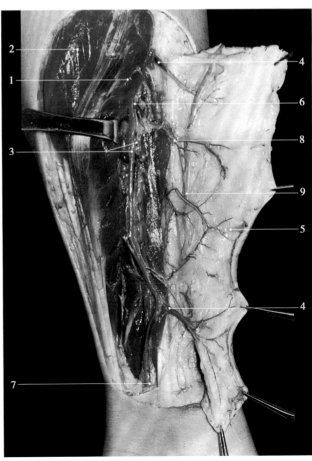

九、小腿内上部皮瓣切取

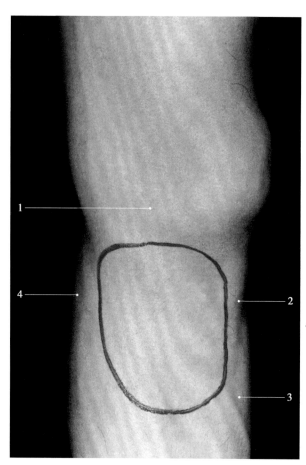

◀ 图 8-51　皮瓣设计

由胫骨内髁下缘最低点与内踝最高点连线为皮瓣纵轴线，上界为胫骨内侧髁[1]，下界达胫骨粗隆[2]下 100mm，前界为胫骨前缘[3]，后界为小腿后正中线[4]。皮瓣的切取范围约 150mm×80mm。

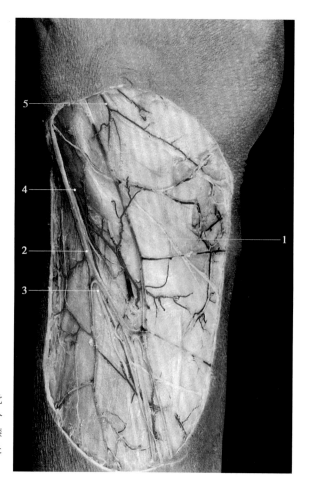

图 8-52　应用解剖 ▶

滋养小腿内上区[1]皮肤的血管为膝降动脉和大隐静脉[2]。皮肤的感觉神经为隐神经[3]。膝降动脉起于股动脉，起始部外径为 2.9mm，继而分出隐支[4]和关节支[5]，隐支与隐神经伴行于缝匠肌和股薄肌之间至膝内侧浅出皮下，分布于小腿内上部皮肤，隐支起始部外径为 1.7mm，长度为 116mm。皮瓣的静脉回流主要由大隐静脉注入股静脉。

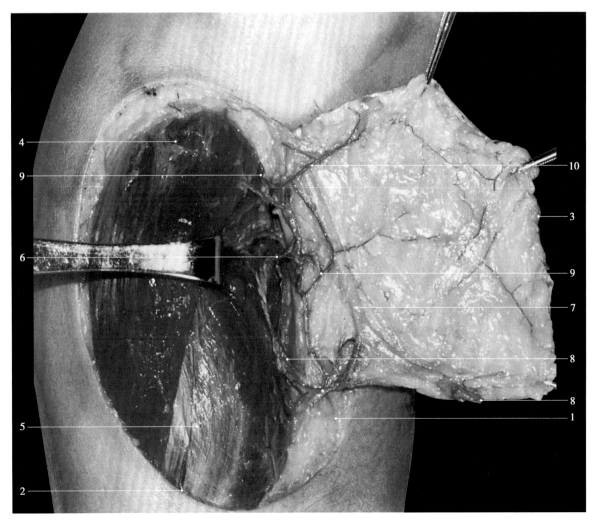

▲ 图 8-53 皮瓣切取

按设计的皮瓣画线依次切开皮瓣的前缘[1]、下缘[2]和后缘[3]。在腓肠肌内侧头[4]和比目鱼肌[5]表面锐性分离皮瓣，并向后牵拉上述二肌。显示肌间隙内穿出的胫后动脉发出的肌皮动脉[6]。注意皮瓣内的大隐静脉[7]，结扎、切断大隐静脉远端[8]，保护好隐支[9]到皮瓣内的皮动脉支[10]。

十、小腿前外侧皮瓣切取

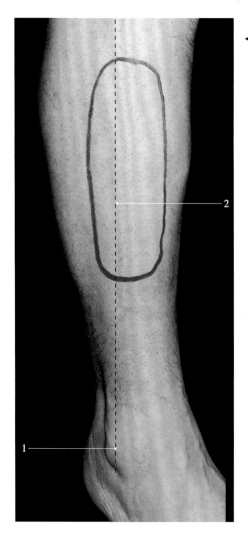

◀ 图 8-54　皮瓣设计

以小腿前外侧肌间隔即腓骨小头与外踝[1]连线[2]为轴线，临床根据受区的大小和位置，在腓骨小头尖下方 90mm~280mm 范围内可切取皮瓣 250mm × 100mm。

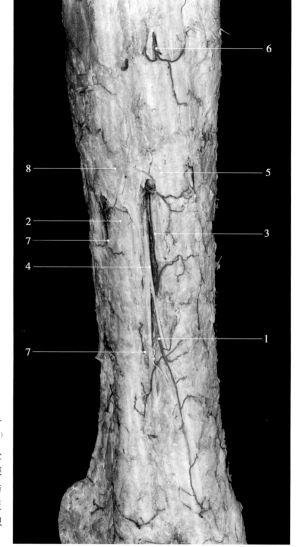

图 8-55　应用解剖（1）▶

小腿前外侧皮瓣是以腓浅动脉[1]为血管蒂的肌间隔血管皮瓣。在腓骨小头下 46mm 处起于胫前动脉，于小腿前外侧的腓骨长肌[2]与趾长伸肌[3]之间下行，并与腓浅神经[4]紧密伴行。该动脉在腓骨小头下 140mm 处穿出肌间隙，于深筋膜[5]内向下行，约距腓骨小头下 220mm 处浅出深筋膜进入皮瓣，血管外径约 0.8~1.0mm。在皮下浅筋膜内，腓浅动脉与来自胫前动脉的肌间隔皮动脉[6]及腓动脉的肌间隔皮动脉[7]形成广泛吻合[8]。临床上也可用腓动脉本干做血管蒂，增大了供区皮瓣的面积和血管蒂的长度。

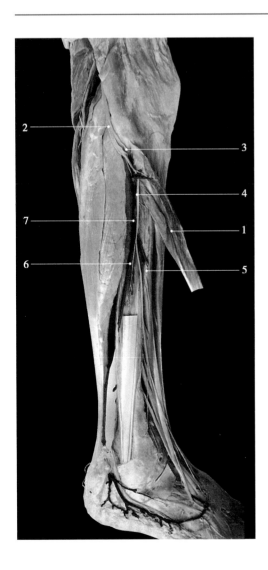

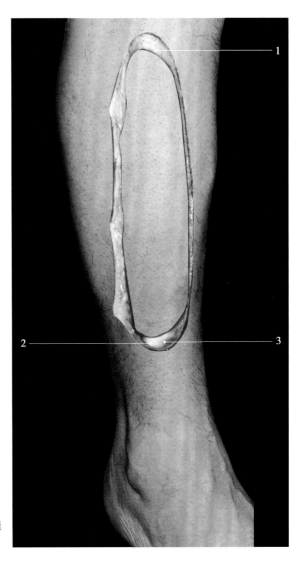

◀图 8-56　应用解剖（2）

图示将切断腓骨长肌[1]向前掀起，可见腓总神经[2]绕腓骨颈分为深支[3]和浅支[4]两个终支。在腓骨长肌和趾长伸肌[5]之间解剖剥离出腓浅神经、腓浅动脉[6]和伴行静脉[7]。

图 8-57　皮瓣切口 ▶

按小腿前外侧肌间隔轴线，沿画线切开皮瓣的四周皮肤达深筋膜[1]下，显露小腿外侧腓骨长肌腱[2]、腓骨短肌[3]和趾长伸肌。然后将在小腿深筋膜下向后解剖皮瓣。

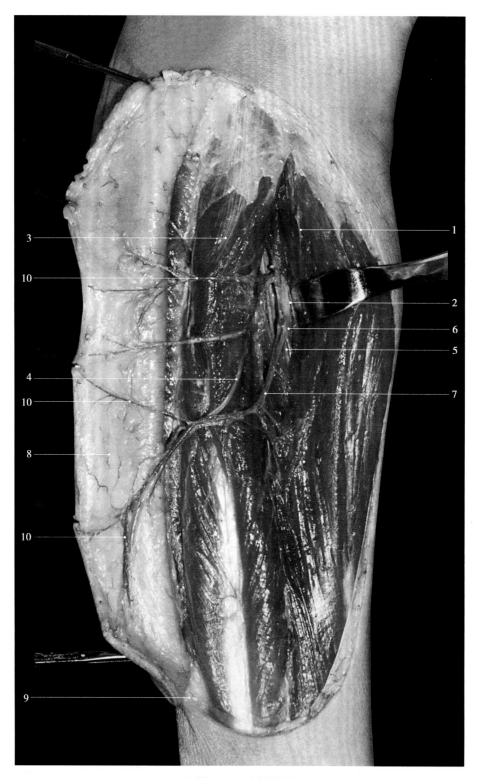

▲ 图 8-58 皮瓣切取

向前牵拉趾长伸肌(1)，在小腿前外侧肌间隔(2)和腓骨长肌(3)之间寻找出腓浅神经(4)、胫前动脉(5)和静脉(6)及腓浅动、静脉起始部。沿腓浅动、静脉(7)、腓浅神经向下解剖直至皮瓣(8)，然后切开皮瓣后缘(9)，将腓血管蒂向近端追踪解剖至胫前动脉和胫前静脉本干，可获取较长的血管蒂。术中注意保护进入皮瓣的直接皮动脉(10)。

十一、小腿后部皮瓣切取

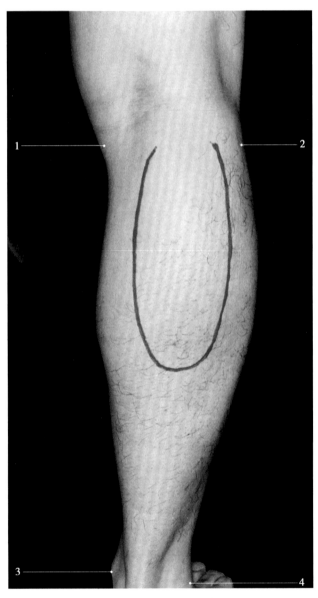

▲ 图 8-59　皮瓣设计

皮瓣的上界为股骨内[1]、外侧髁[2]连线；下界为内[3]、外踝[4]连线；内侧界为股骨内侧髁与内踝连线；外侧界为股骨外侧髁与外踝连线。皮瓣切取面积可达 150mm×300mm。

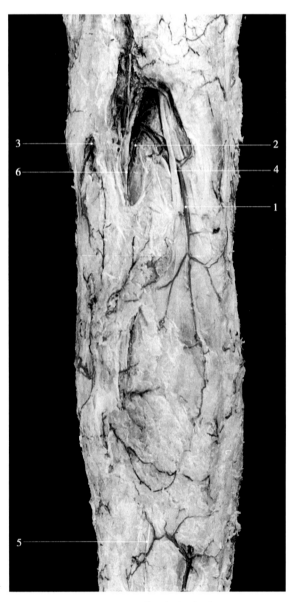

▲ 图 8-60　应用解剖（1）

小腿后部皮瓣的血供多数来自腘动脉的腘窝外侧[1]、中间[2]和内侧[3]皮动脉，少数起自胫后动脉或腓肠肌动脉。腘窝外侧动脉外径 1.5mm，血管长 142.3mm，有两条外径 2.2mm 的伴行静脉。腘窝中间动脉外径 1.5mm，长 98.4mm，伴行静脉外径 2.2mm。腘窝内侧动脉外径 1.35mm，长 61.4mm，伴行静脉外径 1.9mm。皮瓣神经为腓肠外侧皮神经[4]和腓肠内侧皮神经[5]。皮瓣另一回流静脉为小隐静脉[6]。

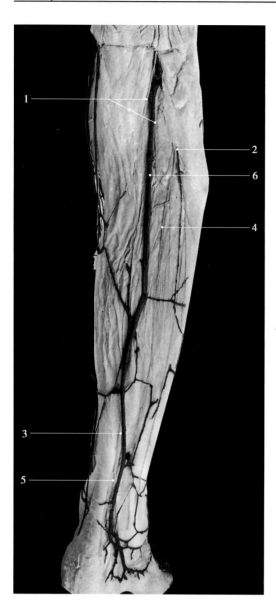

◀ 图 8-61 应用解剖（2）

小腿后部皮下浅筋膜内有股后皮神经[1]、腓肠外侧皮神经[2]、腓肠内侧皮神经[3]、腓肠神经交通支[4]、腓肠神经[5]和小隐静脉[6]。小腿后部皮瓣包括腘窝内侧、中间、外侧三部分，无论选择腘窝外侧、中间或内侧皮动脉为血管蒂，静脉回流一是通过伴行静脉，二是通过小隐静脉注入腘静脉。

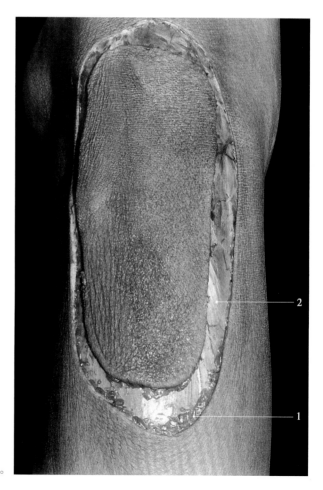

图 8-62 皮瓣切口 ▶

沿设计的皮瓣范围切开皮肤和浅筋膜[1]达深筋膜[2]。

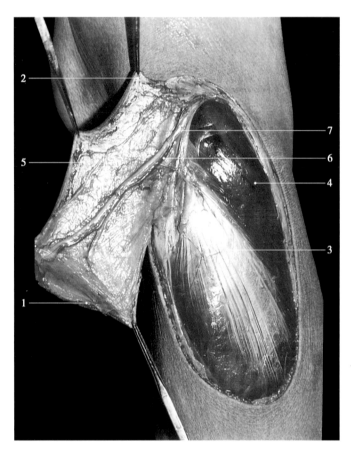

◀ 图 8-63　皮瓣切取（1）

在深筋膜下由皮瓣的远端[1]向近端[2]，于腓肠肌外侧头[3]和跖肌[4]表面向上逆行掀起皮瓣[5]，解剖出腘窝外侧皮动脉[6]和腓肠外侧皮神经[7]。结扎、切断小隐静脉远端，形成以近端血管神经为蒂的岛状皮瓣。

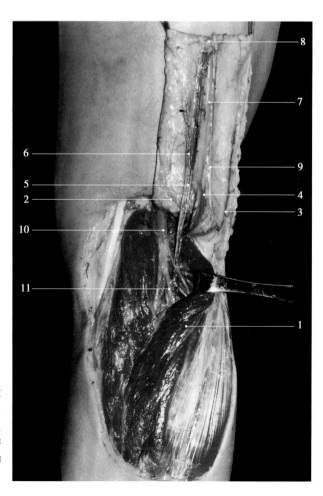

图 8-64　皮瓣切取（2）▶

向外牵拉腓肠肌外侧头[1]，在皮瓣近端[2]处细心解剖出腘动脉发出的腘窝外侧皮动脉[3]、腘窝中间皮动脉[4]和腘窝内侧皮动脉[5]，并解剖出与其伴行的腘窝内侧皮静脉[6]和小隐静脉[7]。然后切断、结扎皮瓣远端的小隐静脉[8]和腓肠外侧皮神经[9]，将皮瓣向上游离到血管蒂部，形成一岛状皮瓣。术中注意保护胫神经[10]主干和肌支[11]。

十二、腓肠内侧动脉穿支皮瓣切取

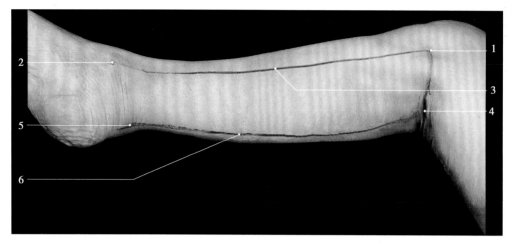

▲ 图 8-65　皮瓣设计

皮瓣范围是胫骨内侧髁[1]与内踝[2]之间连线为皮瓣前缘[3]；由胫骨内、外侧髁连线的中点[4]（腘窝中点）至跟腱[5]止点画第二条连线为皮瓣后缘[6]。两条纵行线之间的区域为腓肠内侧动脉穿支肌皮瓣或腓肠内侧动脉穿支皮瓣切取的范围。

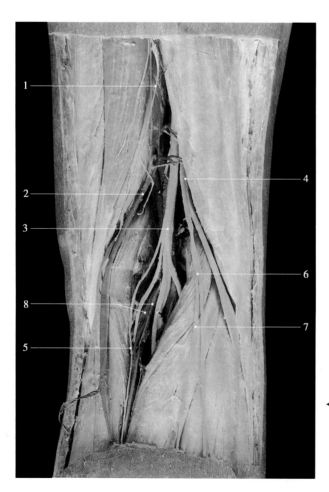

◀ 图 8-66　应用解剖（1）

解剖腘窝浅层，显示出股后皮神经[1]、小隐静脉[2]、胫神经[3]、腓总神经[4]、腓肠内侧皮神经[5]、腓肠外侧皮神经[6]、腓肠神经交通支[7]及腓肠内侧动、静脉[8]。

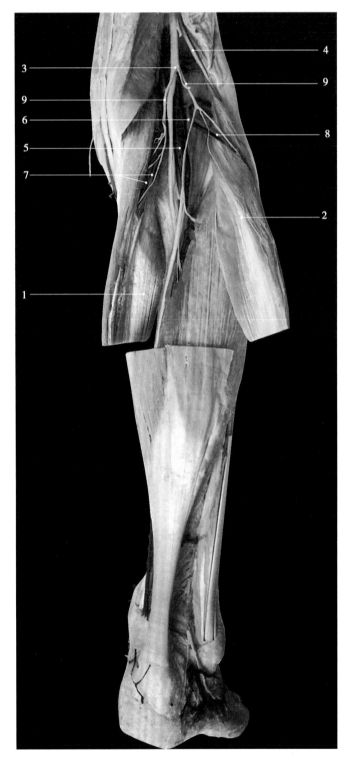

▲ 图 8-67　应用解剖（2）

切断腓肠肌内[1]外侧头[2]，解剖腘窝深部的胫神经[3]、腓总神经[4]、腘静脉[5]和腘动脉[6]。在腘窝下角处可见腓肠内侧动、静脉[7]、腓肠外侧动脉[8]和神经[9]。腓肠内侧动脉长约 51mm，外径约 2.5mm，伴行静脉外径约 3.5mm。腓肠内侧动脉穿支皮瓣的血供来源于腓肠内侧动脉穿支肌动脉和伴行静脉。其穿支肌皮动脉分布在腘窝皱纹下 70~180mm，距中线内侧 10mm 左右的范围内。穿支肌皮血管在腓肠肌内侧头内行程较长，外径较粗，临床上可获取长约 150mm 血管蒂的游离肌皮瓣或皮瓣。

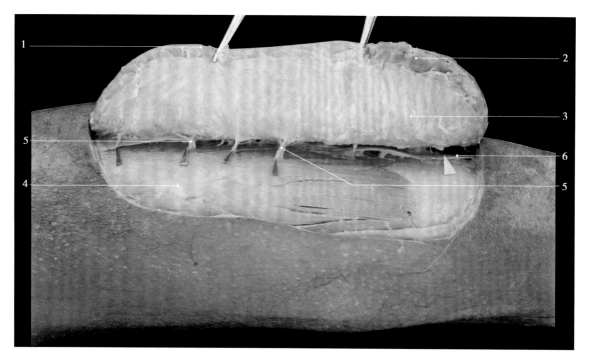

▲ 图 8-68 皮瓣切取（1）

在两条纵行线之间的区域内，切开皮瓣前缘[1]皮肤、皮下浅筋膜[2]和深筋膜[3]，在深筋膜和腓肠肌内侧头[4]之间向内侧解剖，注意保护蓝色箭头所指的多条腓肠肌内侧动脉的穿支肌皮动脉、静脉[5]和内、外侧腓肠肌之间的腓肠神经[6]。

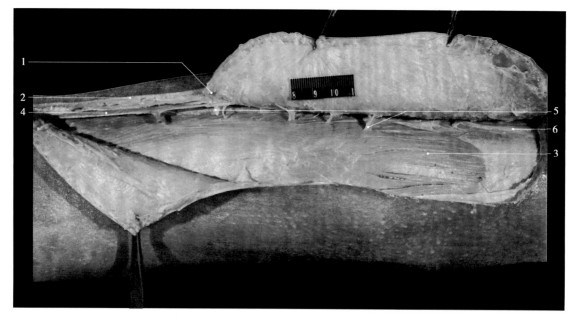

▲ 图 8-69 皮瓣切取（2）

在皮瓣的上缘[1]中点向腘窝延伸切开皮肤[2]，见腓肠肌内侧头[3]、小隐静脉[4]、数条穿内侧腓肠肌肌皮动、静脉[5]和腓肠肌两头之间的腓肠神经[6]。

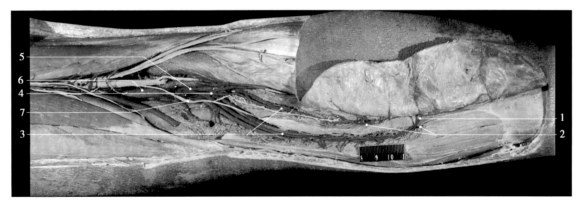

▲ 图 8-70　皮瓣切取（3）

沿肌皮动脉[1]优势穿支（外径 1.0mm 以上为优势）剖开腓肠肌内侧头[2]，顺肌皮动脉、肌皮静脉向上解剖，追踪到腓肠肌内侧头肌内穿行的肌皮动脉、静脉[3]，直至剥离到腓肠肌内侧动、静脉起始部[4]的腘动[5]静脉[6]。沿途结扎营养腓肠肌内侧头的数条肌支。并暴露出肌皮动、静脉全程和支配内侧腓肠肌的神经[7]。

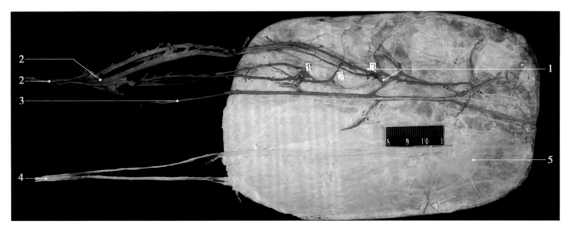

▲ 图 8-71　游离皮瓣

仔细剥离腓肠肌内侧头肌内穿行的肌皮动、静脉主干[1]，结扎途中的细小肌支，将肌皮动、静脉主干向上追踪至腓肠内侧动、静脉[2]起始部，结扎、切断较粗外径的肌皮动、静脉的血管蒂和皮瓣静脉回流的小隐静脉[3]。皮瓣感觉神经为腓肠神经[4]。腓肠内侧动脉皮瓣[5]，根据所需要的组织量来切断腓肠肌内侧头起始部和抵止部，近腘动、静脉处结扎、切断腓肠肌内侧动、静脉，获取一血管径较粗、蒂较长的游离皮瓣或切取部分腓肠内侧头的肌皮瓣。

十三、内踝上皮瓣切取

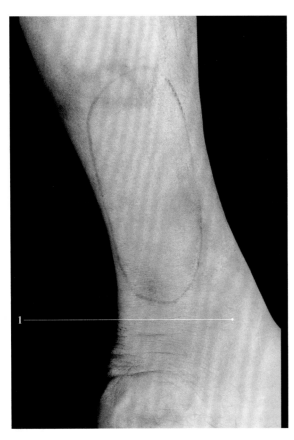

◀ 图 8-72 皮瓣设计

先做胫骨内侧髁与内踝[1]之间的连线，以此线为皮瓣轴线，皮瓣的轴心一般在内踝上 70mm 处，近端可达膝下 100mm 处，皮瓣切取范围可根据受区创面大小而设计。

图 8-73 应用解剖 ▶

内踝上皮瓣血供来源为胫后动脉[1]在内踝[2]上方 40mm 和 65mm 处，经趾长屈肌[3]和小腿三头肌[4]之间发出两条皮动脉[5]达皮瓣，可营养小腿内侧下 1/3 皮肤。皮瓣以这两条皮动脉为蒂形成内踝上皮瓣，可修复踝部及小腿远端创面。皮瓣内包含大隐静脉[6]和隐神经[7]。

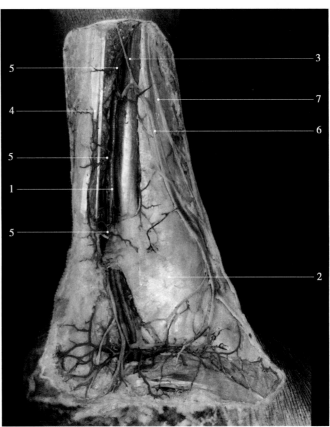

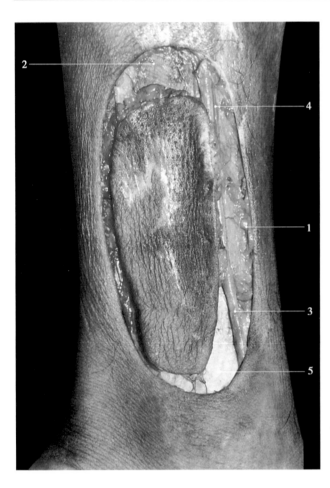

◀ 图 8-74　皮瓣切口

按设计的画线先切开皮肤和浅筋膜[1]达深筋膜[2]下，显露出大隐静脉[3]、隐神经[4]和胫骨下端[5]。

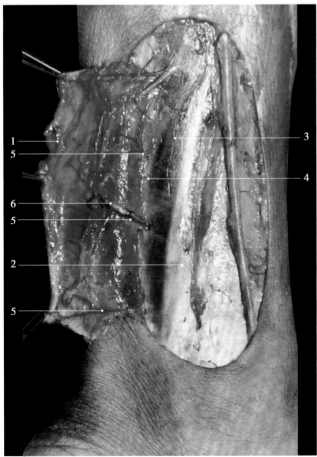

◀ 图 8-75　皮瓣切取（1）

在深筋膜下，由前向后游离皮瓣[1]，直至胫骨后缘[2]和趾长屈肌[3]表面。在趾长屈肌后缘[4]处可见穿出的皮动脉[5]和伴行皮静脉[6]分布到皮瓣。

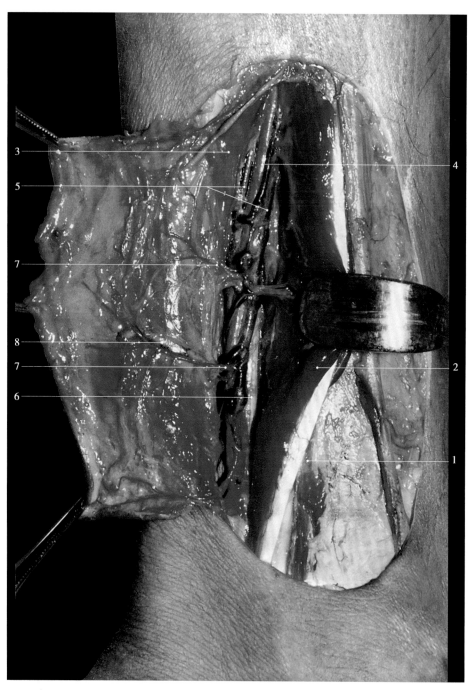

▲ 图 8-76　皮瓣切取（2）

紧贴胫骨后缘⁽¹⁾切开深筋膜，向前牵拉趾长屈肌⁽²⁾，在趾长屈肌与小腿三头肌⁽³⁾之间的肌间隙内细心地寻找出胫后动脉⁽⁴⁾、胫后静脉⁽⁵⁾、胫神经⁽⁶⁾和营养皮瓣的皮动脉⁽⁷⁾、皮静脉⁽⁸⁾。然后从皮瓣后缘切口的深筋膜下向前剥离、掀起该皮瓣，一直解剖到小腿三头肌内侧缘的肌间隙，追踪胫后动脉发出的皮动脉和伴行的胫后静脉。

十四、外踝上皮瓣切取

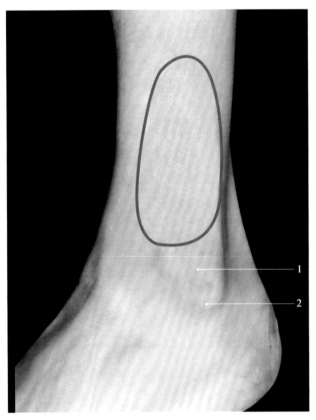

◀ 图 8-77　皮瓣设计

在小腿下端，胫腓骨之间设计皮瓣。先在外踝[1]上 50mm 处，用超声多普勒测定外踝上皮瓣的腓动脉穿支穿出点，以此点为皮瓣的轴心。皮瓣上界可达小腿中部。下界可达外踝尖[2]。

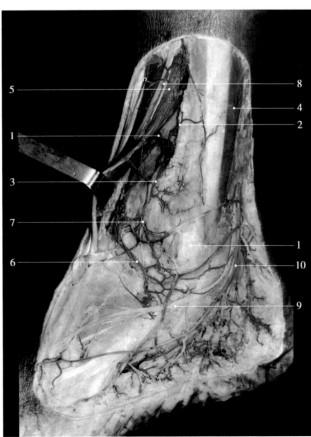

图 8-78　应用解剖 ▶

外踝上皮瓣血供来源，为腓动脉在外踝[1]上 50mm 处穿过小腿骨间膜，于骨间膜前分为升支[2]和降支[3]。升支在腓骨短肌[4]与趾长伸肌[5]之间穿过深筋膜，在皮下组织内上行供应小腿下部外侧皮肤血供。降支向下于外踝前动脉[6]的皮支吻合[7]。皮动脉均有两条伴行静脉。皮浅神经[8]走在趾长伸肌的浅部，通过皮瓣达足背。在外踝下方有足背外侧皮神经[9]和小隐静脉[10]通过。

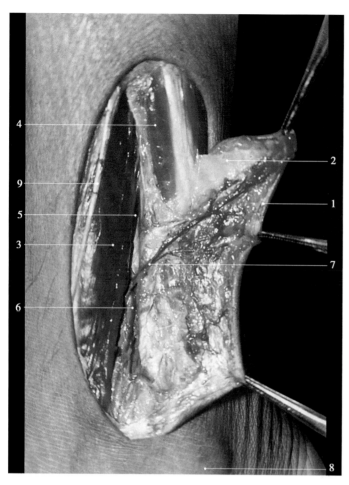

◀ 图 8-79　皮瓣切取（1）

沿皮瓣设计的画线切开皮瓣前缘[1]，在深筋膜[2]下向后翻起皮瓣至趾长伸肌[3]与腓骨短肌[4]之间的肌间隙[5]，在肌间隙内寻找出腓动脉穿支[6]和外踝上动脉升支[7]。在外踝[8]的前上方，趾长伸肌的表面可见腓浅神经[9]斜行穿过皮瓣，术中应注意保护。

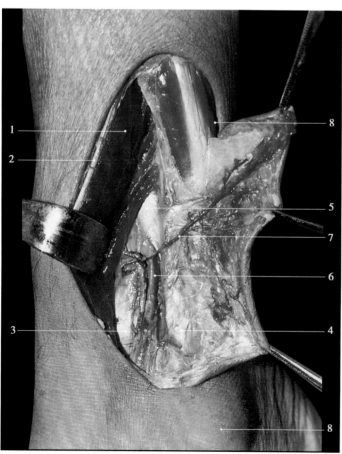

◀ 图 8-80　皮瓣切取（2）

向前牵开趾长伸肌[1]和腓浅神经[2]，显露出胫骨下端[3]、腓骨下端[4]、小腿骨间膜[5]和腓动脉穿支[6]及皮瓣动脉[7]。然后切开皮瓣后缘[8]，同样向前解剖直至完全游离皮瓣。

十五、足背皮瓣切取

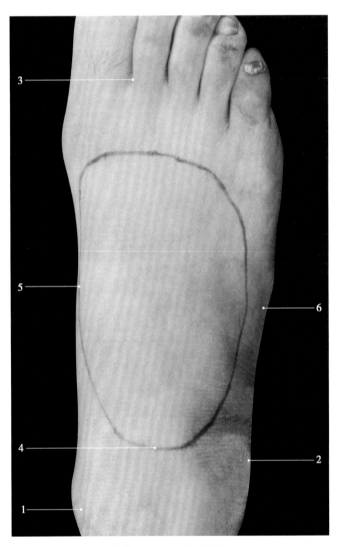

▲ 图 8-81　皮瓣设计

在内踝[1]、外踝[2] 连线的中点至第 1 趾蹼[3] 间垂线，此垂线为足背动脉在足背的体表投影。在此轴线上设计皮瓣，近端[4] 至踝下，远端达趾蹼缘，两侧至足背内[5]、外侧缘[6]。皮瓣切取范围最大可达 140mm × 100mm。

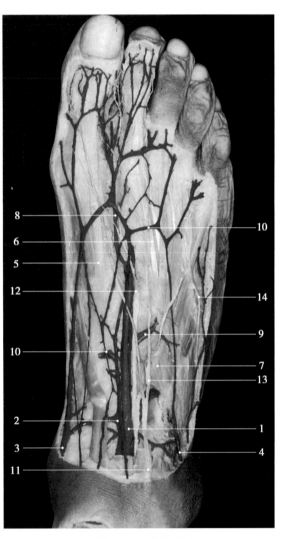

▲ 图 8-82　应用解剖

足背皮瓣的血供由足背动脉[1]、足背静脉[2]、大隐静脉[3] 和小隐静脉[4] 构成。足背动脉经踇长伸肌腱[5] 和趾长伸肌腱[6] 之间下行，在踇短伸肌[7] 深面达第 1、2 跖骨间隙，于跖骨间隙近侧分为第 1 跖骨背动脉[8] 和足底深支。足背动脉在距骨头平面发出踇外侧动脉[9] 和踇内侧动脉[10]。其皮动脉多集中在足背动脉起始点以下和发出第 1 跖骨背动脉之前 20mm 处，并形成足背动脉网。足背动脉伴行两条同名静脉。大隐静脉和小隐静脉在足背远侧形成足背静脉弓[10]。　足背感觉神经分别由腓浅神经[11] 的足背内侧皮神经[12]、足背中间皮神经[13] 和腓肠神经的足背外侧皮神经[14] 支配。

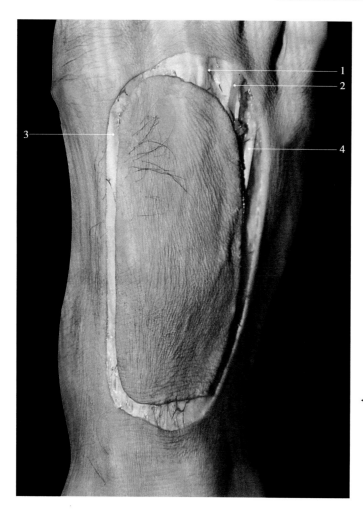

◀ 图 8-83 皮瓣切口

沿设计的画线切开皮肤，将其皮下的跖背静脉[1]远端结扎、切断，跖背神经[2]也一同切断。切口深达踇长伸肌腱[3]和趾长伸肌腱[4]表面。

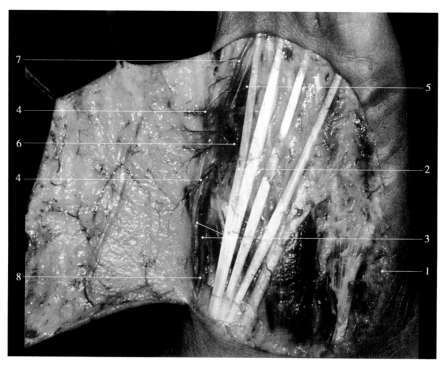

▲ 图 8-84 皮瓣切取

沿皮瓣内、外缘[1]切开深筋膜，在伸肌腱[2]的表面分离皮瓣，分别由皮瓣内、外侧缘向足背动脉解剖，将大隐静脉和小隐静脉起始部保留在皮瓣内。在解剖至足背动、静脉[3]时，应注意保护好皮动脉[4]，并在第1跖骨间隙[5]的近端结扎、切断足背动脉的足底深支[6]和第1跖背动脉[7]远端，形成以足背动脉近端[8]为蒂的岛状皮瓣。

十六、第一趾蹼皮瓣切取

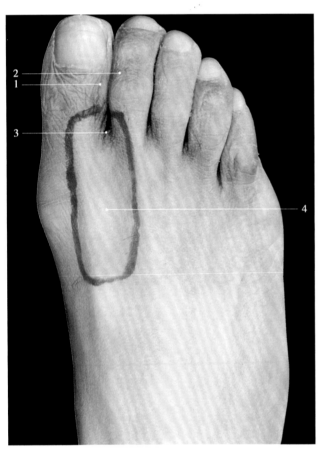

▲ 图 8-85 皮瓣设计

皮瓣范围可切取 30mm × 30mm × 50mm，包括拇趾外侧缘[1]、第 2 趾内侧缘[2]、第 1 趾蹼间隙[3]，以及第 1、第 2 跖骨之间的背侧皮肤[4]。

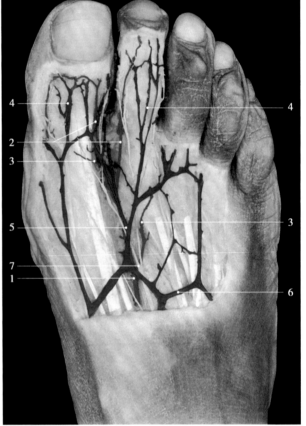

▲ 图 8-86 应用解剖

第 1 趾蹼部血供主要来源是第 1 跖背动脉[1]。该动脉经第 1、2 跖骨间隙远行至趾蹼远端分为两条趾背动脉[2]，分别分布到拇趾和第 2 趾的相邻侧皮肤，途中发出数支皮动脉[3]，滋养第 1 趾蹼皮肤。皮瓣的静脉回流由趾背静脉[4]、跖背静脉[5]汇入足背静脉弓[6]。第 1 趾蹼部皮肤感觉受腓深神经[7]支配。

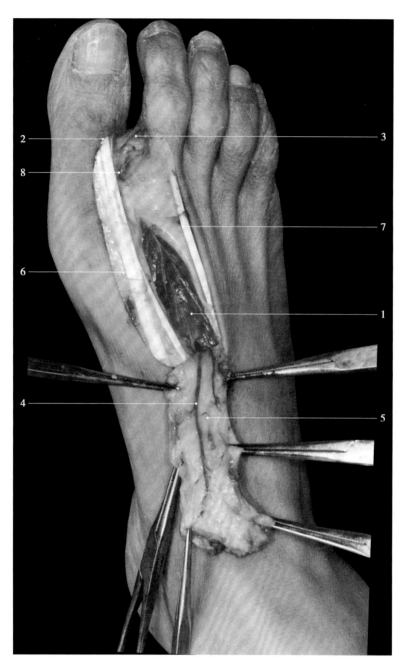

▲ 图 8-87 皮瓣切取

按设计线循第 1、2 跖骨间切开皮肤、皮下组织，显露第 1 骨间背侧肌⁽¹⁾。在趾蹼处解剖出跖背动脉末端和趾背动脉，同时切开踇趾⁽²⁾和第 2 趾⁽³⁾相邻侧皮肤，从远端逆行掀起包含趾背动脉、趾背静脉、第 1 跖背动脉⁽⁴⁾、第 1 跖背静脉和腓深神经⁽⁵⁾的皮瓣。深面可见踇长伸肌腱⁽⁶⁾、第 2 趾伸肌腱⁽⁷⁾和切断足背动脉远端穿支⁽⁸⁾。

十七、足内侧皮瓣切取

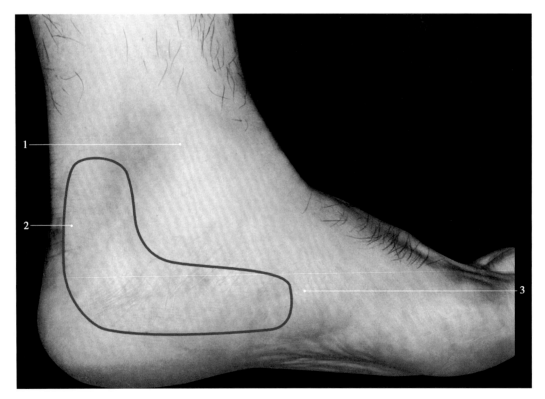

▲ 图 8-88　皮瓣设计

皮瓣的基部位于内踝[1]与跟腱[2]之间，平内踝尖的高度，为皮瓣上界。向下向前转向足的内侧，以足舟骨粗隆至第 1 跖骨头内侧中点连线为皮瓣轴线，并以其轴线向上下延伸 20~30mm 为皮瓣的宽度，前界达第 1 跖骨底[3]部。

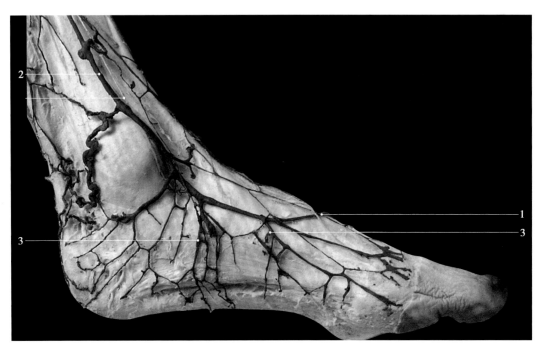

▲ 图 8-89　应用解剖（1）

足背浅静脉弓[1]出现率为 91.0%；不形成静脉弓占 9%。大隐静脉[2]型占 89.01%；小隐静脉型占 1.10%；均等型 9.8%。足内侧缘静脉[3]约有 2~8 支，一般以 3~5 支多见。足内侧缘静脉直接汇入足背浅静脉弓约占 80.21%。

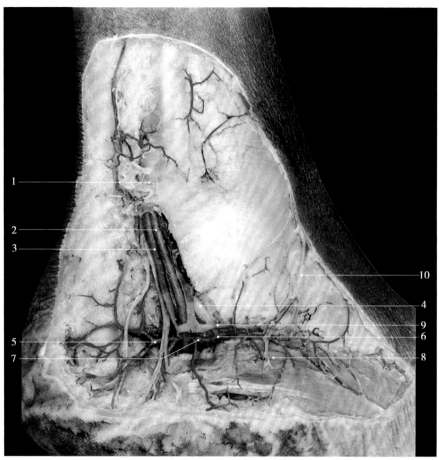

▲ 图 8-90　应用解剖（2）

足内侧皮瓣血供由胫后动脉发出的足底内侧动脉的浅支供给。切开屈肌支持带[1]，显露踝管内的胫后动脉[2]、静脉[3]、胫神经[4]、胫后动脉跟内侧支[5]和足底内侧动脉的浅支[6]，并在其下部可见足底内侧动脉[7]起始部。皮瓣的静脉回流有沿踇展肌[8]上缘走行的足底内侧动脉浅支的伴行静脉[9]及大隐静脉的属支[10]足内侧缘静脉。

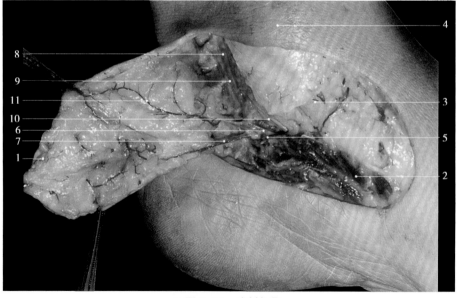

▲ 图 8-91　皮瓣切取

按设计的皮瓣，切开皮瓣的前缘[1]和上、下缘的皮肤至深筋膜，在踇展肌[2]、胫骨后肌腱[3]浅面，向后向上剥离皮瓣，在内踝[4]的下方，踇展肌和胫骨后肌腱交角处寻找出足底内侧动脉[5]、静脉[6]和分布足内侧皮瓣的足底内侧动脉浅支[7]。术中应注意避免损伤胫后动脉[8]、胫后静脉[9]、胫神经[10]和皮瓣的穿支皮动、静脉[11]。

十八、足外侧皮瓣切取

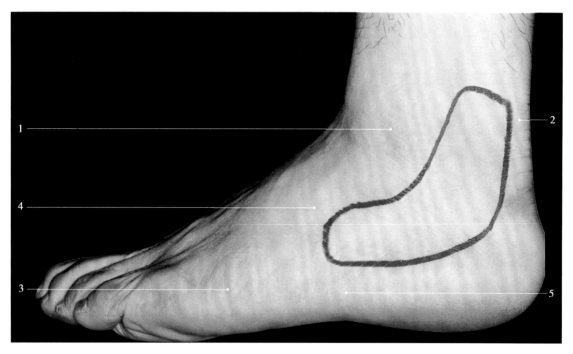

▲ 图 8-92　皮瓣设计

皮瓣基部位于外踝[1]与跟腱[2]之间，向下向前转向足的外侧缘，前界为第 5 跖骨头[3]平面，内界为足背皮肤的中、外 1/3 交界处[4]，外界为足背外侧缘[5]。

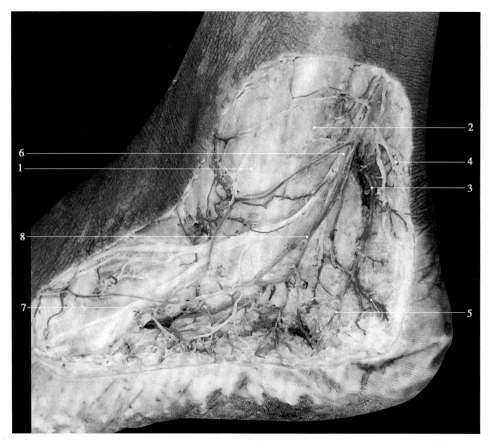

▲ 图 8-93　应用解剖

腓动脉在腓骨小头平面下 103mm 处，开始向腓骨靠近，沿腓骨内侧下行，经踇长伸肌深面，与外踝[1]
后上方 30~40mm 处穿出深筋膜[2]，即为跟外侧动脉[3]。有时跟外侧动脉由腓动脉终支和胫后动脉的
分支形成，在外踝和跟腱[4]之间下行，绕过外踝后弯向前，行程中发出 3~4 支跟外侧和足底外缘的皮
支[5]。主干在足背外侧平行向远端走行达第 5 跖趾关节。腓肠神经[6]、足背外侧皮神经[7]和小隐静脉[8]
经过皮瓣浅筋膜内。小隐静脉是足外侧皮瓣血液回流的主要静脉。

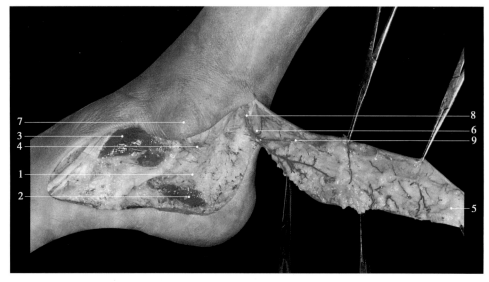

▲ 图 8-94　皮瓣切取

由皮瓣远端开始，沿画线切开皮肤至深筋膜下，紧贴跟骨骨膜[1]、小趾展肌[2]、趾短伸肌[3]和腓骨长、
短肌支持带[4]浅面，将皮瓣的前端[5]向后掀起，直至跟腱[6]和外踝[7]之间。注意保护于外踝和跟腱
之间向下进入皮瓣内的跟外侧动、静脉[8]和足背外侧皮神经[9]。此皮瓣也可设计切取成垂直皮瓣或平
足外侧缘水平的两种小区域的皮瓣。

十九、足底内侧皮瓣切取

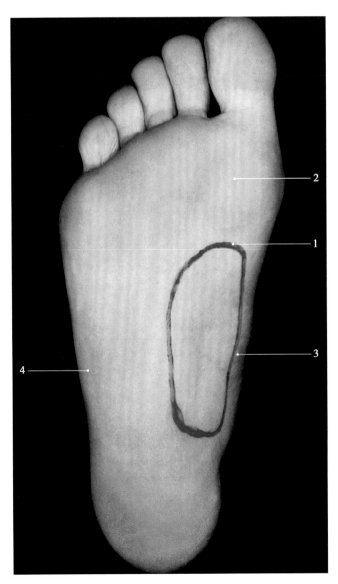

▲ 图 8-95　皮瓣设计

以足底内侧动脉走行的体表投影线为皮瓣的轴线,在此轴线的基础上切取皮瓣,范围一般为 110mm×70mm。皮瓣前端[1]不宜超过足底负重区的跖骨头[2],皮瓣内侧界为足底内侧缘[3],外侧界距足底外侧缘[4]15mm。

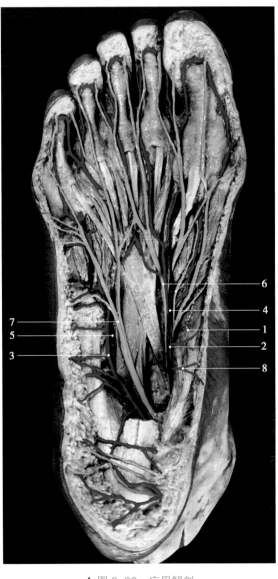

▲ 图 8-96　应用解剖

胫后动脉、静脉和胫神经经踝管进入足底,在踇展肌[1]起点处分为足底内侧动脉[2]、足底外侧动脉[3]、足底内侧静脉[4]、足底外侧静脉[5]和足底内侧神经[6]、足底外侧神经[7]。足底内侧动脉、静脉穿过踇展肌深面向前行,途中发出肌支和数条皮支[8],供应足底内侧皮肤和肌肉。

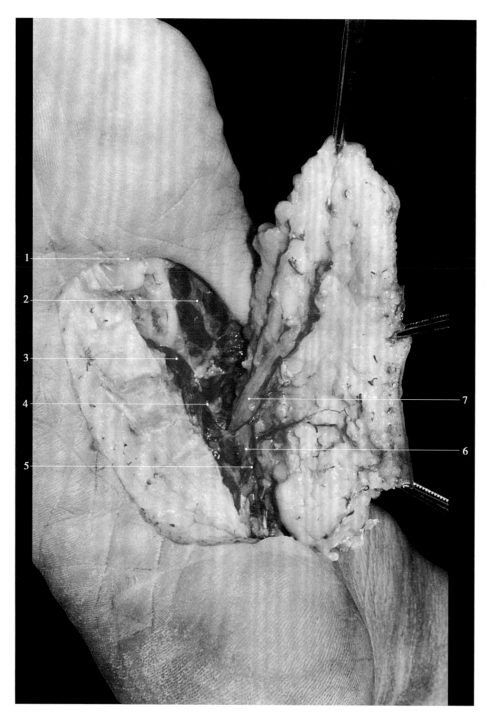

▲ 图 8-97　皮瓣切取

沿胫后动脉和足底内侧动脉的体表投影线切开皮肤，在跖骨头近端做皮瓣远侧切口[1]，切开皮肤和跖腱膜，在跗展肌[2]和趾短屈肌[3]之间的间隙[4]内寻找出足底内侧动脉[5]、静脉[6]和神经[7]。提起皮瓣远端，逆行游离皮瓣至足底内侧血管的起始部，切取一以足底内侧动、静脉为蒂的足底内侧岛状皮瓣。在牵拉皮瓣时应避免皮动脉的损伤。

二十、足底外侧皮瓣切取

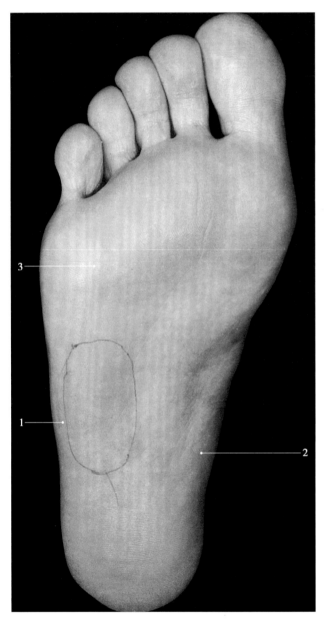

▲ 图 8-98 皮瓣设计

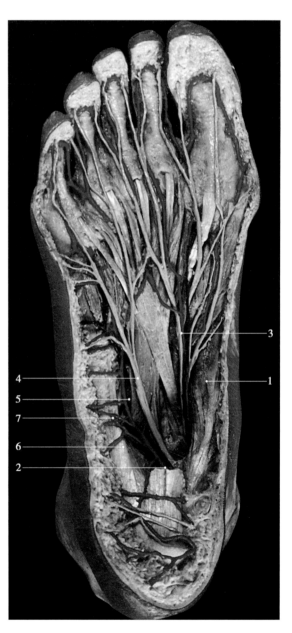

▲ 图 8-99 应用解剖

内踝前缘向下延续的垂直线与足底内侧缘的交点，为足底外侧动脉起点，也是足底外侧皮瓣旋转的轴点。从旋转轴点向第 4、5 跖骨间引一直线为皮瓣轴线。皮瓣外侧界可直达足底外侧缘[1]，皮瓣内侧界可距足底内侧缘[2] 10mm，皮瓣远端不应超过跖骨头[3] 负重区。临床上根据受区创面的大小设计皮瓣，一般切取范围在 120mm × 70mm。

胫后动脉于踇展肌[1]起点的深部分为足底外侧动脉[2]和足底内侧动脉[3]两个终支。足底外侧动脉由足底外侧神经[4]和两条同名静脉[5]伴行，经趾短屈肌深面向外，然后行于趾短屈肌与小趾展肌[6]之间走行，途中发出数条皮动脉[7]滋养足底外侧的皮肤。

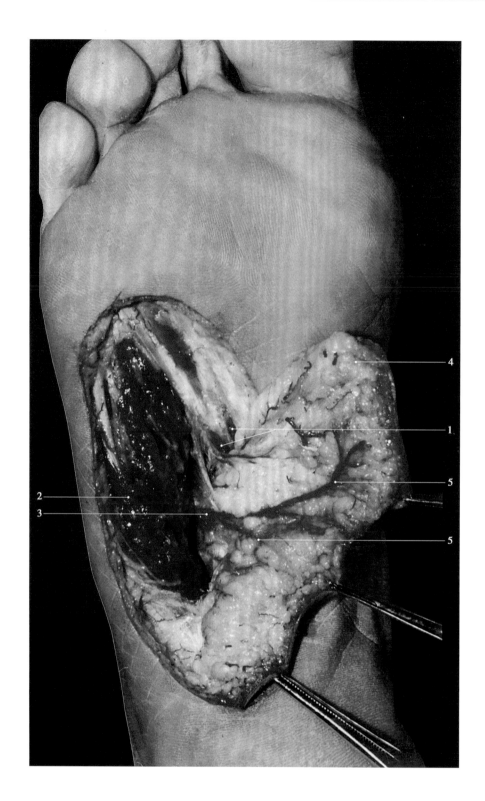

▲ 图 8-100　皮瓣切取

先做皮瓣切口，切开皮肤和跖腱膜，在趾短屈肌[1]和小趾展肌[2]之间寻找足底外侧动、静脉[3]。在皮瓣远端[4]结扎、切断足底外侧血管，然后拉起皮瓣远端，在肌肉表面向近端分离至足底外侧血管的起始部，术中应注意保护皮瓣内的皮动脉[5]和血管蒂，尽量使其延长。

第九章

下肢肌瓣和肌皮瓣切取手术入路

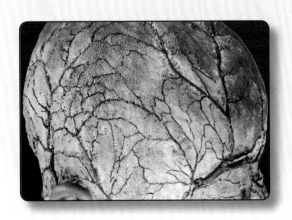
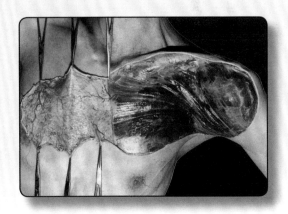

一、下肢肌（前面观）

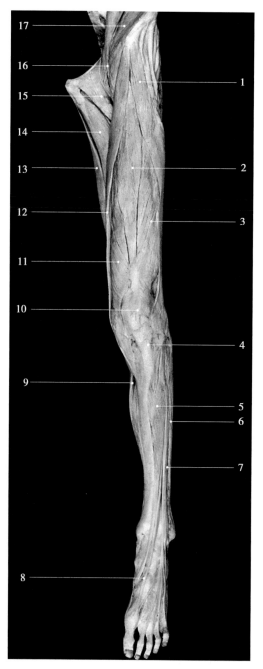

▲ 图 9-1　下肢肌（前面观）

1. 阔筋膜张肌 tensor fasciae latae
2. 股直肌 rectus femoris
3. 股外侧肌 vastus lateralis
4. 髌韧带 patellar lig.
5. 胫骨前肌 tibialis anterior
6. 腓骨长肌 peroneus longus
7. 趾长伸肌 extensor digitorum longus
8. 踇长伸肌腱 tendon of extensor hallucis longus

9. 腓肠肌 gastrocnemius
10. 髌骨 patella
11. 股内侧肌 vastus medialis
12. 缝匠肌 sartorius
13. 股薄肌 gracilis
14. 长收肌 adductor longus
15. 耻骨肌 pectineus
16. 髂腰肌 iliopsoas
17. 髂肌 iliacus

二、下肢肌（后面观）

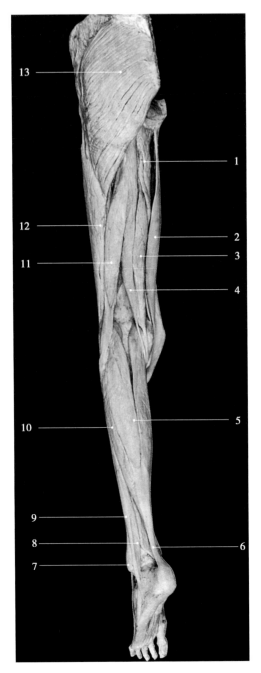

▲ 图 9-2　下肢肌（后面观）

1. 大收肌 adductor magnus
2. 股薄肌 gracilis
3. 半膜肌 semimembranosus
4. 半腱肌 semitendinosus
5. 腓肠肌 gastrocnemius
6. 跟腱　tendo calcaneus
7. 外踝　lateral malleolus
8. 腓骨短肌 peroneus brevis
9. 腓骨长肌 peroneus longus
10. 比目鱼肌 soleus
11. 股二头肌长头 long head of biceps femoris
12. 股外侧肌 vastus lateralis
13. 臀大肌 gluteus maximus

三、下肢动脉（前面观）

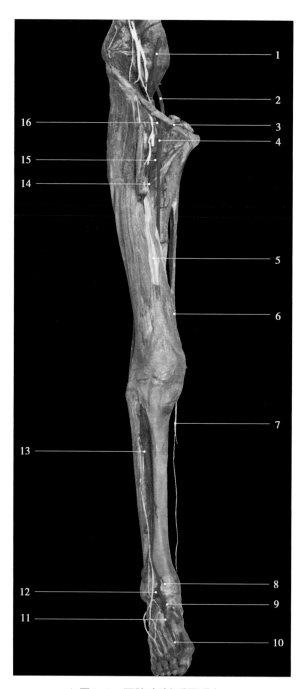

▲ 图9-3 下肢动脉(后面观)

1. 髂总动脉 common iliac a.
2. 髂外动脉 external iliac a.
3. 腹壁浅动脉 superficial epigastric a.
4. 股动脉 femoral a.
5. 股中间肌 vastus intermedius
6. 股内侧肌 vastus medialis
7. 隐神经 saphenous n.
8. 内踝前动脉 medial anterior malleolar a.
9. 跗内侧动脉 medial tarsal a.
10. 跖背动脉 dorsal metatarsal a.
11. 足背动脉 dorsal artery of foot
12. 外踝前动脉 lateral anterior malleolar a.
13. 胫前动脉 anterior tibial a.
14. 降支 descending branch
15. 股深动脉 deep femoral a.
16. 旋髂浅动脉 superficial iliac circumflex a.

四、下肢动脉（后面观）

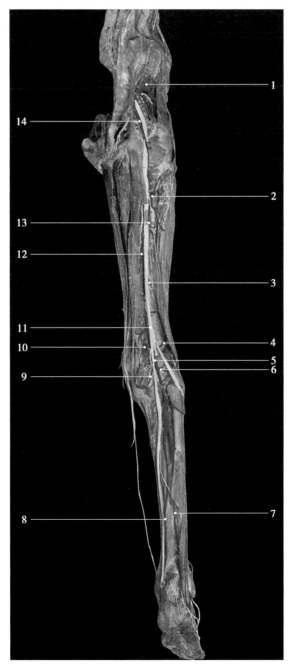

▲ 图9-4 下肢动脉（后面观）

1. 臀上动脉 superior gluteal a.
2. 旋股内侧动脉 medial femoral circumflex a.
3. 第三穿动脉 the 3rd perforating a.
4. 膝上外动脉 lateral superior genicular a.
5. 腘动脉 popliteal a.
6. 膝下外动脉 lateral inferior genicular a.
7. 腓动脉 peroneal a.
8. 胫后动脉 posterior tibial a.
9. 膝下内动脉 medial inferior genicular a.
10. 膝上内动脉 medial superior genicular a.
11. 坐骨神经 sciatic n.
12. 第二穿动脉 the 2nd perforating a.
13. 第一穿动脉 the 1st perforating a.
14. 臀下动脉 inferior gluteal a.

五、下肢神经（前面观）

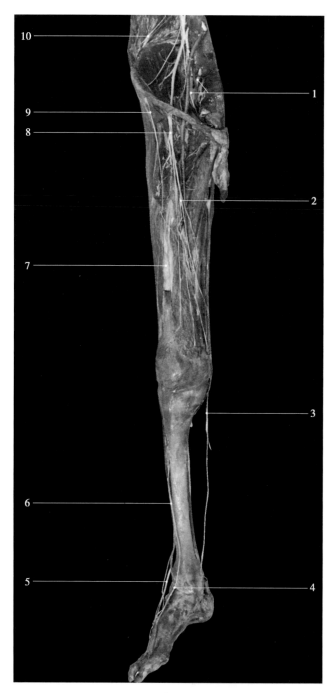

▲ 图9-5　下肢神经(前面观)

1. 骶丛 sacral plexus
2. 股中间肌肌支 muscular branches of vastus intermedium
3. 隐神经 saphenous n.
4. 足背内侧皮神经 medial dorsal cutaneous nerve of foot
5. 足背中间皮神经 intermediate dorsal cutaneous nerve of foot
6. 腓浅神经 superficial peroneal n.
7. 股中间肌 vastus intermedius
8. 股神经 femoral n.
9. 股外侧皮神经 lateral femoral cutaneous n.
10. 髂腹股沟神经 ilioinguinal n.

六、下肢神经（后面观）

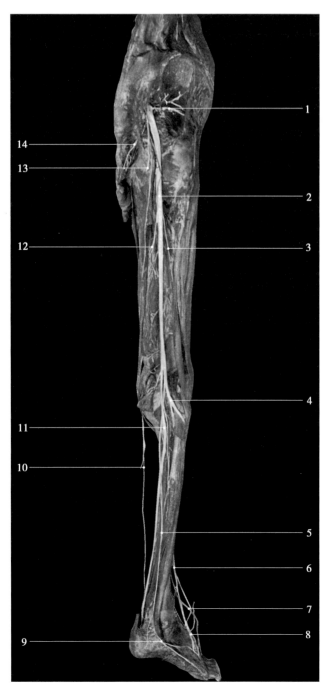

▲ 图 9-6　下肢神经（后面观）

1. 臀上神经 superior gluteal n.
2. 坐骨神经 sciatic n.
3. 股二头肌肌支 muscular branches of biceps femoris
4. 腓总神经 common peroneal n.
5. 腓肠神经 sural n.
6. 腓浅神经 superficial peroneal n.
7. 足背内侧皮神经 medial dorsal cutaneous nerve of foot

8. 足背中间皮神经 intermediate dorsal cutaneous nerve of foot
9. 足背外侧皮神经 lateral dorsal cutaneous nerve of foot
10. 隐神经 saphenous n.
11. 胫神经 tibial n.
12. 半膜肌肌支 muscular branches of semimembranosus
13. 股后皮神经 posterior femoral cutaneous n.
14. 阴部神经 pudendal n.

七、臀大肌肌皮瓣切取

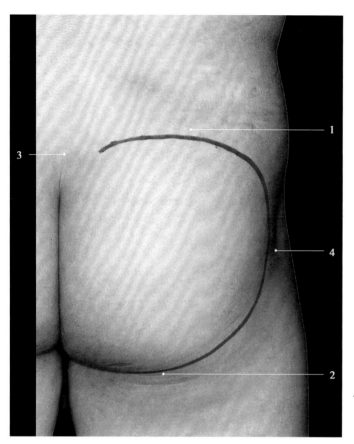

◀ 图 9-7　肌皮瓣设计

臀大肌肌皮瓣切口范围：上界为臀大肌上缘[1]，下界为臀下沟[2]，内侧界可达中线[3]，外侧界达大转子[4]后方。

图 9-8　应用解剖 ▶

臀大肌[1]起于髂骨后外侧、骶骨和尾骨的背面以及两骨之间的韧带和骶结节韧带，止于髂胫束的深面和股骨的臀肌粗隆。臀大肌血供由臀上动脉[2]和臀下动脉[3]供给。臀上动脉出梨状肌[4]上孔[5]进入臀部后分为深、浅两支。深支走在臀中肌[6]深面；浅支[7]分布在臀大肌和臀中肌之间，是臀大肌上部的主要血供来源。浅支起始部外径为 2.4mm，伴行 2 支静脉[8]。臀大肌表面皮肤主要血供是由臀上动脉浅支的肌皮动脉和皮支营养。臀大肌由臀下神经[9]支配，该神经与臀下动脉伴行，于坐骨神经[10]一同出梨状肌下孔[11]分出 1~3 支支配臀大肌。

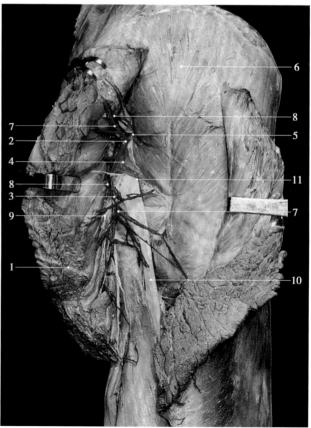

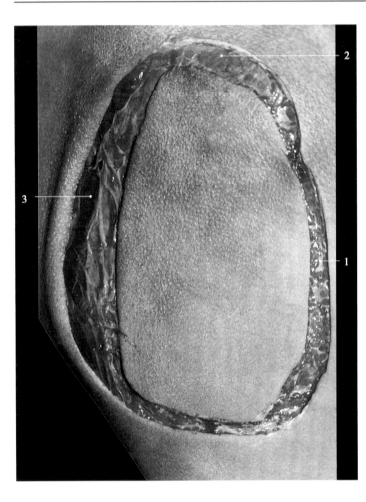

◀ 图 9-9 肌皮瓣切口

按设计的画线切开臀大肌肌皮瓣的皮肤、浅筋膜和深
筋膜[1]，达臀中肌筋膜[2]和臀大肌[3]表面。

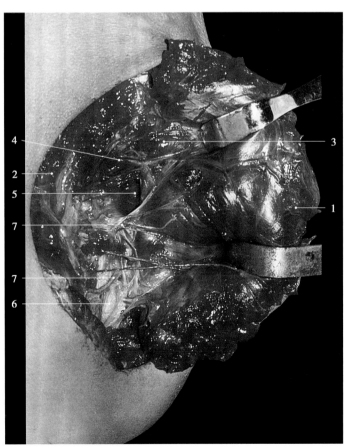

图 9-10 肌皮瓣切取 ▶

先在臀大肌和臀中肌的间隙内，由上向下掀起整个肌皮
瓣[1]，然后切断臀大肌起始部[2]，显露出臀中肌[3]、
臀上动脉[4]、梨状肌[5]、坐骨神经[6]和臀下动脉[7]。
结扎、切断臀上动脉浅支，形成以臀下动脉为血管蒂的
臀大肌肌皮瓣。

八、阔筋膜张肌肌皮瓣切取

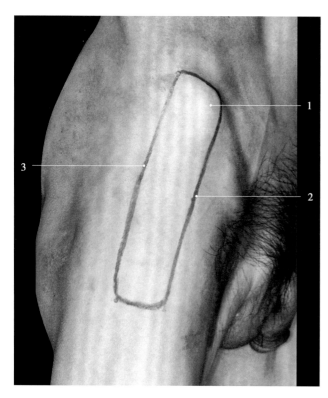

◀ 图 9-11　肌皮瓣设计

　　在髂前上棘[1]至髌骨外缘连线的后方设计皮瓣。一般上界达髂嵴上 20mm，前后界可超过阔筋膜张肌前缘[2]、后缘[3]20mm，下界在膝上 50mm。最大范围可切取 150mm × 400mm。

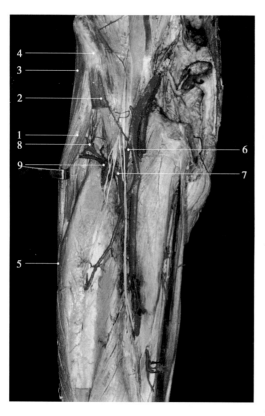

◀ 图 9-12　应用解剖

　　阔筋膜张肌[1]位于大腿的前外侧，缝匠肌[2]和臀中肌[3]之间。起自髂前上棘[4]，肌腹在大腿上、中 1/3 交界处移行为髂胫束[5]，向下止于胫骨外侧髁。阔筋膜张肌的动脉多数来自股深动脉[6]和旋股外侧动脉[7]升支[8]（占 81.82%），其余可来自横支、臀上动脉深支或旋髂深动脉。旋股外侧动脉升支平均长 43.8mm，起始部外径为 2.7mm。该动脉体表投影是在髂前上棘垂直向下 95.5mm 处水平向内 49.2mm，这是寻找旋股外侧动脉的标志。血管入肌点在耻骨结节水平线以下（占 61.3%）。动脉均伴行两条静脉[9]。

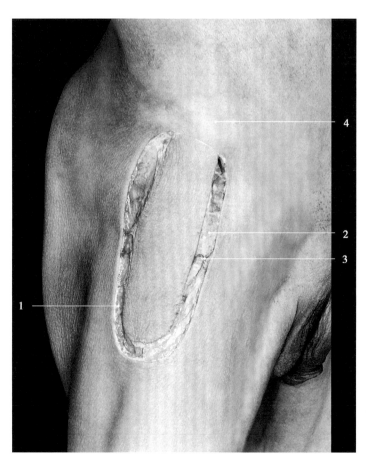

◀ 图 9-13 肌皮瓣切口
　　按画线切开皮肤和浅筋膜[1]，显示大腿外侧的阔筋膜[2]和皮动脉[3]。皮瓣的蒂端位于髂前上棘[4]的浅面。

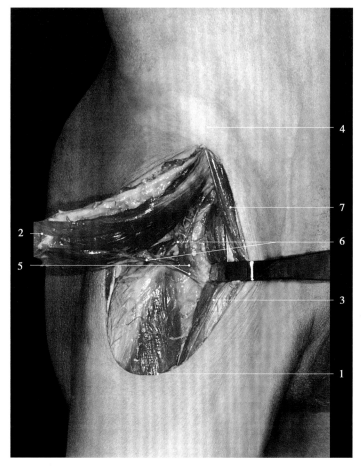

◀ 图 9-14 肌皮瓣切取
　　手术从远端[1]开始逆行切取。先切断阔筋膜张肌[2]的肌腹与髂胫束移行部，提起阔筋膜张肌肌皮瓣的远端，在阔筋膜张肌与股直肌[3]之间向上逆行分离，达髂前上棘[4]下 60~90mm 处，注意解剖出旋股外侧动脉、静脉的升支[5]和分布到阔筋膜张肌的肌支[6]。将股直肌和缝匠肌[7]向内牵拉，进一步暴露分离出阔筋膜张肌的血管蒂，使其适当延长。术中注意进入该肌腹后缘的臀上神经的阔筋膜张肌肌支和臀上动脉深支。

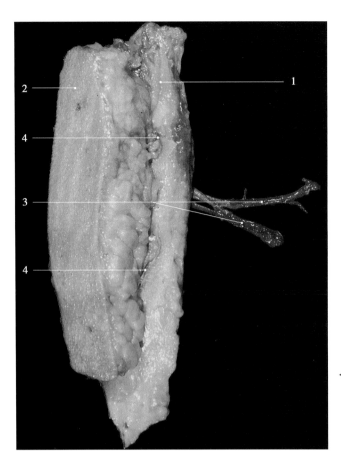

◀ 图 9-15　游离肌皮瓣（1）

　　根据受区需要组织量大小，切取部分阔筋膜张肌(1)和皮岛(2)，并将解剖出来的旋股外侧动、静脉升支(3)于起始处结扎、切断，获取带有一较长血管蒂的阔筋膜张肌游离移植肌皮瓣。术中注意保护好穿阔筋膜张肌的穿支肌皮动脉(4)。

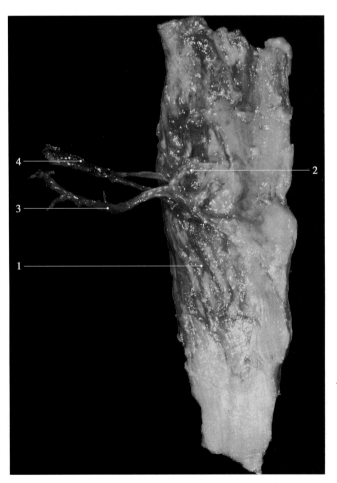

◀ 图 9-16　游离肌皮瓣（2）

　　游离的阔筋膜张肌肌皮瓣(1)组织面上的血管蒂入肌位置(2)距髂前上棘下外侧约 80mm。血管蒂由旋股外侧动脉升支(3)和两条伴行静脉(4)组成。阔筋膜张肌神经支配为臀上神经一分支。肌瓣长约 161mm，肌腹宽 30mm，肌腹厚 13mm。

九、缝匠肌肌皮瓣切取

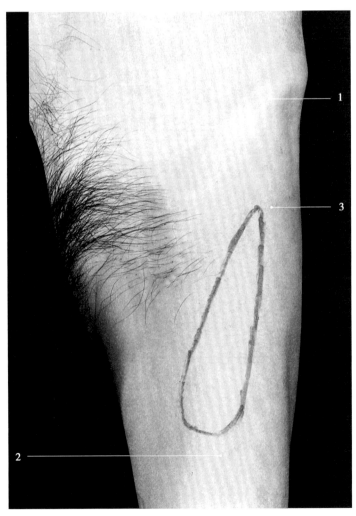

▲ 图 9-17　肌皮瓣设计

缝匠肌肌皮瓣是以缝匠肌体表投影为轴线，皮瓣上界为髂前上棘[1]上方 30~50mm；皮瓣内侧界可达股前中[2]线；外侧界至阔筋膜张肌前缘[3]。供区可设计 60mm×160mm 大小范围的肌皮瓣。

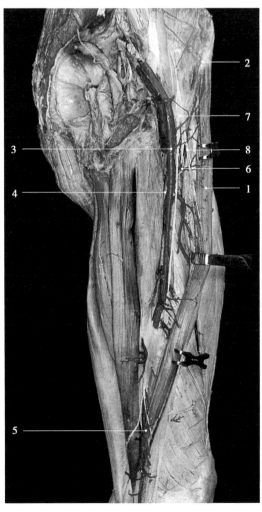

▲ 图 9-18　应用解剖

缝匠肌[1]位于大腿前面和内侧的皮下，为全身最长的带形肌肉，起自髂前上棘[2]，止于胫骨粗隆。肌纤维自外上方斜行向内下方。肌腹长 400~600mm，宽 25mm，厚 10mm。该肌的血供呈节段性分布，来源由上而下有股动脉[3]、股深动脉[4]、旋股外侧动脉和膝降动脉[5]的分支。其中在腹股沟韧带下 80mm 处进入该肌，外径为 1.3mm，蒂长为 65mm 的一较大的旋股外侧动脉分支[6]，营养缝匠肌近端约 150mm 长的范围，临床称此动脉为优势血管，并发出肌皮动脉供养缝匠肌表面皮肤。该动脉均有 1~2 条伴行静脉。肌肉由 1~3 支股神经[7]的分支[8]支配。

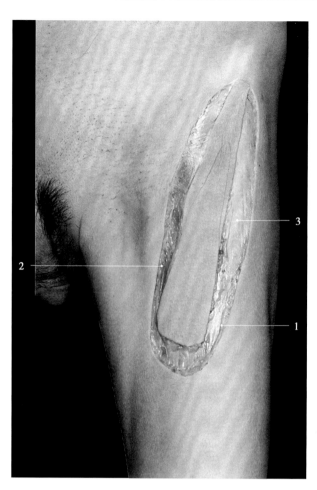

◀ 图 9-19 肌皮瓣切口

沿设计的画线切开皮肤[1]和皮下浅筋膜[2]，显示出大腿前部的阔筋膜[3]。

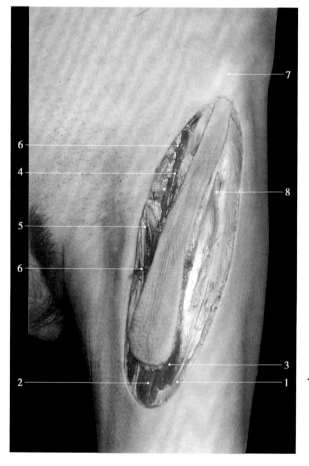

◀ 图 9-20 肌皮瓣切取（1）

切开大腿前部的阔筋膜[1]，显露出缝匠肌[2]、股直肌[3]和缝匠肌内侧缘[4]处的股神经[5]及不同来源的缝匠肌肌支[6]。由缝匠肌外缘与股直肌之间钝性分离肌皮瓣，注意勿损伤髂前上棘[7]下方穿出阔筋膜的股外侧皮神经[8]。

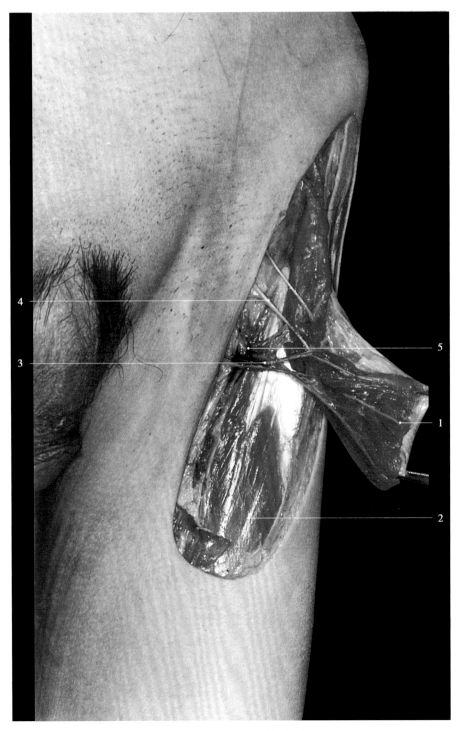

▲ 图 9-21　肌皮瓣切取（2）

将肌皮瓣切口远端显露出的缝匠肌[1]切断，于股直肌[2]的浅部提起缝匠肌肌皮瓣，由内下向外上方游离，并在腹股沟韧带下方 80mm 附近，解剖出缝匠肌血供的优势血管[3]和股神经的缝匠肌肌支[4]的血管、神经蒂[5]。有时，为了使旋转弧度更大，可切断近端皮肤和肌肉的起点，向内侧追踪血管蒂达旋股外侧动脉主干或股深动脉，形成一岛状瓣移位或做一带血管蒂的游离肌皮瓣。

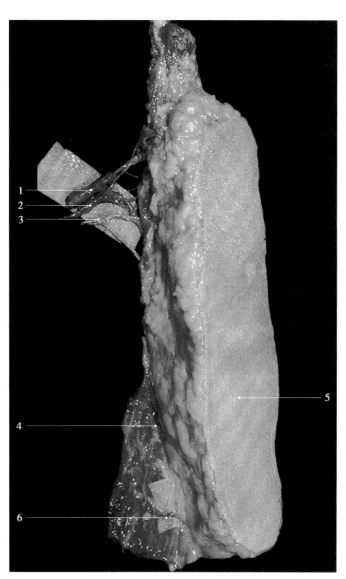

◀ 图 9-22　游离肌皮瓣（1）

切取的缝匠肌游离肌皮瓣，可以看到较长、较粗外径的旋股外侧动[1]、静脉[2]升支和股神经肌支[3]形成的血管、神经蒂及其所覆盖缝匠肌肌瓣[4]上的皮岛[5]，并可清晰地显示出穿缝匠肌的穿支肌皮动脉[6]。

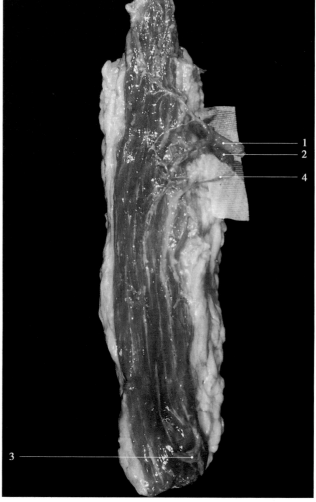

图 9-23　游离肌皮瓣（2）▶

缝匠肌游离肌皮瓣上部的主要血供为旋股外侧动脉升支[1]、静脉升支[2]，肌瓣中部为股动脉肌皮动脉分布到缝匠肌肌支[3]。伴行静脉多为 1 支，少数为 2 支。缝匠肌为股神经肌支[4]支配。

十、股薄肌肌皮瓣切取

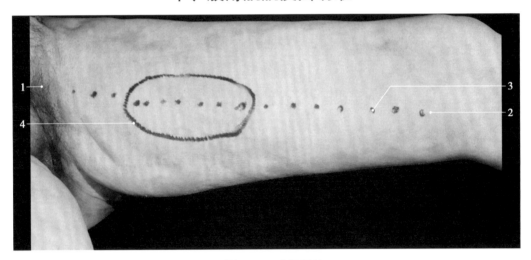

▲ 图 9-24　皮瓣设计

做耻骨结节[1]与胫骨内侧髁[2]之间连线[3]，在此连线的上 1/2 处设计皮瓣或肌皮瓣，勾画出皮岛[4]。皮瓣长约 100mm，最宽可达 40~60mm。在切取肌皮瓣时，可于皮岛上、下缘处分别向上向下做一"S"形延伸切口。

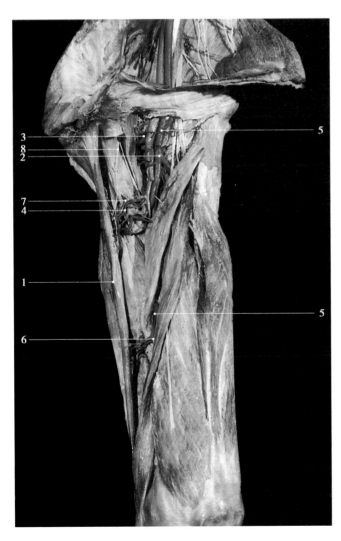

◀ 图 9-25　应用解剖

股薄肌[1]是股内侧一条扁带状长肌，起自耻骨支和坐骨支，止于胫骨粗隆内侧。肌腹长约 330mm、宽约 27mm、厚约 5mm，其主要血供来源为股深动脉[2]或旋股内侧动脉[3]的股薄肌肌支[4]。动脉距耻骨结节下 60~120mm 进入肌腹。动脉长约 60~80mm，外径约 0.5~2.0mm。其他次要血供来源有股动脉[5]、腘动脉和膝降动脉的肌支[6]。静脉回流通常有两条伴行静脉[7]。股薄肌由闭孔神经[8]支配。

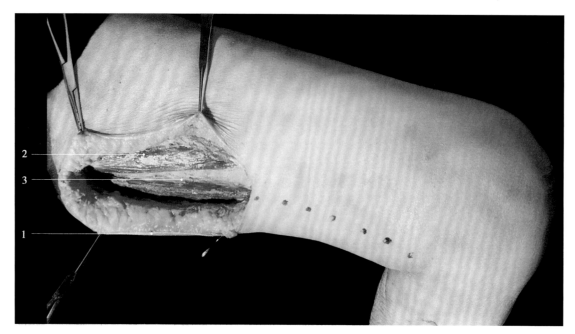

▲ 图 9-26　皮瓣切取（1）

按皮岛的画线切开肌皮瓣前缘[1]，暴露出长收肌[2]和股薄肌前缘[3]。

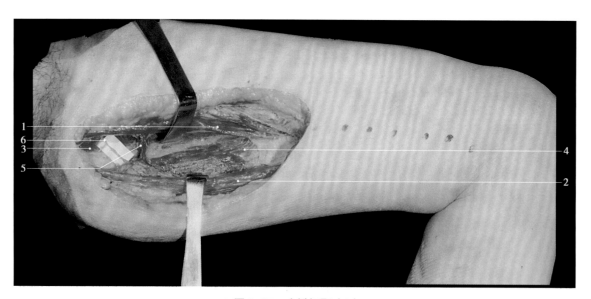

▲ 图 9-27　皮瓣切取（2）

沿长收肌[1]和股薄肌[2]之间的间隙钝性剥离，在间隙内的短收肌[3]和大收肌[4]前方解剖股深动脉（或旋股内侧动脉）分出的股薄肌动脉[5]以及支配股薄肌的闭孔神经[6]分支。本例为股深动脉直接分支，并有两条伴行静脉。

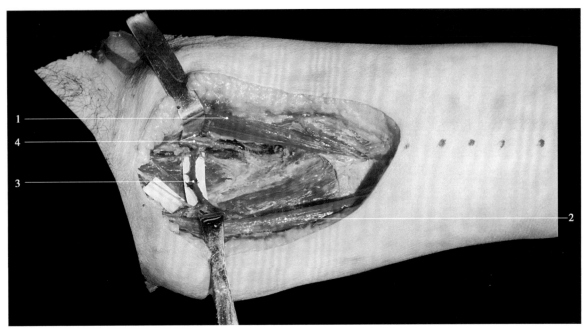

▲ 图 9-28　皮瓣切取（3）

向前牵开长收肌[1]，沿股薄肌[2]的血管蒂[3]向深部剥离，一直追踪到股深动、静脉[4]。图中可清晰地暴露出血管蒂全程和股深动、静脉本干，途中结扎、切断血管蒂上发出的其它肌支，延长游离肌皮瓣血管蒂的长度。股薄肌动脉最长约70mm，外径可达 1.5mm。

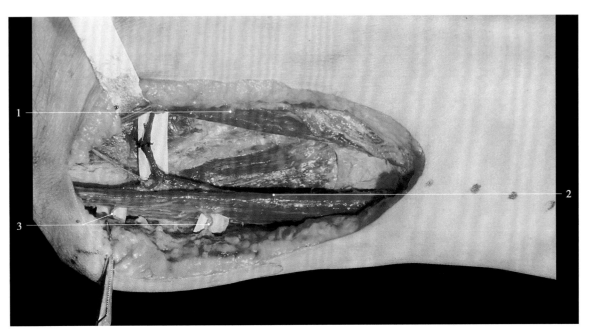

▲ 图 9-29　皮瓣切取（4）

牵开长收肌[1]，解剖剥离股薄肌前缘[2]，在耻骨结节下 100mm 处，仔细观察穿股薄肌表面的穿支肌皮动脉[3]。手术根据穿支肌皮动脉穿出的位置和受区需要组织量来切取股薄肌的长短和皮瓣的大小。

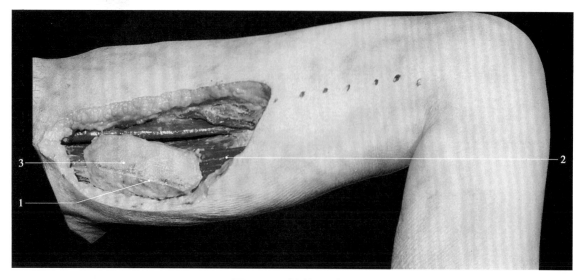

▲ 图 9-30　皮瓣切取（5）

将切开的皮瓣前缘、缝匠肌和长收肌恢复原位，然后按画线切开皮岛的后缘[1]，显示贴敷股薄肌[2]表面的皮岛[3]。根据受区修复部位需要，可切取单独的股薄肌（上 1/3）肌瓣，也可切取覆盖股薄肌表面长约 100mm、宽约 50mm 单独的股内侧皮瓣。本例切取的是股薄肌游离肌皮瓣。

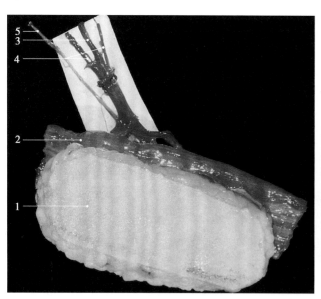

▲ 图 9-31　游离肌皮瓣（1）

根据肌皮瓣的设计，切取皮岛[1]和股薄肌[2]复合肌皮瓣。于血管蒂的近端结扎、切断股深动、静脉或旋股内侧动、静脉的股薄肌动脉[3]、静脉[4]和闭孔神经股薄肌肌支[5]。获取一游离移植的股薄肌肌皮瓣。

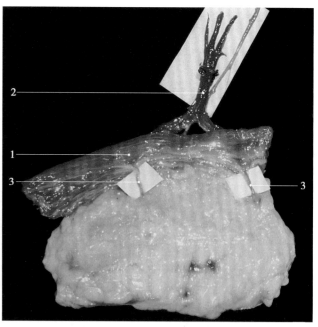

▲ 图 9-32　游离肌皮瓣（2）

显示游离的股薄肌肌皮瓣[1]的血管蒂[2]和穿股薄肌的肌皮动脉[3]。

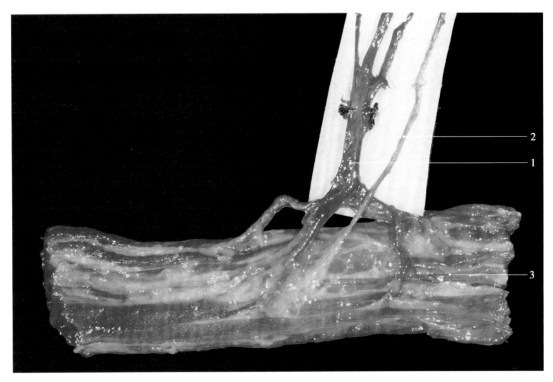

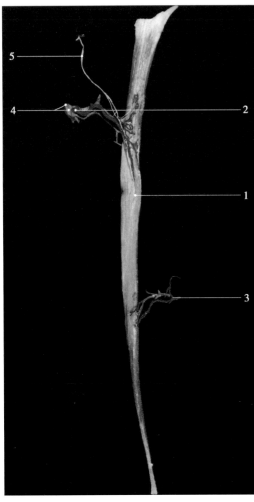

◀ 图 9-33　游离肌瓣（3）

　　上图：临床上也可根据受区需要组织量大小，切取一带有血管[1]、神经[2]蒂的游离移植的股薄肌肌瓣[3]。左图：成年人股薄肌[1]全貌，肌腹长约 150~200mm、宽约 58mm、厚约 30mm。主要血供来源为股深动脉发出股薄肌肌支[2]或旋股内侧动脉肌支。次要血供来源为股动脉分支[3]。静脉回流为伴行静脉[4]。神经支配为闭孔神经股薄肌肌支[5]。

十一、股直肌肌皮瓣切取

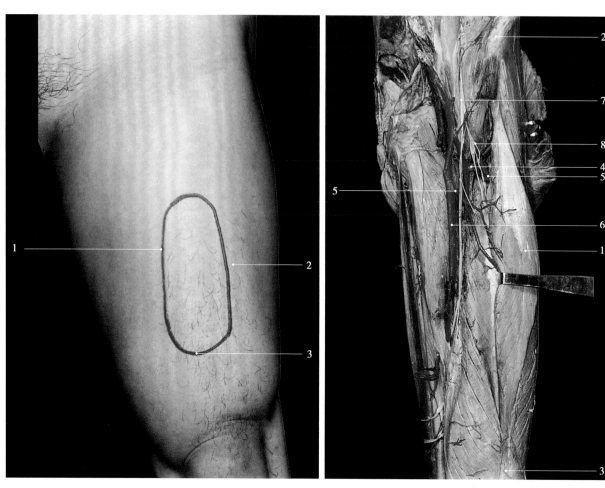

▲ 图 9-34　肌皮瓣设计

股四头肌的股直肌肌皮瓣，根据受区所需的面积，可设计 80mm×400mm 的肌皮瓣。肌皮瓣的内界为股内侧肌和缝匠肌的外缘[1]；外侧界为股外侧肌的内缘[2]；上界为股直肌的起点；下界为股直肌的止点[3]。其旋转范围可达脐上和对侧耻骨结节等，也可切取一游离移植的股直肌肌皮瓣。

▲ 图 9-35　应用解剖

股直肌[1]为股四头肌中部肌束，位于大腿前部皮下，肌腹分别由直头起于髂前上棘[2]下方的髂前下棘和返头起于髋臼的上缘，止于髌骨上缘[3]。肌腹长 300~400mm、宽 55mm、厚 20mm。股直肌的血供主要来源于旋股外侧动脉[4]降支[5]（此例标本的降支起于股动脉[6]），该动脉在肌肉的中、上 1/3 交界处进入肌腹，动脉起始部外径约 1.92mm，有两条降支的伴行静脉汇入旋股外侧静脉。股直肌肌皮瓣的皮肤感觉是由股神经[7]发出的前皮支支配。股直肌为股神经肌支[8]支配。

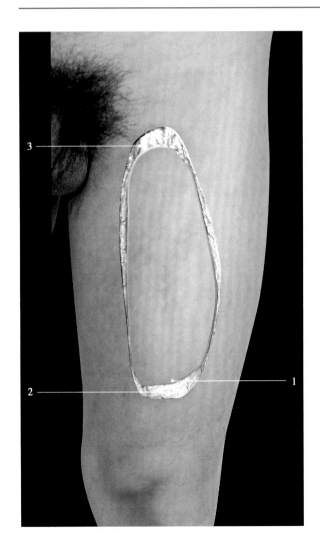

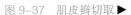

◀图 9-36　肌皮瓣切口
按皮瓣切口设计线切开皮肤⁽¹⁾、皮下浅筋膜和阔筋膜⁽²⁾，结扎、切断浅筋膜内的皮动脉⁽³⁾和皮静脉。

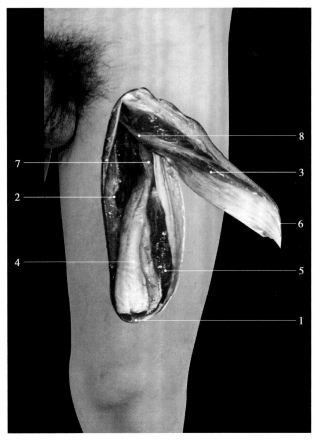

图 9-37　肌皮瓣切取 ▶

切开肌皮瓣远端的阔筋膜⁽¹⁾，在股内侧肌⁽²⁾和股直肌⁽³⁾之间的间隙内向上、向下钝性分离，同样将股直肌、股中间肌⁽⁴⁾和股外侧肌⁽⁵⁾分离开，并注意深处的血管神经。然后在股四头肌抵止腱上缘横行切断股直肌腱⁽⁶⁾，连同皮瓣逆行向上翻转，逐渐向上解剖分离股直肌。术中结扎、切断深部穿入股直肌的血管分支。把股直肌肌皮瓣掀向外侧，在其深处寻找出旋股外侧动、静脉降支⁽⁷⁾进入股直肌的肌支⁽⁸⁾，保护好该降支和降支的伴行静脉。然后结扎降支分布到其它肌肉的肌支，使股直肌肌皮瓣的血管蒂近一步延长。股直肌由股神经的肌支支配。

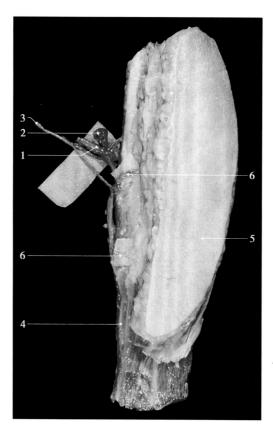

◀ 图 9-38 游离肌皮瓣（1）

　　获取游离移植的股直肌肌皮瓣，可见外径较粗，蒂较长的旋股外侧动脉降支[1]、静脉降支[2]和股神经肌支[3]。在股直肌[4]游离肌皮瓣[5]上可见到营养皮岛的穿支肌皮动脉[6]。

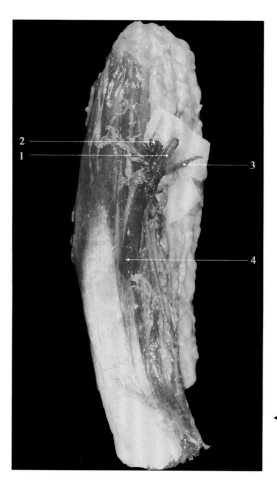

◀ 图 9-39 游离肌皮瓣（2）

　　显示组织瓣上的旋股外侧动脉降支的股直肌动脉[1]、静脉[2]和股神经肌支[3]。股直肌[4]肌皮瓣血管蒂长约 56.8mm，股神经肌支长约 44.7mm。

十二、半腱肌肌瓣切取

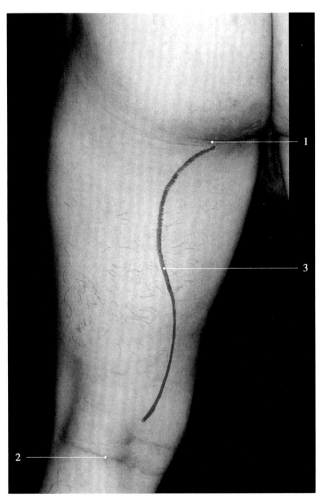

◀ 图 9-40　肌瓣设计
大腿根部的臀股沟[1]至腘窝[2]的内上方做一"S"形切口[3]，切口长约250mm。

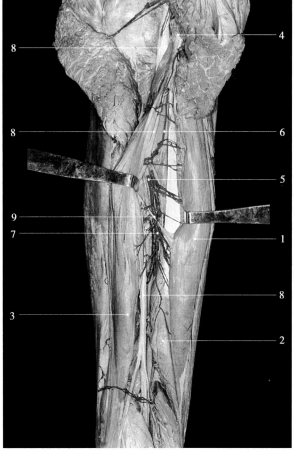

图 9-41　应用解剖 ▶

半腱肌[1]位于大腿后内侧的皮下，其深面为半膜肌[2]，外邻股二头肌长头[3]，并与股二头肌长头共同起于坐骨结节[4]，肌束向下逐渐移行一长腱，止于胫骨粗隆内侧。半腱肌长度平均为442.7mm，肌腹宽27.3mm。半腱肌的血管主要来源于第1穿动脉[5]和第2穿动脉的占97.2%。动脉长约60.8mm，外径为1.7mm，伴行静脉多为2支，外径为2.2mm。血管多沿半腱肌前缘入肌。第1穿动脉在坐骨结节下79mm处穿入大腿后部分为升支[6]和降支[7]，分别支配股后群肌肉。半腱肌的神经来自坐骨神经[8]，该支分上、下两支，下支[9]为该肌的主要神经，出现率为92.2%，与肌的主要血管束伴行。

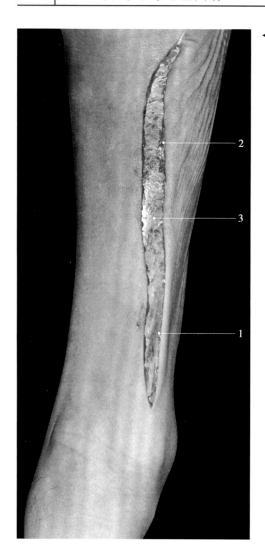

◀ 图 9-42 肌瓣切口

沿肌瓣的画线切开大腿后内侧的皮肤⁽¹⁾和皮下浅筋膜⁽²⁾，达大腿后部较薄的阔筋膜⁽³⁾。

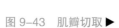

图 9-43 肌瓣切取 ▶

切开阔筋膜⁽¹⁾，解剖出大腿后内侧的半腱肌⁽²⁾和外侧的股二头肌长头⁽³⁾，钝性游离两肌腹，用手术拉钩将两肌肉向两侧拉开。暴露出第 1 穿动、静脉⁽⁴⁾、第 2 穿动、静脉⁽⁵⁾、第 3 穿动、静脉⁽⁶⁾及途中分出的半腱肌肌支⁽⁷⁾。神经支配由坐骨神经⁽⁸⁾发出半腱肌肌支⁽⁹⁾。术中应保护好坐骨神经和穿动脉、穿静脉。在临床上可切取旋转肌瓣或做游离移植肌瓣。

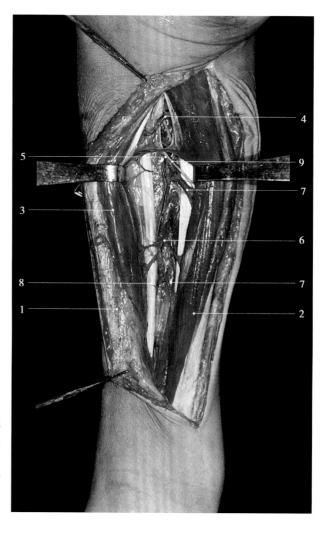

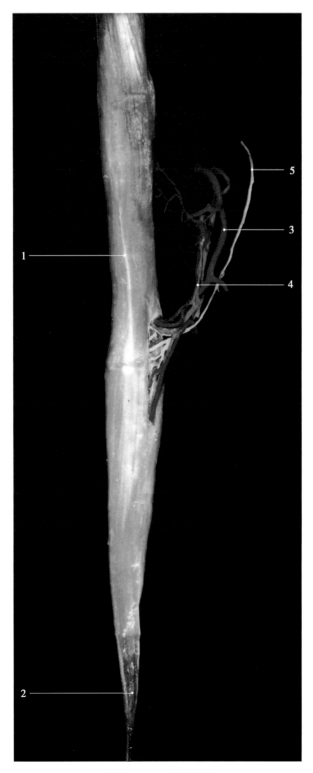

▲ 图 9-44　游离肌瓣

半腱肌肌腹[1]长约312mm，止端腱[2]长约92mm。主要血供来源为股深动脉第2穿动脉半腱肌肌支[3]和伴行静脉[4]。神经支配为坐骨神经肌支[5]。

十三、半膜肌肌瓣切取

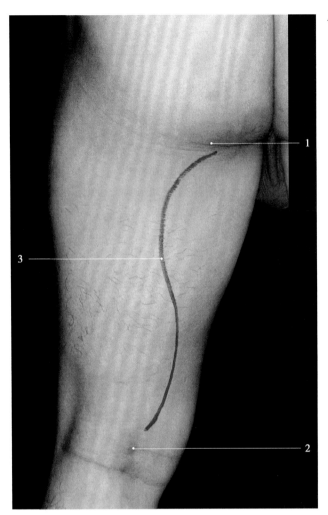

◀ 图 9-45　肌瓣设计

瓣膜肌肌瓣切口画线与半腱肌切口相同。由大腿内侧根部臀股沟[1]向下至腘窝[2]上方，做一"S"形切口[3]，切口长约250mm。

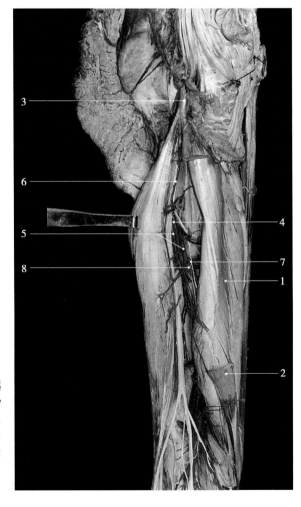

图 9-46　应用解剖 ▶

半膜肌[1]位于大腿后内侧皮下，半腱肌[2]内侧，以较长的腱膜起自坐骨结节[3]，止于腘斜韧带和胫骨髁内侧面。半膜肌长度平均为442.7mm，宽为27.3mm，厚度平均为14.6mm。半膜肌血管呈节段性分布，平均有3.8支。其中以第1穿动脉[4]的分支分布于半膜肌的2/4~3/4段，血管蒂长约38mm，外径1.4mm，每支动脉有2条伴行静脉[5]。该肌由坐骨神经[6]分支支配，肌支长32.5mm，横径1.6mm，多为一支[7]，斜向内下，常分为上、下两支，并与半膜肌动脉支[8]伴行达半膜肌。

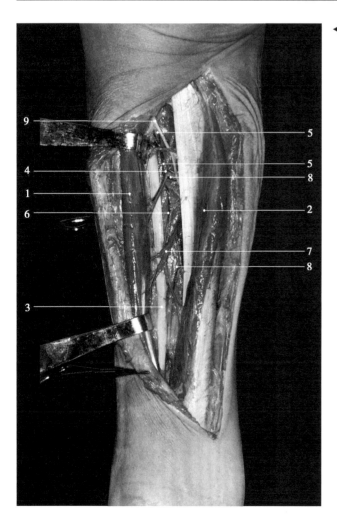

◀ 图 9-47　肌瓣切取

将半腱肌[1]和股二头肌长头拉向外侧，暴露出半膜肌[2]和坐骨神经[3]。在坐骨神经和半膜肌之间细心地解剖出第 1 穿动脉[4]的升支[5]、降支[6]、第 2 穿动脉[7]发出的半膜肌血管支[8]和坐骨神经发出的半膜肌肌支[9]。临床根据手术创面大小决定切取半膜肌肌瓣的长短。

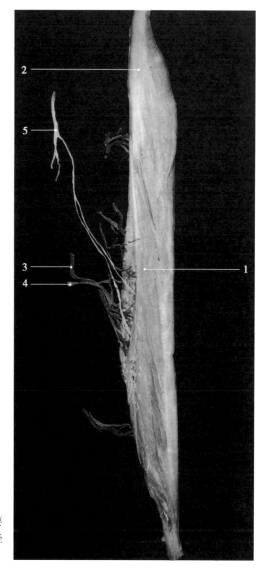

图 9-48　游离肌瓣 ▶

半膜肌[1]肌腹长约 219mm，腱膜[2]长约 140mm，止端腱长约 54.9mm。主要血供来源为股深动脉第 2 穿动脉肌支[3]及伴行静脉[4]。神经支配为坐骨神经肌支[5]。

十四、股二头肌肌瓣切取

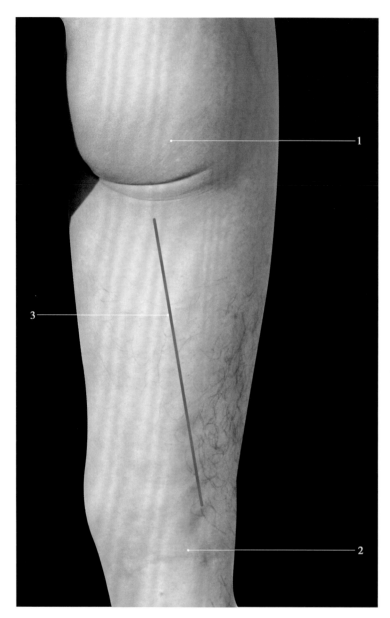

▲ 图 9-49　肌瓣设计

在坐骨结节[1]下方斜行向下外，至腘窝[2]外上方，做一直线切口[3]。

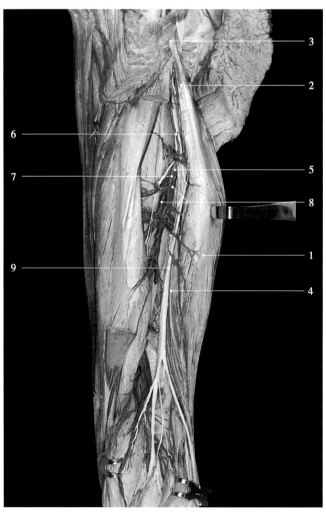

◀图 9-50　应用解剖

股二头肌[1]位于大腿后外侧皮下。股二头肌长头[2]起自坐骨结节[3]，短头[4]起自股骨外侧唇和外侧肌间隔，两头向下移行于肌腱，止于腓骨小头。股二头肌长头长307.3mm、宽8.5mm、厚2.8mm。与短头愈合后的抵止腱长82.5mm。股二头肌全长为389.3mm。

股二头肌长头血供来源为第1穿动脉[5]的占87%，该穿动脉在坐骨结节下80mm处至股后部分为升支[6]和降支[7]。降支沿途分支至长头，其动脉外径1.7mm，动脉长60mm，有两条静脉[8]伴行。股二头肌长头的神经支配来自坐骨神经[9]的肌支，有2支者占43.8%，1支者占56.2%，神经入肌点在股二头肌长头的中部占94.9%。

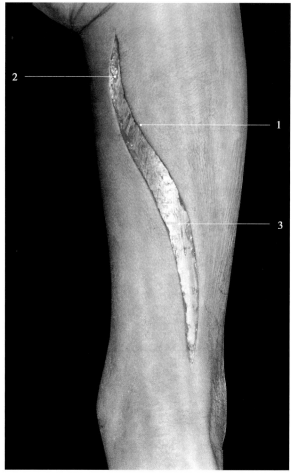

图 9-51　肌瓣切口 ▶

按画线切开大腿后部的皮肤[1]和皮下浅筋膜[2]，示大腿后部较薄的阔筋膜[3]。

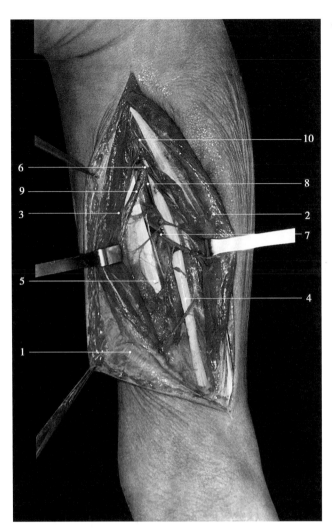

◀ 图 9-52　肌瓣切取

切开阔筋膜[1]，在股二头肌长头[2]和半腱肌[3]之间钝性分离，并分别向两侧牵拉。清楚地暴露出坐骨神经[4]和半膜肌[5]之间的第 1 穿动静脉[6]、第 2 穿动静脉[7]和第 1 穿动脉降支[8]。途中可见分别进入股二头肌长头、半腱肌和半膜肌的肌支[9]。在长头的上端可见坐骨神经分支支配股二头肌长头的肌支[10]。

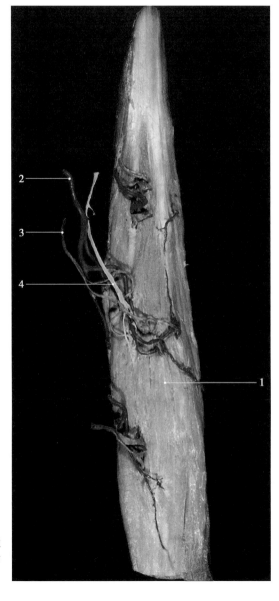

图 9-53　游离肌瓣 ▶

股二头肌长头[1]肌腹长约 267mm，肌腹宽约 30.6mm，肌腹厚约 22.1mm。主要血供来源为股深动脉第 1 穿动脉[2]、第 1 穿静脉[3]。神经支配为坐骨神经肌支[4]。

十五、趾短伸肌肌皮瓣切取

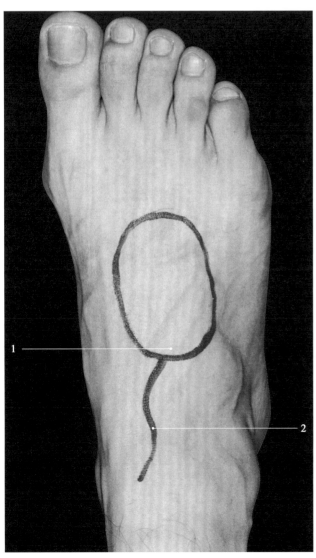

▲ 图 9-54 肌皮瓣设计

根据受区软组织缺损范围，切取的皮瓣一般以趾短伸肌为中心设计肌皮瓣的大小，在肌皮瓣近侧[1]沿足背动、静脉走行做一纵切口线[2]。

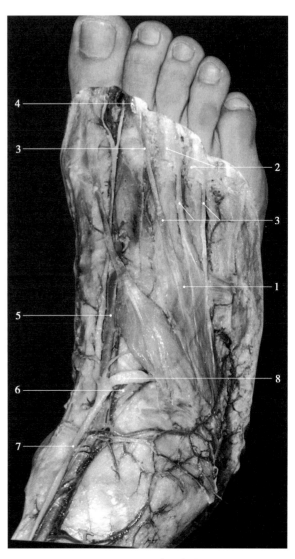

▲ 图 9-55 应用解剖

趾短伸肌[1]位于足背皮下，趾长伸肌腱[2]的深面，起自跟骨前端的上面和外侧面，以细腱[3]分别止于第2趾到第4趾的趾背腱膜[4]。肌肉的血供是足背动脉[5]在距骨头附近发出的跗外侧动脉[6]，经肌肉深面斜向前外进入肌肉。神经支配由腓深神经[7]分支[8]。

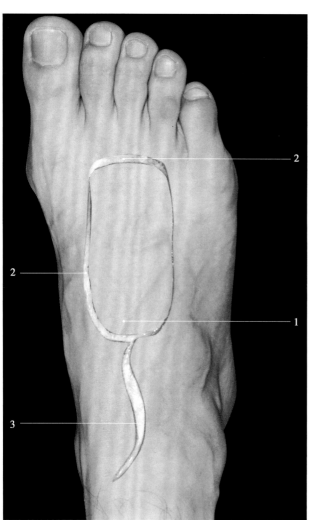

◀ 图 9-56　肌皮瓣切口

沿皮瓣画线切开皮瓣的皮肤[1]，在皮下浅筋膜内结扎、切断皮瓣远端[2]的足背静脉。并在皮瓣的近端[3]做一纵行切口[3]。

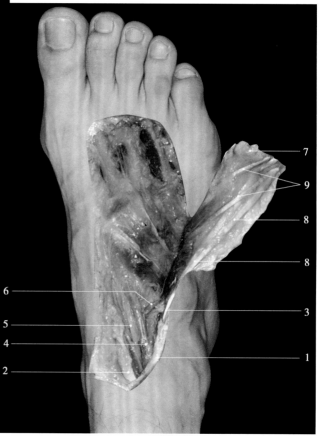

图 9-57　肌皮瓣切取 ▶

在肌皮瓣近端血管蒂部纵行切口[1]内解剖，显露踇长伸肌[2]与趾长伸肌[3]及两肌之间的足背动、静脉[4]和腓深神经[5]。并追踪解剖出踇外侧动脉[6]，然后在皮瓣远端[7]切断趾长伸肌腱[8]和趾短伸肌腱[9]，向上掀起肌皮瓣，从肌皮瓣的近端抽出趾长伸肌腱，并原位缝合。如需较长的血管蒂，可结扎、切断第 1、2 跖背间隙近端的足底穿支和第 1、2 跖背动脉，将足背动脉和踇外侧动脉一同连在趾短伸肌的深面，设计一利用胫前动、静脉为蒂的趾短伸肌游离肌皮瓣。

第十章

骨皮瓣切取手术入路

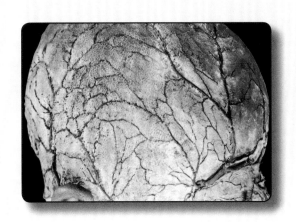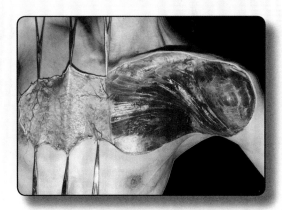

一、锁骨 - 胸锁乳突肌（皮）瓣切取

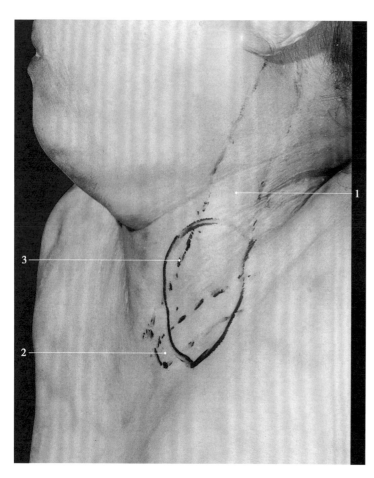

◀ 图 10-1　肌骨皮瓣设计

胸锁乳突肌[1] - 锁骨皮瓣设计，首先在颈部的侧面勾画出胸锁乳突肌[1]和锁骨胸骨端[2]的体表投影。设计的岛状皮瓣[3]，覆盖在胸锁乳突肌下端和锁骨胸骨端。

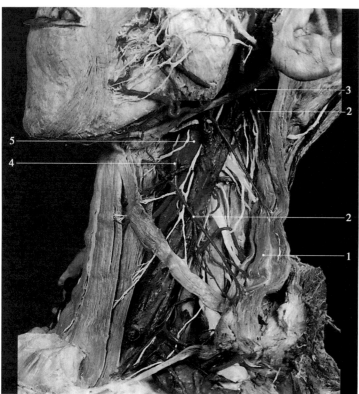

◀ 图 10-2　应用解剖

胸锁乳突肌[1]血供的优势动脉[2]来自枕动脉[3]，出现率为98%，外径为0.9mm。次要血供动脉来源有耳后动脉为30%、甲状腺上动脉[4]约占34%；甲状颈干的分支占82%，外径约0.7mm；颈外动脉[5]为74%，外径约1.1mm。皮岛的血供主要来源是甲状颈干的穿支肌皮动脉。该肌皮动脉向外上构成锁骨上皮瓣的血供。

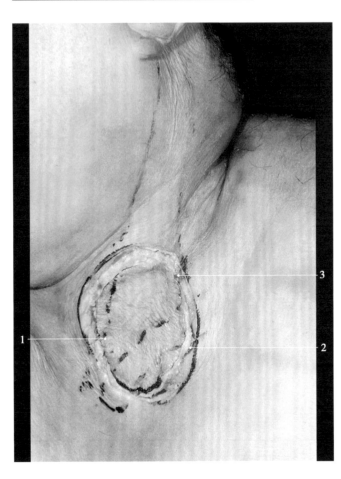

◀ 图 10-3　肌骨皮瓣切口

沿画线逐层切开岛状皮瓣[1]周边皮肤和皮下脂肪[2]（浅筋膜），暴露颈阔肌[3]。

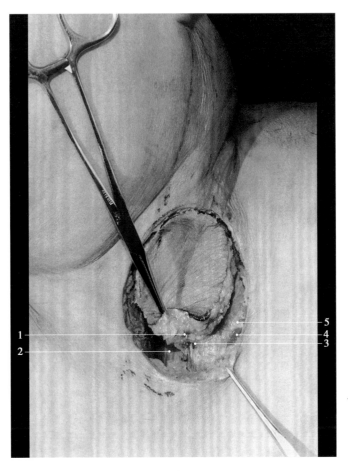

◀ 图 10-4　肌骨皮瓣切取（1）

沿切口切开颈深筋膜及颈阔肌[1]，显露出胸锁乳突肌胸骨头[2]、胸锁乳突肌锁骨头[3]、胸大肌锁骨头[4]和锁骨胸骨端[5]。

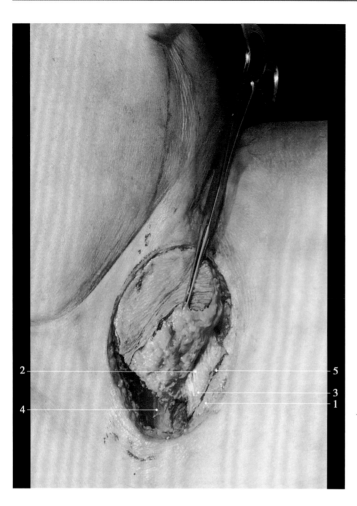

◀ 图 10-5　肌骨皮瓣切取（2）

于皮瓣下缘的深筋膜下向上剥离，显示锁骨胸骨端[1]，可将胸锁乳突肌锁骨头[2]附着锁骨上缘的骨皮质[3]一同锯开，然后切断胸锁乳突肌胸骨头[4]起始部。图显示锁骨瓣的锯口[5]。可获取部分锁骨-胸锁乳突肌皮瓣。

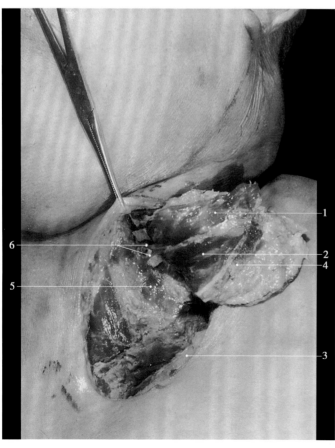

◀ 图 10-6　肌骨皮瓣切取（3）

将切断的胸锁乳突肌胸骨头[1]起点部和胸锁乳突肌锁骨头[2]附着锁骨端[3]的锁骨瓣[4]一同向上游离，显露出胸锁乳突肌深部的肩胛舌骨肌上腹[5]和甲状腺上动、静脉分布到胸锁乳突肌肌支[6]。

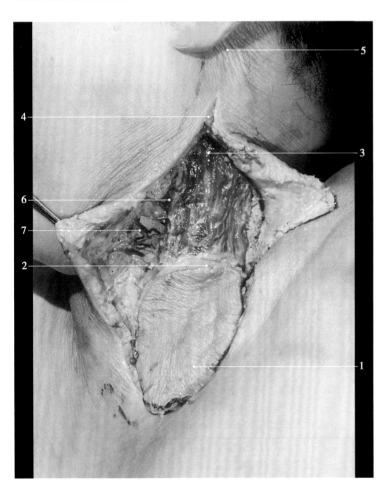

◀ 图 10-7　肌骨皮瓣切取（4）

将离断的胸锁乳突肌——锁骨瓣（皮）[1] 恢复原位。于皮岛上缘 [2] 开始，沿胸锁乳突肌 [3] 方向做纵行切口 [4] 达止点 [5]。然后，沿胸锁乳突肌前缘 [6] 向上，仔细解剖甲状腺上动、静脉穿支 [7] 肌皮动脉。

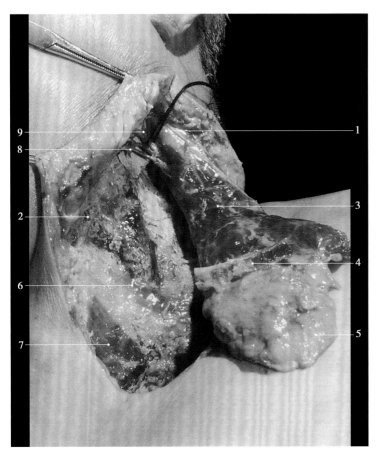

◀ 图 10-8　肌骨皮瓣切取（5）

根据受区需要的组织量来切取胸锁乳突肌蒂 [1] 的长短。此例为结扎、切断营养胸锁乳突肌起始端的甲状腺上动、静脉肌支 [2]。向外侧牵拉肌瓣 [3]、骨瓣 [4] 和皮岛 [5]，并在胸锁乳突肌深面，肩胛舌骨肌上腹 [6] 和胸骨舌骨肌 [7] 表面，向上解剖剥离出颈外动脉或枕动脉的胸锁乳突肌肌支 [8] 及支配胸锁乳突肌的副神经 [9]。

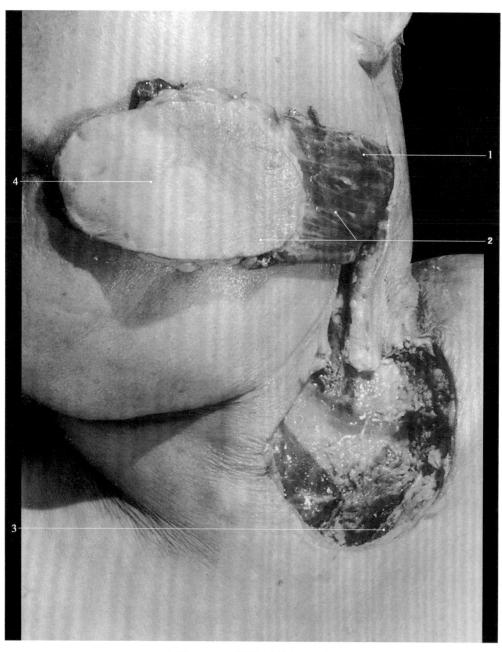

▲ 图 10-9　肌骨皮瓣切取（6）

保护好颈外动脉或枕动脉营养胸锁乳突肌的主要血管和副神经，切断其下部和上部的次级营养血管，使胸锁乳突肌[1]肌皮骨瓣[2]旋转弧度更大。胸锁乳突肌 - 锁骨[3]（皮）瓣[4]可用于口内、面部、咽腔和下颌骨的修复。

二、肩胛骨骨皮瓣切取

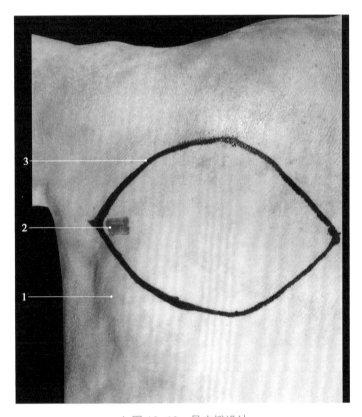

▲ 图 10-10　骨皮瓣设计

在背部外上方的肩胛区，触摸到肩胛骨外侧缘[1]。以外侧缘中、上 1/3 交界处标记出旋肩胛动、静脉[2]，并以此点设计一横向梭形皮岛切口[3]。皮瓣长约 180~200mm，宽约 70~80mm。皮瓣主要血供为旋肩胛动脉浅支穿三边孔后分布肩胛区的横支。动脉长约 200mm，外径约 1.2mm。

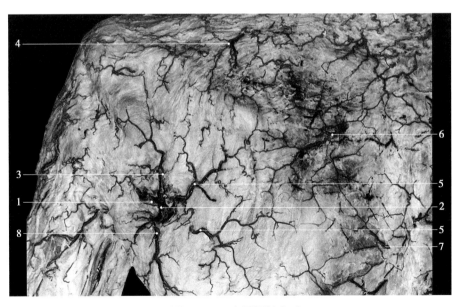

▲ 图 10-11　应用解剖（1）

旋肩胛动脉距肩胛下动脉起始部位约 25~37mm 处发出，弯向后行，经三边孔达背部，于肩胛骨外缘处分深、浅两支。深支为肌支和骨膜支。浅支[1]为皮支，有 1~2 支伴行静脉[2]。浅支分为向上走行的升支[3]，外径约 7mm，与肩胛上动脉穿支皮动脉[4]吻合。水平向内走行的为横支[5]，外径约 6mm，与肩胛背动脉的穿支皮动脉[6]和肋间后动脉后支[7]相吻合。沿肩胛骨外侧缘向下的为降支[8]，外径约 1.0mm。

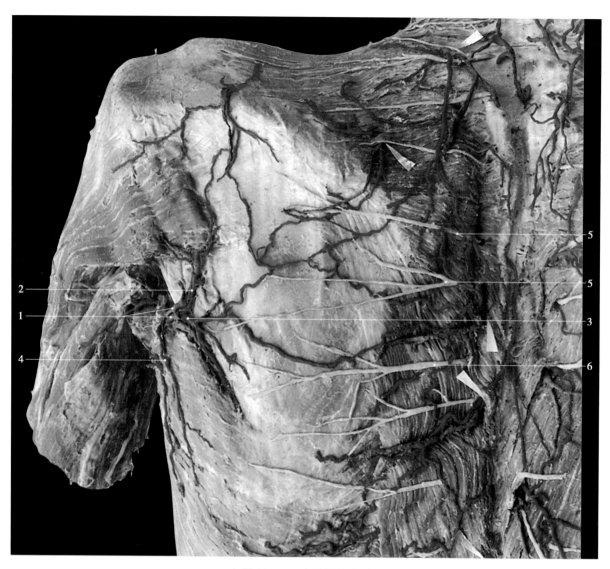

▲ 图 10-12　应用解剖（2）

肩胛部皮瓣血供主要来源为旋肩胛动脉、静脉浅支[1]。旋肩胛动脉浅支平均长 50mm，外径约 1.2~2.5mm，血管穿出三边孔后，绕肩胛骨外侧缘分升支[2]、横支[3]和降支[4]三个皮支。由此形成以横支为主的肩胛背皮瓣；以降支为主构成的肩胛旁皮瓣。皮瓣的神经可选择第 3 胸神经[5]或第 4 胸神经后支的外侧支[6]。

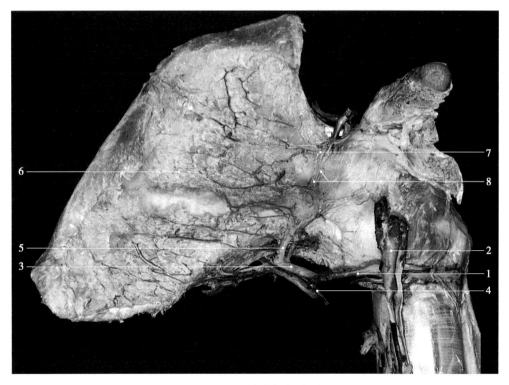

▲ 图 10-13　应用解剖（3）

肩胛下动脉[1]起于腋动脉[2]，分支为旋肩胛动脉[3]和胸背动脉[4]。旋肩胛动脉在三边孔处分为深、浅两支；浅支供肩胛部皮肤；深支在肩胛骨外侧缘处分前支[5]和后支，后支分布到冈下窝的肌肉和骨膜。前支紧贴肩胛下窝[6]的骨面，分布于下窝的骨面和肩胛下肌。前支向内向上分别与肩胛上动脉分支[7]和颈横动脉的分支吻合。动脉均有两条伴行静脉[8]。

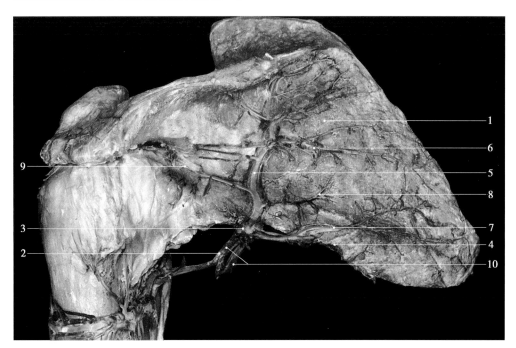

▲ 图 10-14　应用解剖（4）

肩胛骨[1]是三角形扁骨，有三个缘，而只有肩胛骨外侧缘是较理想的骨移植供区。此处血管丰富，位置隐蔽，切取后不影响功能。肩胛骨外侧缘长约 128mm、宽 17mm，可截取 80~100mm。血供主要由旋肩胛动脉[2]深支供给，深支[3]在肩胛骨外侧缘[4]发出后支[5]，贴冈下窝骨面向内下走行，分出冈下窝动脉[6]、下角动脉[7]及数条骨膜支[8]。两动脉向内分支同颈横动脉降支吻合。向上同肩胛上动脉、冈下窝动脉吻合[9]。旋肩胛动脉外径平均为 3.8mm，均有两条伴行静脉[10]。

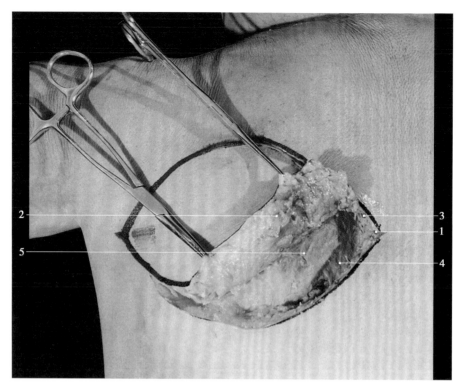

▲ 图 10-15　骨皮瓣切取（1）

先从切口内侧端[1]向外切开皮肤[2]、皮下浅筋膜[3]、达斜方肌[4]和冈下肌表面的深筋膜[5]。

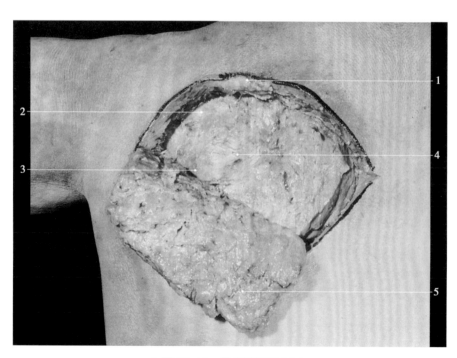

▲ 图 10-16　骨皮瓣切取（2）

沿切口画线切开皮瓣上缘[1]皮肤，从三角肌[2]、小圆肌[3]和冈下肌[4]表面向下外方掀起组织瓣[5]，注意旋肩胛动、静脉浅支的解剖。

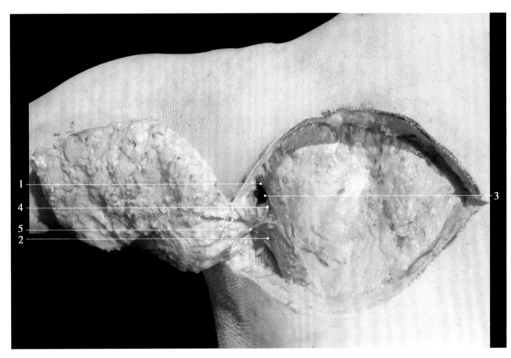

▲ 图 10-17 骨皮瓣切取（3）

将皮瓣向外侧剥离牵拉到切口的外角，注意解剖出小圆肌下缘[1]、大圆肌[2]上缘和外侧的肱三头肌长头围成的三边孔[3]。在此孔内解剖出旋肩胛动、静脉浅支[4]（皮支）和营养皮瓣的横支皮动脉[5]。

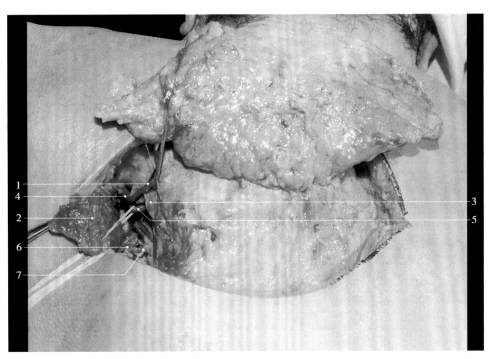

▲ 图 10-18 骨皮瓣切取（4）

掀起皮瓣注意保护旋肩胛动、静脉浅支[1]。切断大圆肌[2]起点部[3]，解剖出旋肩胛动、静脉[4]、旋肩胛动、静脉深支[5]、胸背动脉[6]和角支[7]。此例旋肩胛动、静脉有足够长度及外径，所以对胸背动脉、静脉尚未结扎、切断。

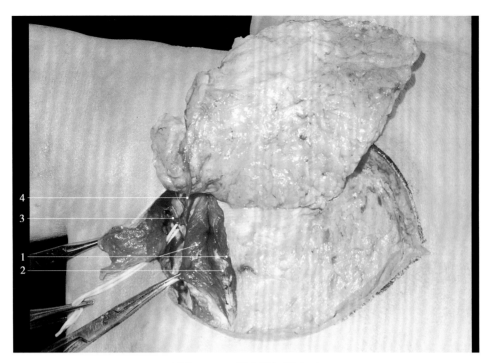

▲ 图 10-19　骨皮瓣切取（5）

距冈下肌外缘约 20mm 处，纵行切开冈下肌[1]达肩胛骨骨面[2]，结扎肌内出血点。注意旋肩胛动、静脉浅支[3]主干和皮动脉[4]。

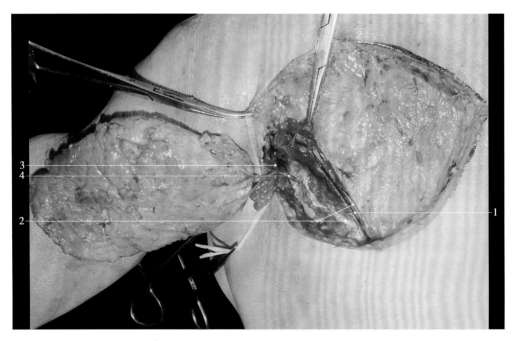

▲ 图 10-20　骨皮瓣切取（6）

按设计的截骨线[1]纵行锯开肩胛骨[2]，并顺锯口切断肩胛下窝的肩胛下肌。术中注意旋肩胛动、静脉浅支[3]发出营养骨瓣的骨滋养支[4]。

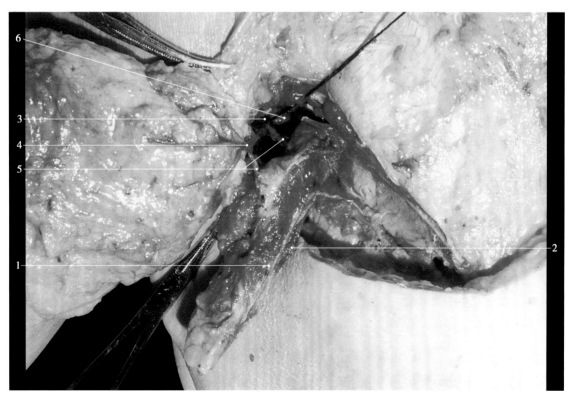

▲ 图 10-21 骨皮瓣切取（7）

离断肩胛骨骨瓣[1]和切断肩胛下窝的肩胛下肌[2]，见旋肩胛动、静脉[3]的浅支[4]、骨滋养支[5]及血管蒂。解剖过程中注意保留好胸背动脉、静脉[6]和胸背神经。

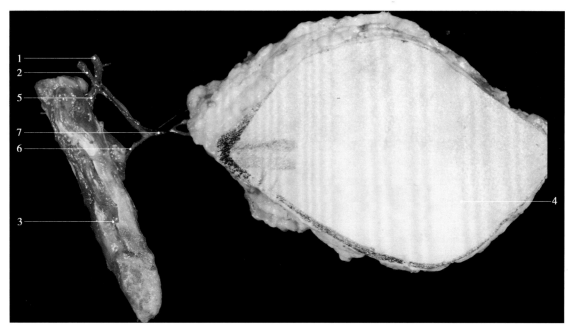

▲ 图 10-22 游离骨皮瓣（1）

结扎、离断旋肩胛动[1]静脉[2]，游离肩胛骨骨瓣[3]和皮瓣[4]，见滋养骨瓣的旋肩胛动脉深支[5]和下角动脉[6]及分布到皮瓣的皮动脉[7]。

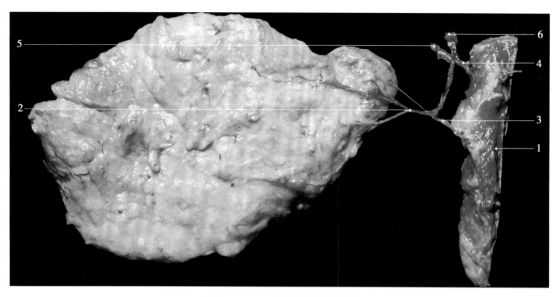

▲ 图 10-23　游离骨皮瓣（2）

显示肩胛骨骨瓣[1]和皮瓣组织面上的皮动脉[2]、骨滋养下角动脉[3]和旋肩胛动脉深支[4]及旋肩胛动脉[5]静脉[6]血管蒂。

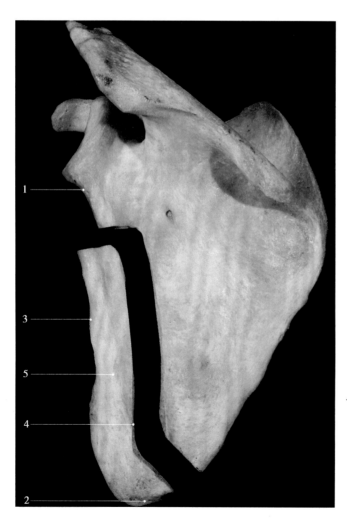

◀ 图 10-24　骨瓣标本

骨瓣是从肩胛骨盂下粗隆[1]至肩胛骨下角[2]之间的肩胛骨外侧缘[3]。该外缘较粗厚，切取范围长约 100~140mm，宽约 20~30mm。图示肩胛骨骨瓣截骨的锯口[4]和切下的骨瓣[5]形状。

三、髂骨骨皮瓣切取

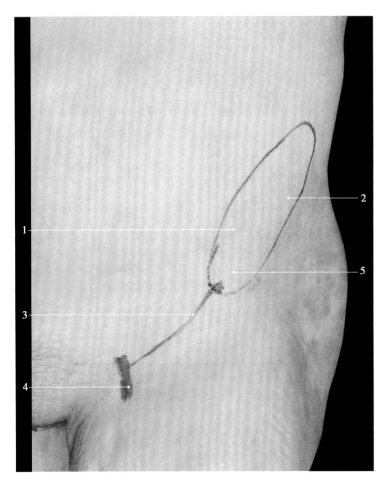

◀图 10-25 骨皮瓣设计

皮岛[1]为椭圆形，轴线平行于髂嵴的前上缘[2]。该轴线[3]自股动脉[4]向上外延伸至肩胛骨下角，皮岛中心位于此轴线上。皮岛的内侧 1/3 覆盖在腹股沟韧带前面，皮岛外侧 2/3 向上外走向，覆盖在髂前上棘[5]和髂嵴。皮岛长约 150mm，宽约 80~100mm。可锯切骨瓣长约 70mm，宽约 40mm。

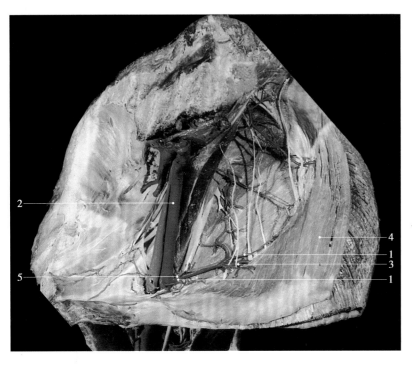

◀图 10-26 应用解剖（1）

旋髂深动脉[1]起自髂外动脉[2]末端的外侧壁，腹股沟韧带后方，向外上方达髂前上棘附近分出一粗大升支[3]穿过腹横肌[4]，走在腹横肌与腹内斜肌之间。旋髂深动脉长约 90mm，外径约 2.8mm，伴行静脉[5]长约 90mm，外径约 3.6mm。

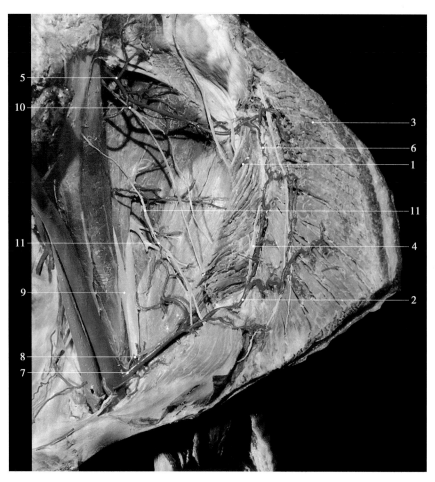

◀ 图 10-27　应用解剖（2）

切开腹横肌[1]向内掀开，见旋髂深动脉升支[2]在腹横肌与腹内斜肌[3]之间行向外上，横过髂腹下神经前皮支[4]，分支营养腹横肌与腹内斜肌，并于髂腰动脉[5]髂支[6]、腰动脉和腹壁下动脉吻合。旋髂深动脉[7]、静脉[8]起始部后方为股神经[9]。临床手术切取该血管蒂时，应注意避免股神经、股外侧皮神经[10]和生殖股神经[11]的损伤。

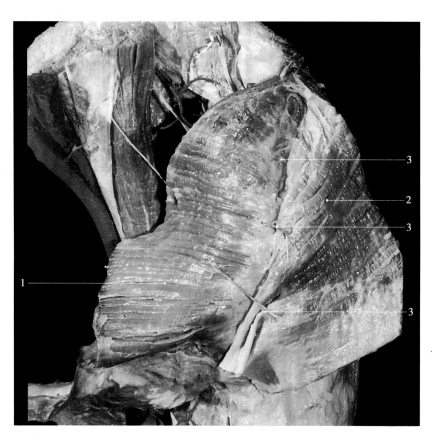

◀ 图 10-28　应用解剖（3）

将腹内斜肌[1]与腹外斜肌[2]钝性游离开，在两肌之间可见旋髂深动脉升支的穿支肌皮动脉[3]穿过腹横肌、腹内斜肌和腹外斜肌达髂嵴上方的皮肤。

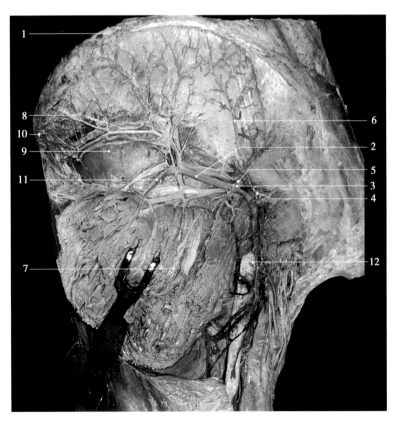

◀ 图 10-29　应用解剖（4）

髂骨可供骨瓣的位置是髂嵴[1]前、中部，位置表浅，易切取。髂骨瓣的血供来源有臀上动脉深支[2]、旋髂深动脉、旋股外侧动脉升支和旋髂浅动脉。

图为臀上动脉[3]经梨状肌上孔[4]出骨盆至臀部，分为深、浅[5]两支。浅支除供应臀大肌外还有至髂嵴后部的分支[6]。深支于臀中肌[7]深面分为上、下两支。上支[8]沿臀小肌[9]上缘前进，至髂前上棘[10]与旋髂深动脉和旋股外侧动脉升支吻合。下支[11]在臀中肌和臀小肌之间向外行进，分布该二肌。此图臀下动脉与臀上动脉共干，走在坐骨神经[12]内侧，分支支配臀大肌和坐骨神经。

截取骨瓣时，应注意保护臀上动脉深支在骨瓣上的分布，并带上薄层的肌肉以保护分布到骨的血管支。

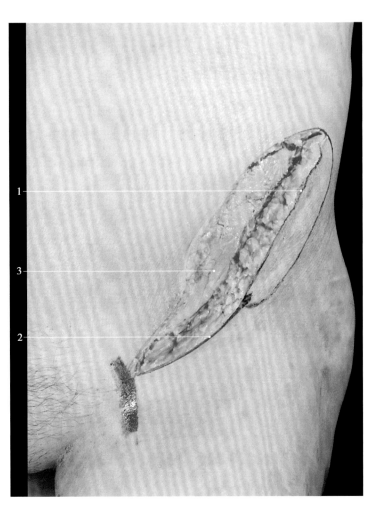

◀ 图 10-30　骨皮瓣切取（1）

沿画线切开皮岛上缘[1]及斜向外上的切口轴线[2]达腹外斜肌腱膜[3]。注意保留主要穿支肌皮动脉。

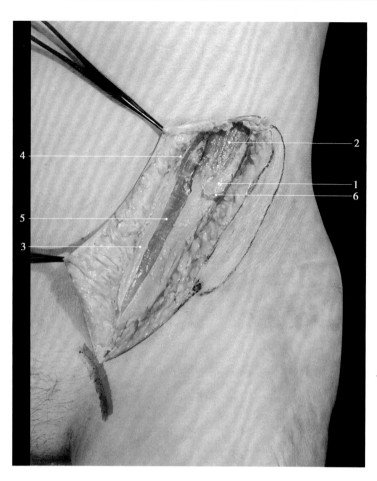

◀ 图 10-31　骨皮瓣切取（2）

在髂嵴[1]上方约 25~30mm 处，沿腹外斜肌[2]及腱膜[3]纤维走行方向做一切口[4]，切开腹外斜肌及腱膜，保留 25mm 宽的腹外斜肌肌袖，避免该肌袖于腹内斜肌[5]分离开，以保旋髂深动脉升支穿三层腹肌达皮肤的穿支肌皮动脉[6]不被损伤。

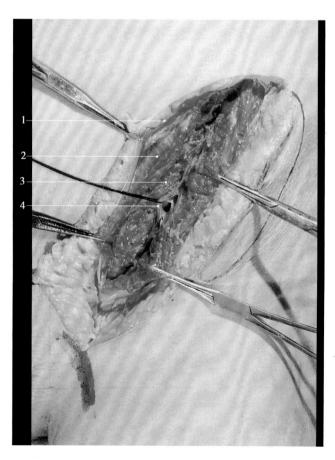

◀ 图 10-32　骨皮瓣切取（3）

将腹外斜肌及腱膜[1]向肋缘方向钝性剥离牵拉，显露出腹内斜肌[2]，根据受区需要的组织量大小来切取腹内斜肌。通常于髂嵴上方 30mm 以上切开腹内斜肌达腹横肌[3]表面，在腹内斜肌和腹横肌之间仔细解剖和分离出旋髂深动脉、静脉的升支[4]。

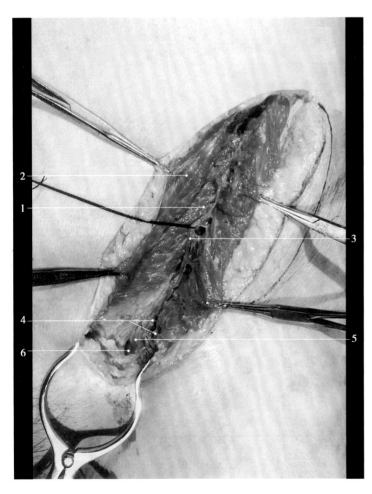

◀ 图 10-33　骨皮瓣切取（4）

在腹横肌[1]和腹内斜肌[2]之间，可见旋髂深动脉、静脉升支[3]发出数条营养三层腹肌的血管，并在髂前上棘的内侧解剖剥离出升支，逆向追踪到旋髂深动脉、静脉[4]汇合部，顺旋髂深动脉、静脉主干继续向下内追踪达髂外动脉[5]和髂外静脉[6]。完全暴露出旋髂深动脉、静脉的行程。

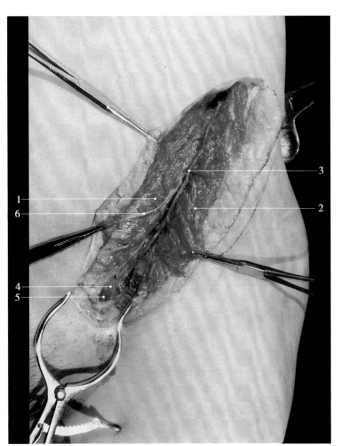

◀ 图 10-34　骨皮瓣切取（5）

在髂嵴内侧 20~30mm 处切开腹横肌[1]，保留附着于髂嵴内唇约 20mm 宽的腹横肌肌袖[2]。注意保护旋髂深动脉、静脉升支[3]、股动脉[4]、股静脉[5]和肋间神经[6]。

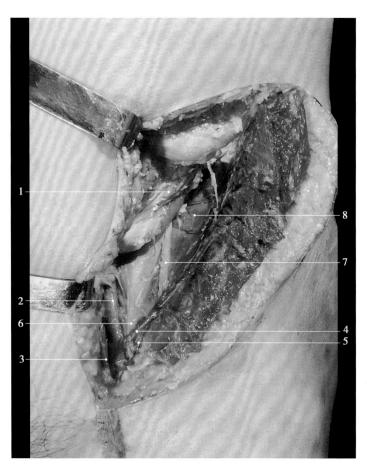

◄ 图 10-35 骨皮瓣切取（6）

将切断的三层腹壁肌连同腹膜外脂肪[1]一起向内上方牵拉，显露出髂外动脉[2]、髂外静脉[3]、旋髂深动脉[4]、静脉[5]主干、股神经[6]、股外侧皮神经[7]和深部的髂肌[8]。

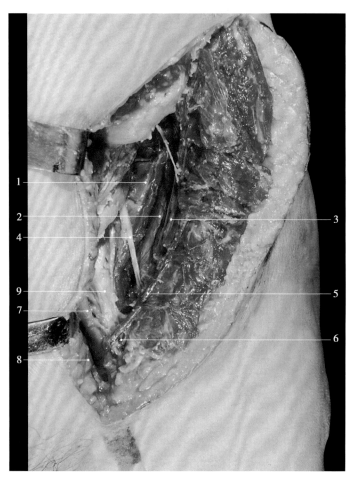

◄ 图 10-36 骨皮瓣切取（7）

沿髂嵴内侧约 20mm 处切断髂肌[1]，显示出髂骨内板[2]，保留切口外侧 20mm 宽的髂肌肌袖[3]（附着于髂骨内板的肌纤维）。髂肌肌袖与腹横肌附着部之间的夹角，围成一旋髂深动脉、静脉走行的纤维管道，而股外侧皮神经[4]于旋髂深动脉[5]、静脉[6]后方交叉下行。术中注意保护股动脉[7]、股静脉[8]、股神经[9]及股外侧皮神经。

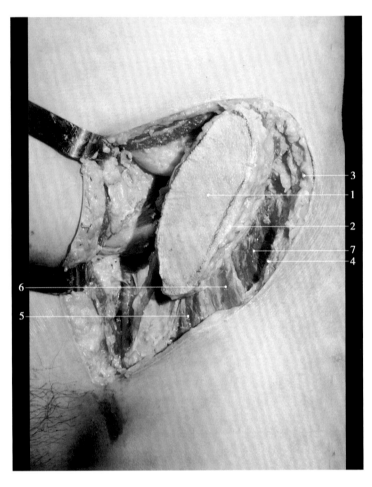

◀ 图 10-37 骨皮瓣切取（8）

将皮岛[1]恢复原位，按皮岛的画线切开皮瓣下缘[2]的皮肤、皮下浅筋膜[3]和深筋膜[4]，显露出缝匠肌[5]、阔筋膜张肌[6]和臀中肌[7]。

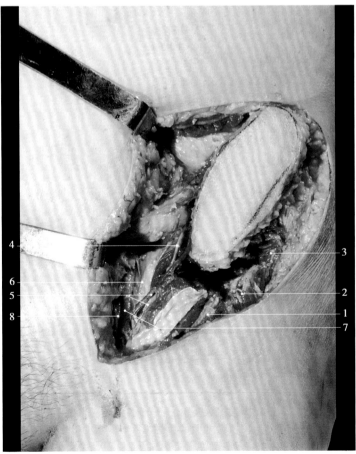

◀ 图 10-38 骨皮瓣切取（9）

沿髂嵴外侧缘切断缝匠肌[1]、阔筋膜张肌[2]和臀中肌[3]的起始部，暴露出髂骨外侧板，确定髂骨瓣的切口。在髂前上棘周围仔细解剖出股外侧皮神经[4]、旋髂深动、静脉[5]、股神经[6]和髂外动脉[7]、静脉[8]。

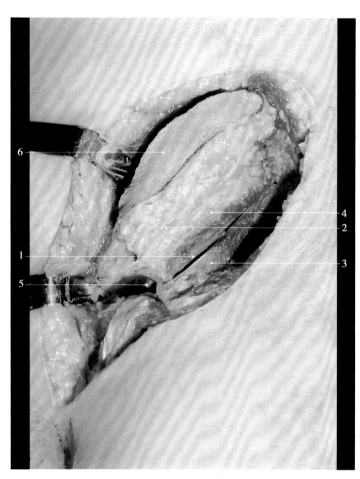

◀ 图 10-39　骨皮瓣切取（10）

骨切开术，先从髂骨外板开始，锯口[1]距离髂嵴[2]下20mm处，锯切髂骨外骨板[3]。然后采取同样距离和锯口的位置锯切髂骨内骨板。可获取一长约70mm，宽约20~40mm的髂骨瓣[4]。在锯切骨瓣时必须注意保护好旋髂深动脉[5]、静脉、股外侧皮神经、股神经、髂外动、静脉和腹腔内器官。术中将皮岛固定好，避免皮岛[6]在骨瓣上滑动，损伤皮动脉。

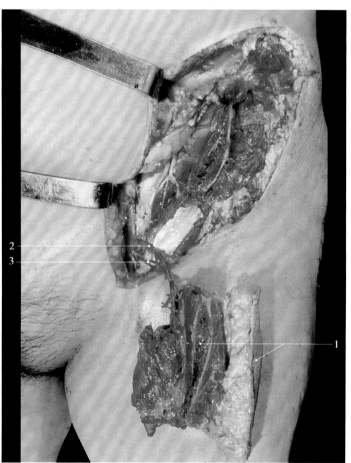

◀ 图 10-40　骨皮瓣切取（11）

将切开的骨皮瓣[1]，从上方向下旋转约180°，可清楚地获取一带有旋髂深动脉[2]、静脉[3]血管蒂相连的髂骨皮瓣。通过对旋髂深动脉的双重结扎及旋髂深静脉的单扎而实现组织瓣切取。获取一游离移植骨皮瓣。

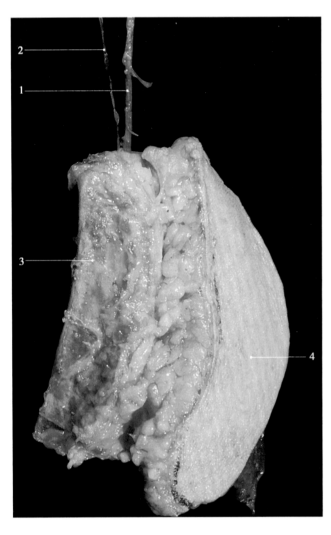

◀ 图 10-41 游离骨皮瓣（1）

游离切取出带有较长的旋髂深动脉[1]、静脉[2]血管蒂的一完整的髂骨[3]-腹肌-皮岛[4]的复合组织瓣。

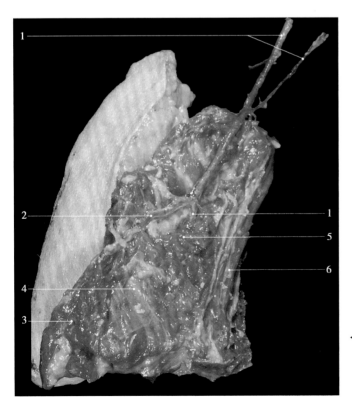

◀ 图 10-42 游离骨皮瓣（2）

游离移植髂骨骨皮瓣的组织面,可见旋髂深动、静脉[1]、旋髂深动、静脉升支[2]、腹外斜肌[3]、腹内斜肌[4]、腹横肌[5]及髂肌肌袖[6]。

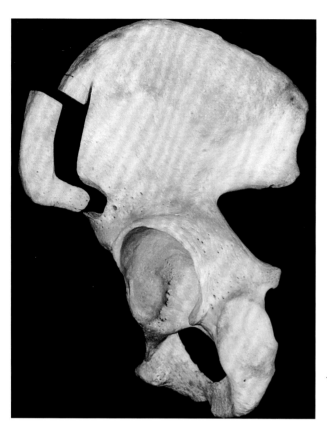

◀ 图 10-43　骨瓣标本（1）

此骨瓣切取是代表可用于同侧半侧下颌骨重建，设计提供的合适曲度的骨瓣。血管蒂来源于旋髂深动、静脉。

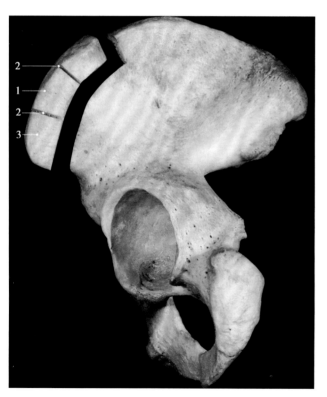

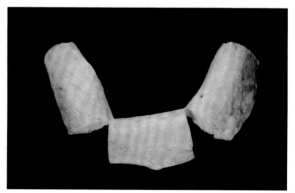

▲ 图 10-44　骨瓣标本（2）

依据下颌骨颏部的缺损，可切取一片带有髂前上棘的直骨瓣[1]。在获取的直骨瓣上需要锯切两个锯口[2]，锯口仅锯断骨外板[3]，然后根据下颌骨的形态，折曲骨瓣的方向和角度，直到与下颌骨前部曲度相匹配时为准。如右图所示。

四、病例：髂骨瓣嵌合旋髂深动脉穿支皮
瓣修复右下颌骨缺损

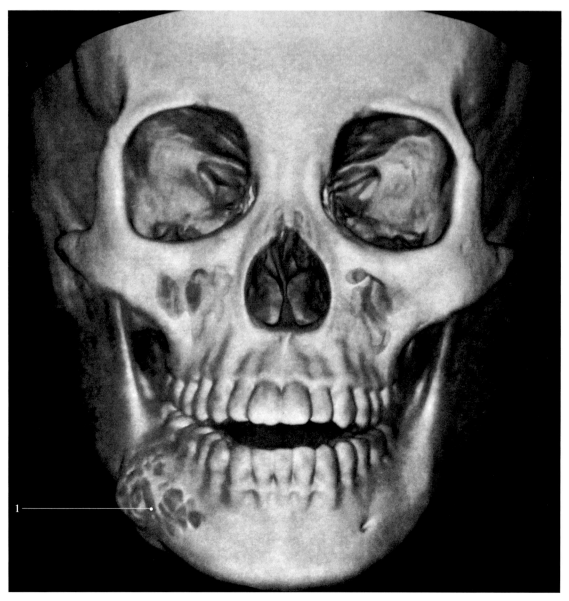

▲ 图 10-45 患者

女性 CT 诊断，右下颌骨成釉细胞瘤[1]。

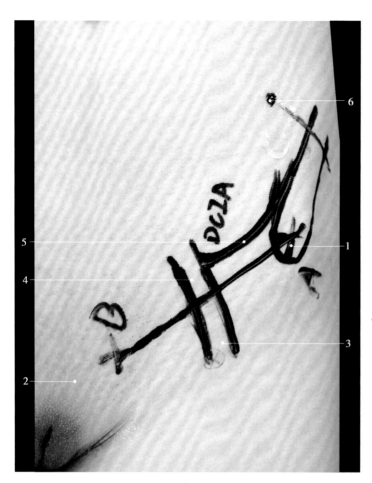

◀ 图 10-46 骨皮瓣切取设计

于髂前上棘[1]（A点）至耻骨结节[2]（B点）做连线，为腹股沟韧带的体表连线。在此连线中点的内侧，触摸股动脉[3]搏动及向上延续的髂外动脉[4]，在腹股沟韧带上方勾画出髂外动脉外侧壁发出的旋髂深动脉[5]，该动脉行向外上方，达髂前上棘附近。并以穿支[6]为中心设计皮岛。

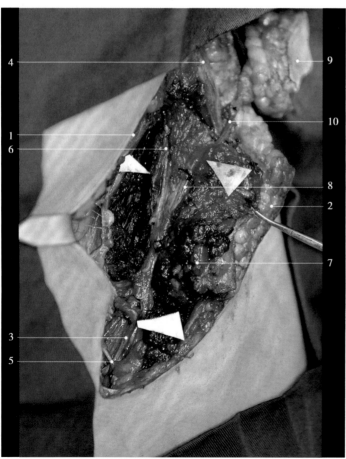

◀ 图 10-47 骨皮瓣切取（1）

先于设计切口逐层切开皮肤[1]、皮下浅筋膜[2]、深筋膜、腹外斜肌、腹内斜肌、腹横肌。解剖显露髂外动脉发出的旋髂深动脉[3]以及伴行静脉，并向近心端[4]解剖，要注意横跨旋髂深动脉、静脉的股外侧皮神经[5]、生殖股神经。结扎、切断旋髂深动脉、静脉的升支[6]远端。保护好滋养髂骨瓣[7]的旋髂深动脉髂骨支[8]及发出的皮岛[9]穿支[10]

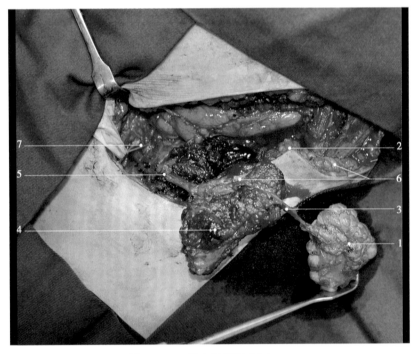

▲ 图 10-48　骨皮瓣切取（2）

以穿支为中心，设计所需要的皮岛[1]，于皮岛边缘切开皮肤，在浅筋膜[2]内探查穿支[3]，并沿穿支逆向解剖至髂骨瓣[4]的旋髂深动脉[5]髂骨支[6]。在切取血管蒂时应注意横跨旋髂深动脉、静脉的股外侧皮神经[7]。

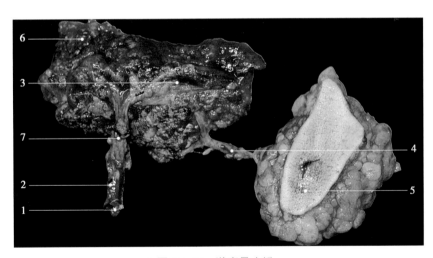

▲ 图 10-49　游离骨皮瓣

制备完成旋髂深动脉[1]、静脉[2]髂骨支[3]穿支[4]皮瓣[5]嵌合髂骨瓣[6]。切取旋髂深动脉、静脉血管蒂[7]

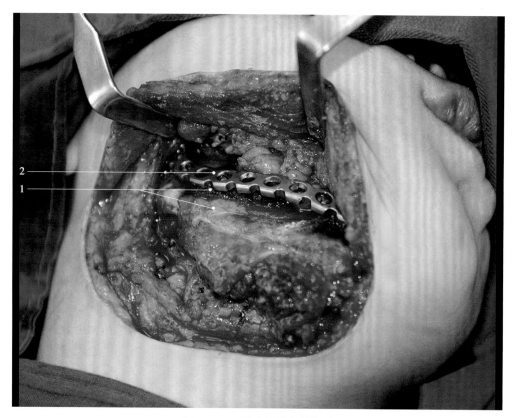

▲ 图 10-50　骨皮瓣修复缺损（1）

将旋髂深动脉穿支皮瓣嵌合髂骨瓣[1]游离移植至受区。旋髂深动脉穿支皮瓣修复口腔内软组织缺损，髂骨瓣用成型钛板[2]
固定修复下颌骨缺损。

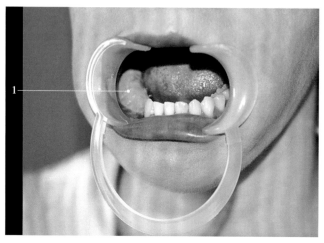

▲ 图 10-51　骨皮瓣修复缺损（2）

旋髂深动脉穿支皮瓣[1]修复口腔内软组织缺损术后。

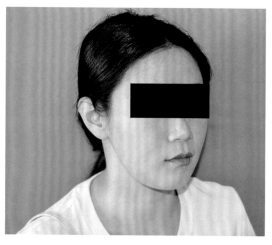

▲ 图 10-52　术后患者

右下颌骨修复重建术后

五、腓骨骨皮瓣切取

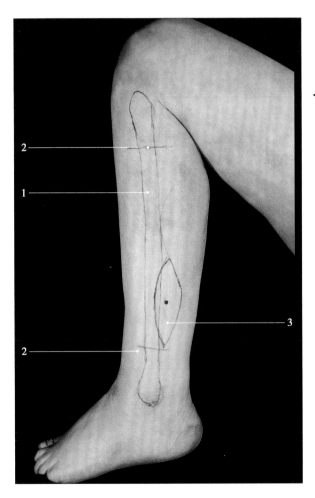

◀图 10-53 骨皮瓣设计
腓骨的体表投影[1]、腓骨瓣截骨线[2]及皮瓣的位置于小腿外侧勾画出。腓骨骨皮瓣是根据营养皮瓣的穿支血管位置而设计皮瓣位置和大小，通常是以小腿中下 1/3 的结合点为中心，设计一梭形皮瓣[3]。

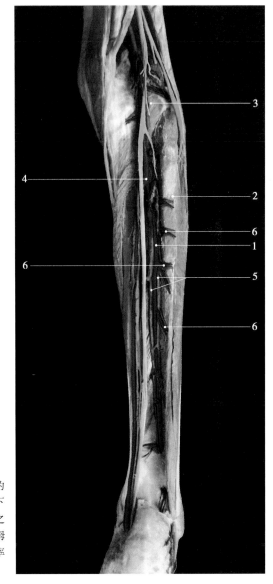

图 10-54 应用解剖（1）
腓动脉[1]为供应腓骨[2]及邻近肌肉、皮肤的动脉干，通常在腘肌[3]下缘约 29mm 处起自胫后动脉[4]，并有两条伴行静脉[5]。腓动脉约距腓骨头尖下 103mm 处靠近腓骨内侧下行，贴近小腿后肌间隔，居腓骨长肌和比目鱼肌之间，途中发出数条滋养腓骨的弓状动脉[6]。其下段贴近腓骨后面下行，被拇长屈肌所掩盖。腓动脉起点处外径平均为 4mm，动脉远端终于跟支，出现率为 73%。

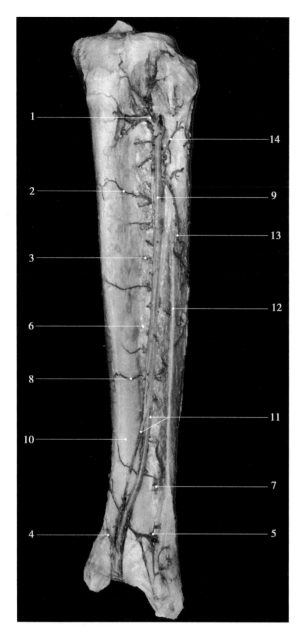

▲ 图 10-55 应用解剖（2）

胫腓骨借小腿骨间膜连接。胫前动、静脉于骨间膜前方下行，途中由上而下发出胫前返动脉[1]、胫骨滋养动脉[2]、胫前动脉至小腿后的穿支[3]和内踝前动脉[4]、外踝前动脉[5]。在胫腓骨下端可见穿过骨间膜[6]的腓动脉穿支[7]。胫骨外侧骨膜动脉呈节段性分布，其中、下段的骨膜支[8]和肌骨膜支有4~8条，多起于胫前动脉[9]，并呈水平走行。各骨膜支纵向相互吻合，形成骨膜动脉网。临床上以胫前动脉的骨膜支为蒂，切取胫骨[10]骨膜瓣来修复胫骨骨折或内固定。在胫腓骨前面还可见到胫前动脉的两条伴行静脉[11]和腓骨[12]前面的骨滋养动脉[13]及腓骨骨膜动脉[14]。

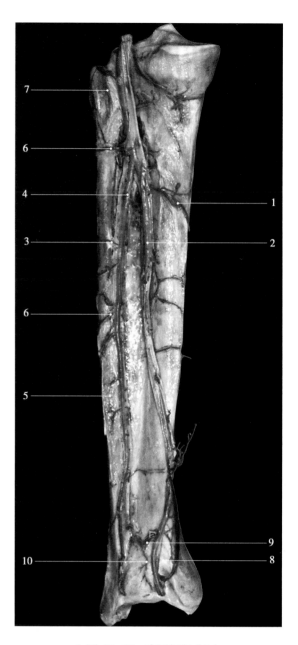

▲ 图 10-56 应用解剖（3）

胫骨的滋养动脉[1]通常在比目鱼肌深面，起自胫后动脉[2]（67%）、胫前动脉（28%）、腓动脉（3%），起点距膝关节线平均72mm，平均长46mm，起端外径1.5mm。于胫骨后面上、中1/3交界处进入滋养孔。

腓骨的滋养动脉[3]起自腓动脉[4]，起点部外径平均1.2mm，长度7.9mm。腓骨的骨膜动脉呈节段性由腓动脉发出，从后外向前下绕腓骨[5]，称弓形动脉[6]，平均有9支，第1、2弓形动脉分布腓骨头[7]和腓骨颈。腓骨体中段有4支，下段有1~2支，每支起点距离平均为44mm。各弓形动脉发出的上、下骨膜支相互吻合成网。腓动脉于胫骨下端[8]踝关节平面以上，平均47mm处紧贴胫骨后面，发出一横向内达胫后动脉的吻合支[9]，此支向上向下发出骨膜支[10]，分布于胫骨远端后面，应用腓动脉为蒂截取胫腓骨远端后面的骨瓣。临床上做腓骨移植常截取腓骨的上锯口在上1/4与下3/4交界处；下锯口在下4/5与下1/5交界处，这样一段腓骨可保存99%的滋养动脉。

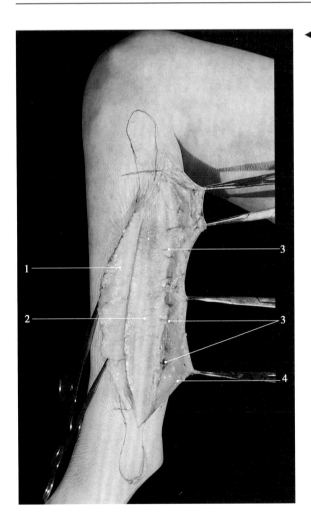

◀ 图 10-57　骨皮瓣切取（1）

根据截骨的大小而切开皮岛的前缘，并分别向上向下延长切口，切开小腿皮肤、皮下浅筋膜[1]达深筋膜[2]，在切口内可见腓骨后缘处穿出数条穿支皮动脉[3]分布到皮瓣[4]。

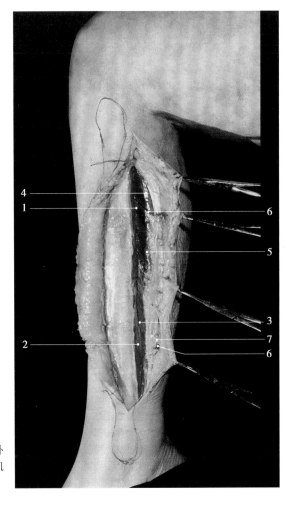

图 10-58　骨皮瓣切取（2）▶

切开小腿深筋膜，显露出腓骨长肌[1]、腓骨短肌[2]、小腿后外侧肌间隔[3]及后方的腓肠肌[4]和比目鱼肌[5]。在小腿后外侧肌间隔后缘处可见数条肌间隔穿支血管[6]穿出深筋膜[7]。

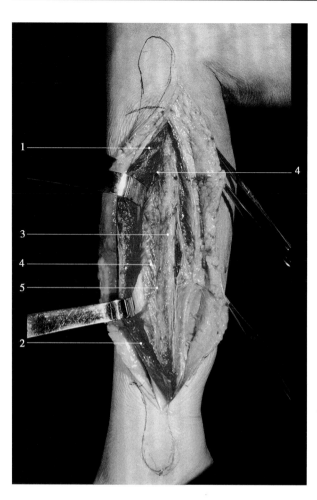

◀ 图 10-59　骨皮瓣切取（3）

　　将腓骨长肌[1]和腓骨短肌[2]向前牵拉，显露腓骨[3]及小腿前外侧肌间隔[4]，并沿腓骨前缘[5]切断小腿前外侧肌间隔，依次向内牵拉、剥离踇长伸肌和趾长伸肌，直至显露出腓骨内侧的小腿骨间膜。

图 10-60　骨皮瓣切取（4）▶

　　将切断小腿前外侧肌间隔[1]，连同踇长伸肌和趾长伸肌[2]一起向内侧牵拉，显露出小腿骨间膜[3]。然后，在腓骨小头[4]下 60mm 和外踝上 60mm 处分别截断腓骨近端[5]和远端[6]，可切取较长一段腓骨瓣[7]。

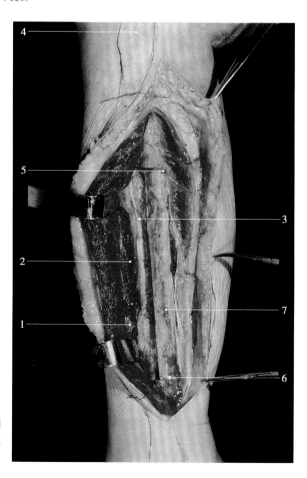

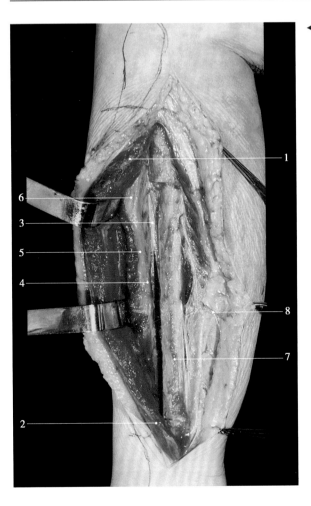

◀ 图 10-61　骨皮瓣切取（5）

向前牵拉腓骨长肌[1]、腓骨短肌[2]、踇长伸肌和趾长伸肌，在小腿骨间膜[3]前面可清楚地显露出胫前动脉[4]、胫前静脉[5]和腓深神经[6]。术中注意保护腓骨瓣[7]后部的穿支皮动脉[8]。

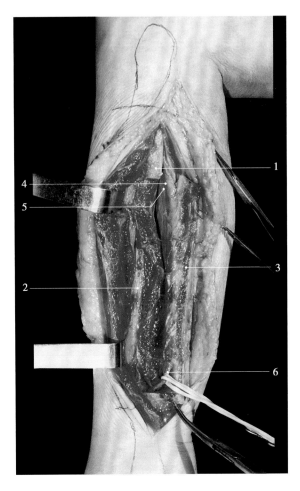

图 10-62　骨皮瓣切取（6）▶

沿腓骨[1]骨间缘切断小腿骨间膜[2]，将分离好的腓骨瓣[3]向后牵拉，显露出腓动脉[4]、腓静脉[5]的起始段和腓动、静脉远端[6]。

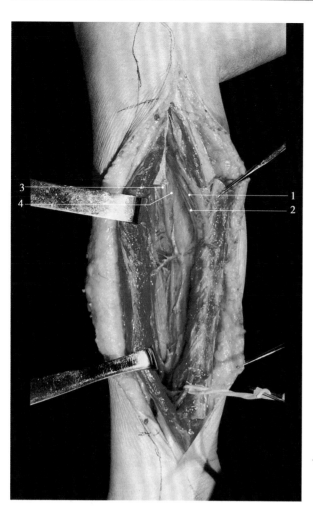

◀ 图 10-63　骨皮瓣切取（7）

进一步仔细解剖剥离出腓动脉$^{(1)}$、腓静脉$^{(2)}$的全程，沿腓动、静脉向上直至分离到胫后动脉$^{(3)}$、胫后静脉$^{(4)}$。

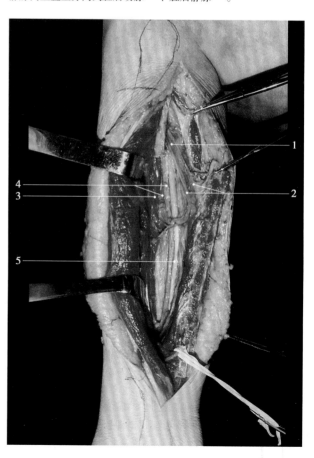

图 10-64　骨皮瓣切取（8）▶

解剖剥离出腓动脉$^{(1)}$、腓静脉$^{(2)}$的全程，在其内侧可清楚地解剖出胫骨后肌$^{(3)}$后方的胫后动、静脉$^{(4)}$和胫神经$^{(5)}$。

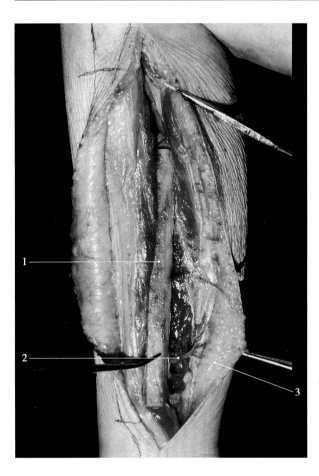

▶ 图 10-65 骨皮瓣切取（9）

在完成腓骨的截断、血管蒂的剥离、腓骨及周围结构的解剖后，将截断的腓骨瓣[1]恢复原位。然后在小腿中、下 1/3 的结合点处，于皮岛前缘部仔细解剖出腓动、静脉发出营养皮瓣的穿支血管[2]，确定穿支血管的方位，将其解剖剥离至皮岛[3]。

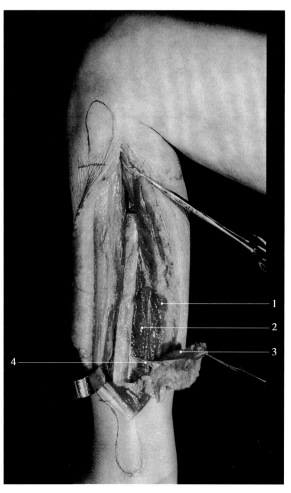

图 10-66 骨皮瓣切取（10）▶

沿皮岛后缘的画线切开皮肤、皮下浅筋膜、深筋膜直达腓肠肌[1]和比目鱼肌[2]表面。由后缘将皮岛及深筋膜[3]一同向前剥离掀起，注意保护营养皮岛的穿支血管[4]。

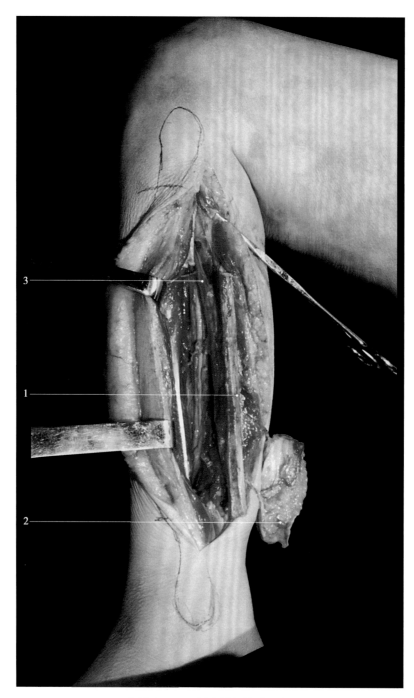

▲ 图 10-67　骨皮瓣切取（11）

腓骨皮瓣解剖剥离结束。切取腓骨瓣[1]最长可达 160mm；皮岛[2]可切取 100~320mm，宽约 40~140 mm。结扎腓动、静脉[3]近端和远端，切断血管蒂，移出腓骨骨皮瓣，获取一带有腓动、静脉血管蒂的游离移植腓骨皮瓣。

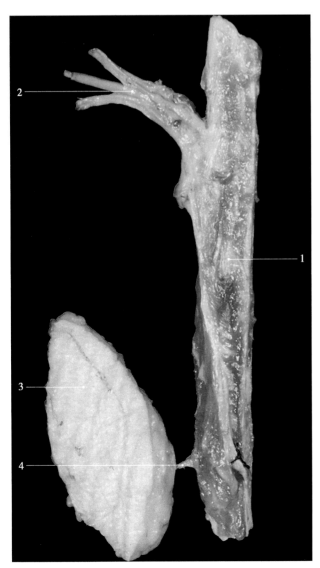

▲ 图 10-68　游离骨皮瓣（1）

在完整的腓骨骨皮瓣[1]上，可见较长的血管蒂[2]、肌皮动脉肌袖和营养皮岛[3]的穿支皮动、静脉[4]。

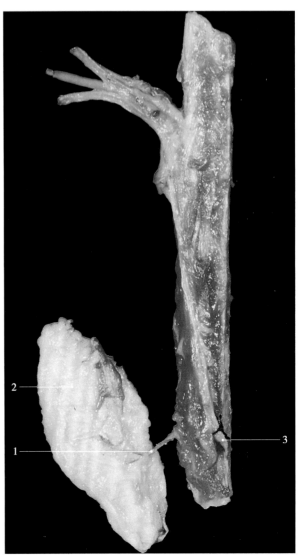

▲ 图 10-69　游离骨皮瓣（2）

显示皮岛上的穿支皮动、静脉[1]及在皮岛[2]上的分布。结扎、切断腓动、静脉远端[3]。

六、病例：腓骨骨皮瓣修复下颌骨缺损

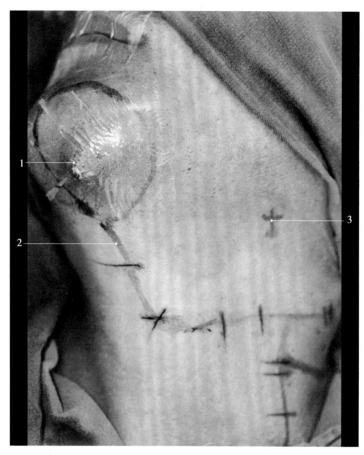

▲ 图 10-70　切口设计

患者，男性，下颌骨颏部肿瘤[1]，手术切口画线[2]及确定下颌角[3]位置。

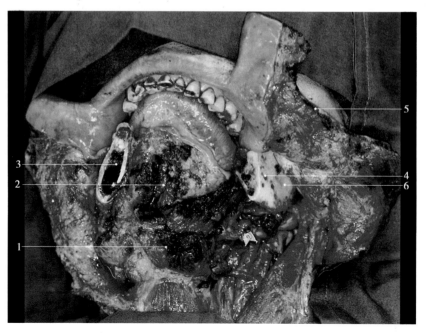

▲ 图 10-71　切除病灶

按切口画线切开皮肤、剪断舌骨上肌群[1]及颏舌肌[2]，游离下颌骨体部，在右侧颏孔[3]对应部位，至左侧下颌角离断下颌骨体[4]，手术切除下颌骨体部和颏部软组织病灶[5]，保留双侧下颌支[6]。

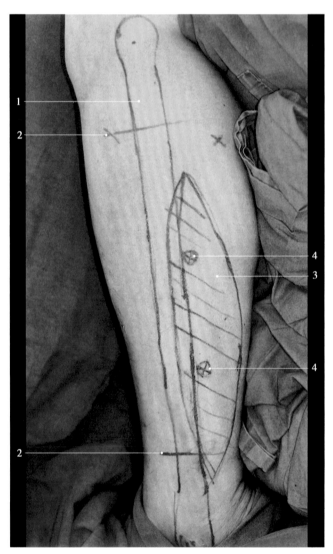

▲ 图 10-72 骨皮瓣设计

在小腿外侧勾画出腓骨[1]的截骨线[2]位置，并标记出腓骨皮瓣的皮岛[3]和穿支动脉[4]穿出的位置。

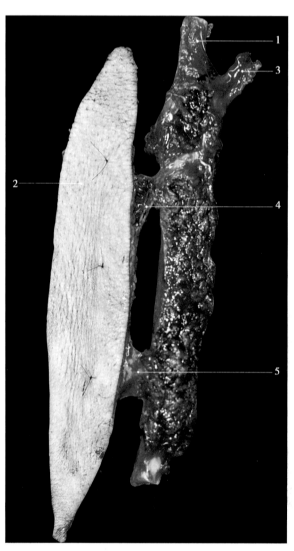

▲ 图 10-73 游离骨皮瓣

切取的腓骨瓣[1]、皮瓣[2]、皮瓣的血管蒂[3]及皮瓣上穿支皮动脉[4]和下穿支皮动脉[5]。

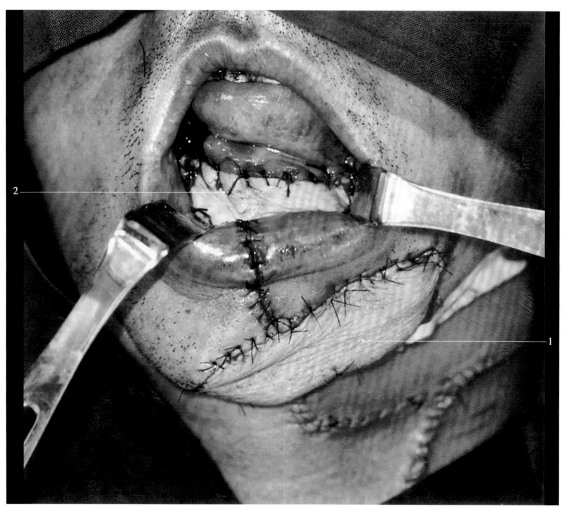

▲ 图 10-74 修复重建

截取腓骨瓣，并塑形与缺损的下颌骨形态一致、并用成形钛板固定。同时将带有两个穿支皮动脉的皮瓣裁剪成两个皮岛，分别修复颏部皮肤缺损(1)和口底黏膜组织的缺损(2)。图示修复术后的患者。

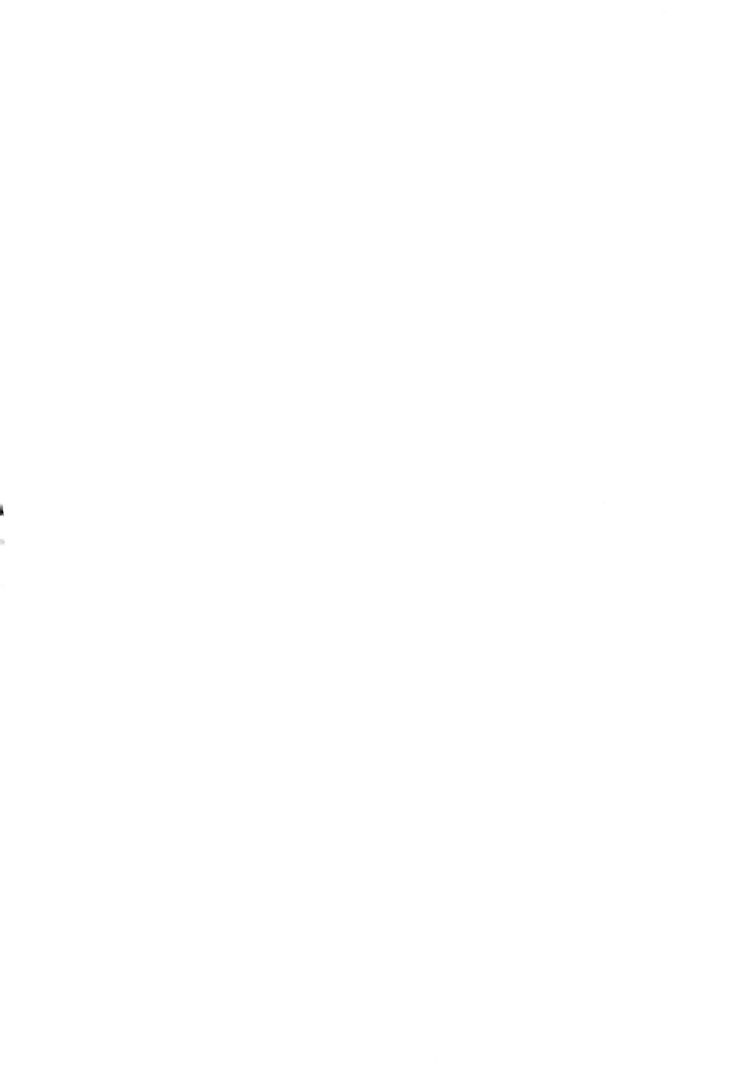